Quintessence DENTAL Implant

天然歯保存へのチャレンジ
&
スタディグループの
インプラント教育

Osseointegration study club of Japan

オッセオインテグレイション・スタディクラブ・オブ・ジャパン

11th ミーティング　抄録集

監修　夏堀礼二

編　船登彰芳／水上哲也／浦野 智／小川勝久

本別冊は、2012年7月7日(土)、8日(日)に八戸グランドホテルで開催された「オッセオインテグレイション・スタディクラブ・オブ・ジャパン11thミーティング」を再編集したものである。

クインテッセンス出版株式会社

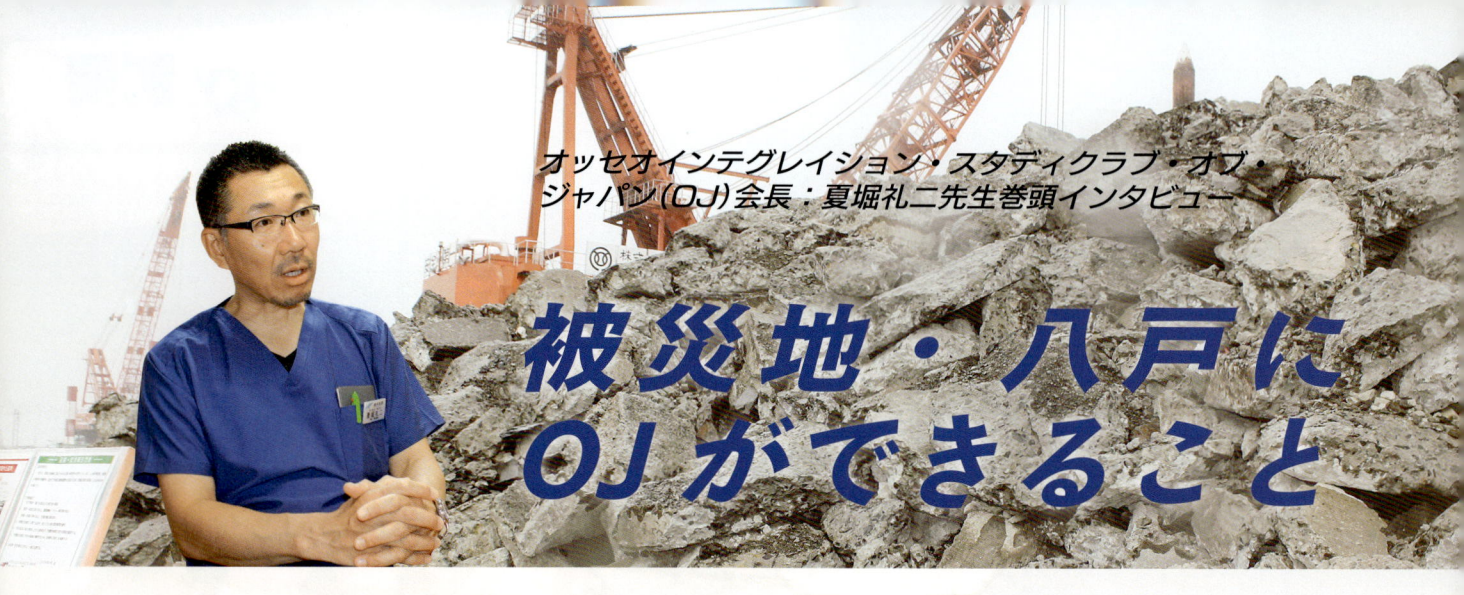

オッセオインテグレイション・スタディクラブ・オブ・
ジャパン(OJ)会長：夏堀礼二先生巻頭インタビュー

被災地・八戸に OJができること

——今回のOJ年次ミーティングも昨年同様復興支援大会と位置づけられ、その最たるものとして、東日本大震災の被災地で夏堀先生の地元でもある青森県八戸市で開かれました。まずは青森県の現在からお聞かせください。

青森県の東日本大震災で受けた被害総額は約1,300億円で、そのうち約1,212億円が八戸市の被害でした。現在は約8割が復旧し、館鼻岸壁朝市という3万人もの人を集める朝市も今年の3月から再開しました。残りの2割は修復中ですが、残念ながら廃業した企業もあります。

——先生は震災時、医院で診療していたのでしょうか？

はい、診療していました。午前中にインプラント即時埋入の手術をして、即時荷重用のプロビジョナルをラボで用意しているところで地震が発生しました。電源を喪失してしまったので粗研磨のまま装着して、柔らかいレトルト食品を持たせて家に帰りました。地震は大きいだけでなく、すごく長かった。震災が起きたのが14時46分で、うちの医院は午後が14時半から開始なので、患者さんがチェアに座って治療を始めた直後でした。幸いドアは開いていたので、患者さんと一緒に外へ避難しました。揺れがおさまってから院内を見ると物がたくさん倒れていて、基礎部分にはヒビが入り、電源が落ちて仕事できないので、「今日はもう帰ろう。投薬だけでも欲しいという患者さんが来るかもしれないから明日はとりあえず歯科医師だけは来ましょう」と言って解散しました。私は日が落ちて室内が見えなくなるまで片づけをして、家へ帰ろうとしました。そして車に乗ってナビのテレビを見たら、館鼻漁港が津波に襲われている映像が流れていて、「え～！」って。だって、すぐそこの港ですからね。

——震災後、先生はより被害の大きかった地域でボランティア活動を行われたとお聞きしました。

八戸で開いているスタディグループ「HERZ会」を主宰する熊坂 覚先生が宮古市の歯科医院が1軒流されているとの情報を受け、有志でやろうと奮起して調査に行きました。それから、われわれで技工士と衛生士を編成して、ボランティアへ行きました。あちらでは道具も流されているので、同会の岡田勝志先生が在宅用に使っていたポータブルのユニットを寄付してくれたり、他の先生も貸し出したりしてくれて、2台分の治療できる器具と椅子を用意しましたね。仮設診療所が立つまでの3月の後半から5月の連休までの間約1ヵ月半ほど診療しました。

——しかし、その震災直後というのはまだまだ八戸も混乱している時期だったのではないでしょうか？

そうですね。3月11～13日の3日間は停電で、翌週14日の月曜日からは電気が戻って、ようやく治療を再開することができましたね。ただ、みんなガソリンがない。どこのスタンドも混雑して買えないので、私の車やバイクに入っていたガソリンを全部抜いて約200リットルをスタッフに分けて。思えば本当に大変でしたね。

——震災後、医院に何か変化はありましたか？

医院は再開しましたけど、自費治療はことごとくキャンセルになっていきました。やはり先行きの不安感から患者さんは貯金に回そうと思うんですよね。3月はまともな診療はできませんでしたが、4月、5月もキャンセルばかりで、自費治療の半分以上はなくなりました。地震は直接的な被害だけでなく、心理的にも高額な治療は控えようという気になってしまうようですね。東京でもその影響を受けた先生は多いと聞きます。

——次に、先生が八戸市でOJ年次ミーティングを開こ

うと考えたきっかけをお教えください。

私がOJ会長になって最初の年次ミーティングは、震災から4ヵ月後で、すでに会場を東京で押さえてありました。OJは木原敏裕先生と宮本泰和先生が会長の時に大阪、上田秀朗先生の時に福岡で開かれましたが、基本は東京です。私の地元は八戸だったので、いくら他の会長が地元でやったからといって、「八戸でOJ」という考えは毛頭なく、自分は2年とも東京と思っていました。しかし、まだ完全に復興していない東北や八戸を見ていると、「これは被災地のどこかで開くべきかな」と考えるようになりました。最初はアクセスからして仙台と思いましたが、招致するにあたって地元の八戸のほうが細かい気配りやおもてなしができるだろうと考えました。でも八戸は飛行機もダイレクト便がない、としり込みしていました。そんなときに山下恒彦先生が「会長が八戸でやると決めたら、俺たちはそれを全力でサポートするだけだから」と言ってくれました。さらに、八戸歯科医師会副会長の柏崎秀一先生も「夏堀、OJを八戸でやろうよ」と言って最後の一押しをしてくれました。

――結果としては約600名を集め大盛会となった今回のOJ八戸大会ですが、始まる前はやはり不安などあったのでしょうか？

もちろん不安でしたよ。特にどうやって人を集めるかということで、大きな勉強会はそれぞれの代表に任せましたが、同じ地元の工藤淳一先生にも動いてもらいました。あとはすべて電話。私の大学の同級生や青森、岩手、秋田の勉強会にも電話して「先生の会ならスタッフ連れて参加するよ」と言ってくれて、私が卒業した岩手医科大学の同窓会に行って、直接会って頭を下げたことも影響したと思います。

――副会長の船登彰芳先生も「今後語り継がれる大会になる」と話していましたが、成功の要因は何でしょうか？

これ、という要因を挙げるのは難しいのですが、歯科医師は病気を治し、人のために何か施すような職種なので、チャリティー意識が高いことが挙げられます。自分が被災地へ行くことで、現地の人のためになると思ってくれたことがまず1つです。次に、開催地が八戸に決まり、「インプラントの学会だけで人を集めるのは難しいから、面白い企画で人を集めよう」となりました。そこで、2日目は若手が発表する場を作り、それを応援する周りの人間を呼び、加えてメンターを1人入れることで学会のつながりでさらに人を連れてくる。結局は地元の参加よりも、各地からの人を集めないと復興支援になりませんよね。自分たちのスタディグループからたくさん人を集めるシステムでないと、この八戸のOJは成立しません。企画委員の石川知弘先生をはじめ、みんなで協力して成功に導けたと思いますよ。インプラント治療をあまりしていない先生にも参加してほしかったので、初日に岡口守雄先生と私のメンターである佐藤直志先生の講演を組み込みました。このお二人方も岩手医科大卒という共通点があり、快諾して頂きました。嬉しかったのは、『デーリー東北』*が、記事にしてくれたことです（図2）。

――懇親会も大盛り上がりでした。

私は青森県人として、せっかく青森八戸に来たのだから、八戸のいいところを知ってから帰ってもらいたかった。その機会は懇親会しかないんですよ。そこで、懇親会に出てもらって八戸の郷土芸能を20分ほどのダイジェスト版でまとめあげました（図3）。みなさん食べ物が美味しいと言ってくれたので、八戸の良い記憶を持って帰ってくれたと思います。参加した先生方が「また八戸へ行きたい」と感じてくれたら、それが追々、最大の復興支援になると考えています。これで少しは地元・八戸に恩返しができたかな。

*青森県東側半分と岩手県北部を対象とする地方新聞。本社は八戸市。

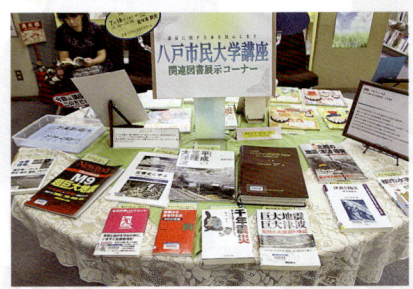
図1 八戸市立図書館では震災関係の本を集め、積極的に情報を発信していた。

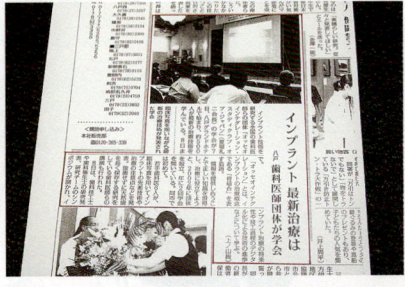
図2 デーリー東北7月8日の朝刊でOJ年次ミーティングが報道された。

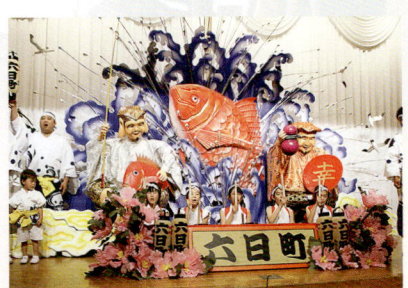
図3 懇親会では三社大祭やえんぶり、虎舞など八戸の郷土芸能も披露された。

CONTENTS

佐藤直志

被災地・八戸に OJ ができること

夏堀礼二 **4**

会員発表

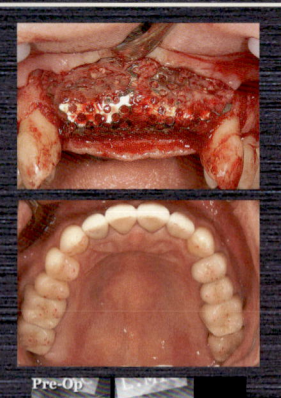

垂直性骨吸収をともなう多数歯欠損に対して審美的回復を目指した症例

宇毛 玲 **10**

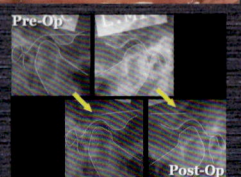

咬合のリスク診断で変わる治療計画
―前歯部インプラントを守る―

大森有樹 **16**

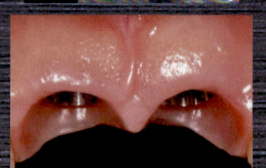

可視化時代におけるインプラント咬合の展開

杉元敬弘 **22**

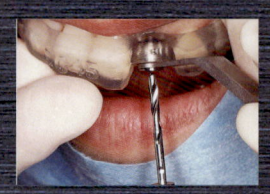

審美修復治療のためのインプラント周囲軟組織の形成手術
―インプラント－天然歯間、インプラント間乳頭の再建―

中田光太郎 **28**

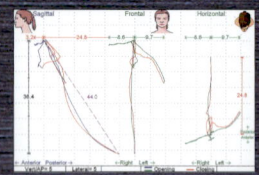

上顎前歯部単独歯欠損における歯槽堤保存術とコンピュータガイドシステムの有用性について

藤林晃一郎 **34**

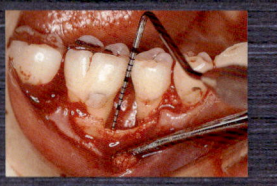

インプラント治療におけるニューロマスキュラーコンセプトの臨床的位置づけ

吉松繁人 **40**

特別講演
天然歯保存へのチャレンジ・ペリオの立場、エンドの立場から

重度な歯周疾患患者の歯の保存

佐藤直志 **48**

CONTENTS

- インプラント全盛時代における天然歯保存へのチャレンジ
  ―エンドの立場から―
  岡口守雄　**64**

骨造成へのチャレンジ― Bone Graft、GBR

- 下顎における骨吸収の分類とその造成法の考え方
  ―隣接歯周病罹患歯の戦略的抜歯を考慮して―
  成瀬啓一　**74**

- 骨造成へのチャレンジ
  ― Bone Graft について―
  鍋島弘充　**84**

日本のインプラント教育におけるスタディグループの役割

- インプラント治療の過去、現在、未来
  Club22（白鳥清人／石川明寛／工藤淳一）　**92**

- 患者のための安全・確実なインプラント治療
  ―ガイデッドサージェリーの必要性―
  デンタルコンセプト21（三好敬三／西山　敦／川島一哲）　**100**

- インプラント治療における補綴設計指針
  SJCD（土屋賢司／松尾幸一／本多浩二）　**108**

- インプラント治療における Priority
  ―可及的な天然歯、歯質保存のために―
  5-D Japan（北島　一／藍　浩之／吉田健二）　**116**

- インプラントを有効活用した総合治療
  ―患者のQOLの維持、向上のために―
  九州グループ（水上哲也／金成雅彦／中島稔博）　**124**

- アドバンスケースに対する新しい包括治療の挑戦
  DentoFacial Analysis and New Inter Disciplinary Therapy
  JIADS（佐分利清信／岩田光弘／小野晴彦）　**132**

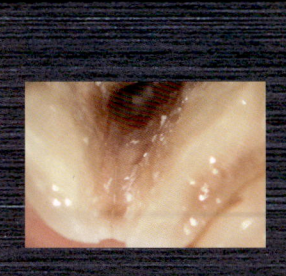

OJ 正会員講演

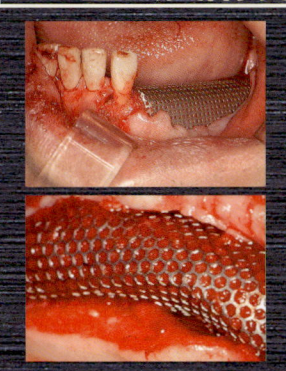

シンポジウム

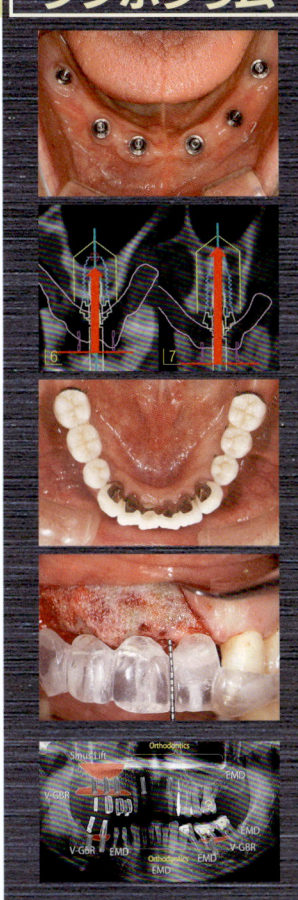

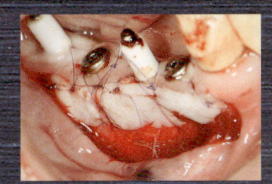

執筆者一覧 (五十音順、敬称略)

藍 浩之(あい歯科ペリオ・インプラントセンター)
石川明寛(田園調布インプラントセンター)
岩田光弘(さくらデンタルクリニック)
宇毛 玲(ウケデンタルオフィス)
大森有樹(大森歯科医院)
岡口守雄(岡口歯科クリニック)
小野晴彦(おの歯科医院)
金成雅彦(クリスタル歯科)
川島一哲(三好デンタルクリニック)
北島 一(北島歯科医院)
工藤淳一(十和田インプラントセンター)
佐藤直志(佐藤直志歯科医院)
佐分利清信(さぶり歯科)
白鳥清人(白鳥歯科インプラントセンター)
杉元敬弘(スギモト歯科医院)

土屋賢司(土屋歯科クリニック & works)
中島稔博(なかしま歯科クリニック)
中田光太郎(中田歯科クリニック)
夏堀礼二(夏堀デンタルクリニック)
鍋島弘充(ひばりが岡歯科医院)
成瀬啓一(山形ペリオ・インプラントセンター)
西山 敦(西山歯科クリニック)
藤林晃一郎(フジバヤシ歯科クリニック)
本多浩二(本多歯科医院)
松尾幸一(中野デンタルクリニック)
水上哲也(水上歯科クリニック)
三好敬三(三好デンタルクリニック)
吉田健二(福西歯科クリニック)
吉松繁人(吉松歯科医院)

11thミーティング委員およびファウンダー(五十音順、敬称略／2012年7月7日時点)

会長
夏堀礼二

副会長
鈴木真名、船登彰芳、水上哲也

特別顧問(常任理事兼任)
上田秀朗、岡田隆夫、木原敏裕、宮本泰和

常任理事
石川知弘、浦野 智、小川勝久、工藤淳一、榊 恭範、白鳥清人、十河厚志、高井康博、立木靖種、土屋賢司、西村 眞、真木宏明、増田長次郎、松島正和、南 昌宏、三好敬三、矢野尚一、山下恒彦

ファウンダー
伊藤雄策、糸瀬正通、榎本紘昭、大塚 隆、小野善弘、河津 寛、河原英雄、小宮山彌太郎、佐藤直志、菅井敏郎、内藤正裕、中村公雄、中村社綱、波多野尚樹、細山 恒、本多正明、村上 斎、森本啓三、山﨑長郎

会員発表

宇毛 玲
大森有樹
杉元敬弘
中田光太郎
藤林晃一郎
吉松繁人

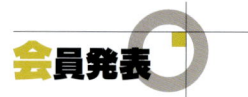

会員発表

垂直性骨吸収をともなう多数歯欠損に対して審美的回復を目指した症例

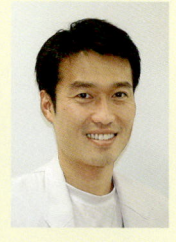

宇毛 玲

1992年　明海大学歯学部 卒業
2005年　東京都港区 ウケデンタルオフィス 開業
東京SJCD会員、EAO Member

はじめに

　審美領域におけるインプラント治療を行う際に、筆者は、Salamaらの分類を基に治療計画を立案している（表1）。インプラントサイトを3つのタイプに分類し、タイプⅠは硬・軟組織が理想的な状態、タイプⅡは歯間乳頭部が完全な状態であるが唇側部に欠損がある状態、タイプⅢは歯間乳頭部、唇側辺縁部ともに組織の欠損がある状態。すべてのタイプにおいて予知性の向上を勘案し、治療計画を立案している。タイプⅢでは組織が水平、垂直的に喪失しているので、三次元的硬・軟組織の増生を行う必要があり、審美的結果を得るためには難易度の高い治療が必要となる。

　本稿では、組織が水平・垂直的に喪失したケースに対して、チタンメッシュを使用したGBRとCTGを行い、審美的結果を獲得したケースを報告する。

インプラント審美とは

　ミッドライン、スマイルラインなどの顔貌と口腔内の調和、口腔内でのジンジバルレベルや各歯牙の平均的tooth proportionなどの審美的評価基準をふまえて、インプラントの審美を検討した際、多くの研究者がインプラント上部構造周囲の唇側縁歯肉と歯間乳頭を構成する軟組織の存在と、隣接歯牙との連続性と調和が重要であると報告している[1〜3]。

Soft and Hard tissue augmentation

　水平・垂直的に組織が喪失したケースを審美的に回復させるためにはどうしたらよいだろうか。筆者は、硬組織のマネージメントに関してはチタンメッシュと吸収性メンブレンを用いてGBRを行い、グラフトマテリアルとして自家骨とBio-Oss®を1：1で混合し補填している。なぜならば、チタンメッシュは三次元的スペースメーキングが比較的容易で[7]、仮にメッシュが露出しても非吸収性メンブレンと比較した場合、感染しづらいなどのメリットがあるからである[8]。また、Bio-Oss®には基質、自家骨には骨誘導因子としての役割を期待しており、組織学的所見からもBio-Oss®の骨伝導能によりその周囲に近接して新生骨を観察された報告[10,11]や、自家骨単体で使用した場合は、混合するよりも吸収量が大きかったなどの報告[12〜14]を根拠としている。軟組織に関しては、結合組織移植を行う。GBRにおいて、口蓋側に移動した角化歯肉を唇側に移動させることが可能であることと、ケースにおいてはGBRの不足分をCTGで補うことができるためである。表2にチタンメッシュを使用したGBRの根拠を示している研究の結果を示す。

症例報告

　患者は28歳女性、主訴は前歯を綺麗に治したいということで他院からの紹介で来院（症例1-a）。歯周組織は比較的安定した状態であったが、上顎4前歯に関して、歯冠‐歯根比

表1　インプラントサイトの分類（Salamaらの文献より引用改変）

易 ↓ 難	タイプⅠ：Ideal
	タイプⅡ：Labial Defect
	タイプⅢ：Labial and Proximal Defect

タイプⅠからⅢに移行するにしたがって欠損歯数も増加し、難易度も高くなる。

表2 チタンメッシュを使用したGBRの根拠を示す論文

著者（年）	患者数（インプラント数）	インプラントサイト数	追跡期間	手術方法	移植材料	メンブレン露出	インプラント成功率	増生結果
Pieriら（2008）	16(44)	19	2年	2 stage	自家骨：BBM 70：30	6.2% 1症例	93.1%	垂直的：3.71±1.24mm 水平的：4.16±0.59mm
Proussaefsら（2006）	17(41)	17	6ヵ月	チタンメッシュ、2 stage	自家骨：BBM 50：50	35% 6症例	100%	垂直的：2.56mm 水平的：3.75mm
Corinaldesiら（2009）	24(56)	27	3～8年	2 stage 同時埋入	自家骨100%	14% 4症例	96.4%	垂直的：4.5±1.16mm（ステージ） 垂直的：5.4±1.81mm（同時法）
Artziら（2003）	10(20)	10	2年	2 stage	BBM100%	20% 2症例	100%	垂直的：5.2±0.79mm

PubMedでdental implant、vertical ridge augmentation、Ti-meshをキーワードとし、動物実験、ケースレポート、自家骨のブロック移植、追跡期間のないものを除外した。

垂直的骨欠損をともなう多数歯喪失に対して審美的回復を目指した症例（症例1-a〜m）

患者年齢および性別：28歳、女性
初診日：2009年2月

主訴：前歯部の審美性を回復させたい。
所見：上顎4前歯は歯冠-歯根比が悪化し、動揺度も2〜3度。

症例1-a ｜ 症例1-b

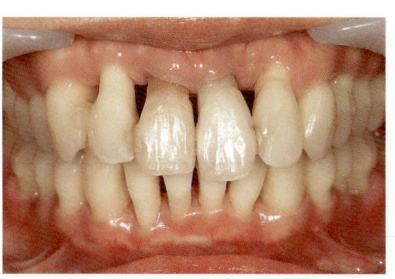
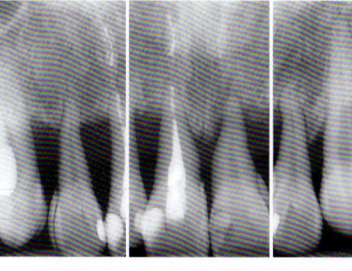

症例1-a 初診時、口腔内所見。

症例1-b 歯冠-歯根比は1：1を超え、不良の状態であった。

症例1-c① ｜ 症例1-c②

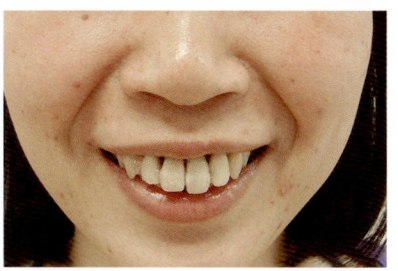
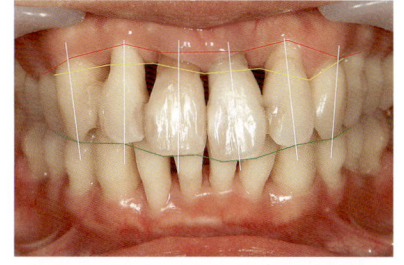

症例1-c① 現在のスマイル。

症例1-c② 長径、幅径の比率の悪化、インサイザルエッジの不連続性、ブラックトライアングルの存在など、さまざまな問題を抱える。

症例1-d① ｜ 症例1-d②

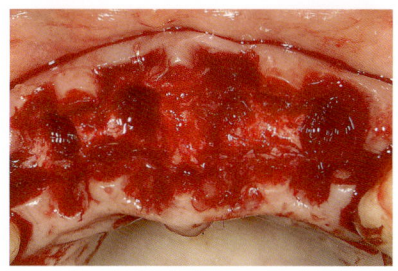
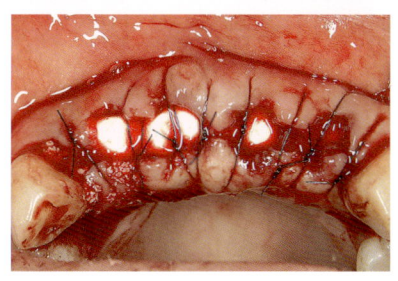

症例1-d① 抜歯窩の状態。

症例1-d② 細菌の透過性の低いメンブレンを使用。

は不良で、動揺も2〜3度の状態であった（症例1-b）。加えて、顔貌と口腔内の分析より患者は多くの審美的問題を抱えていることが判明した（症例1-c）。

術式

上顎4前歯を抜歯後、Bio-Oss®を抜歯窩に充填し、細菌の透過性の低い非吸収性メンブレンでカバーした（症例1-d）。仮に組織の吸収を抑制するためにフラップを大きく形成して減張切開を入れた場合、骨膜に瘢痕組織が形成され、後のGBRの際にフラップが伸展しなくなるためこのメンブレンを使用した。軟組織の治癒を待つ間はテンプデンチャーを装着し、軟組織の治癒を6ヵ月待った。ワックスアップモデルを基に、今回の治療の目標はアンテリア

会員発表

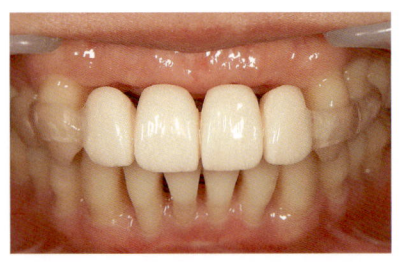 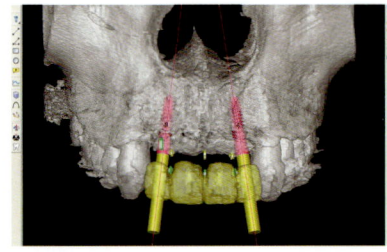

症例1-e | 症例1-f

症例1-e 理想的な歯冠形態に対して組織の不足が認められる。

症例1-f 歯間乳頭再建のため2mmのオグメンテーションを計画。

表3 トリートメントシークエンス

```
21|12 抜歯
ソケットプリザベーション
   ↓ 6ヵ月経過
CT撮影
   ↓
2|2 一次手術：GBR＋インプラント埋入
   ↓ 4ヵ月経過
二次手術：CTG
   ↓ 2ヵ月経過
プロビジョナルレストレーション（1回目）
   ↓ 再評価
三次手術：CTG
   ↓
プロビジョナルレストレーション（2回目）
   ↓
最終補綴物装着
```

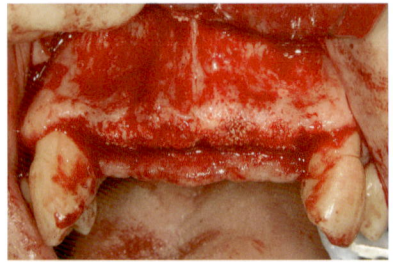 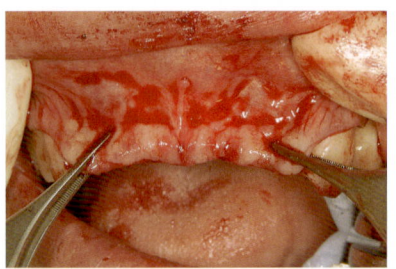 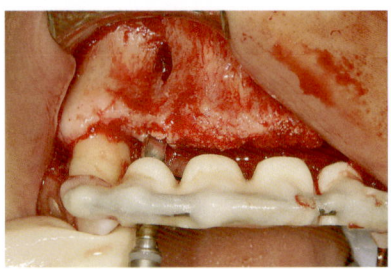

症例1-g① フラップデザイン。

症例1-g② フラップ弁の伸展量を確認。

症例1-g③ 唇側への傾斜に注意しオステオトミー。

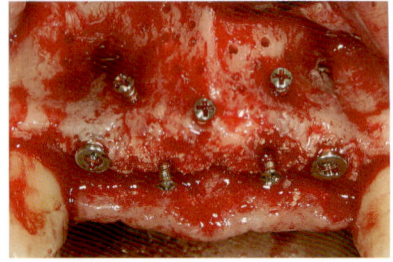 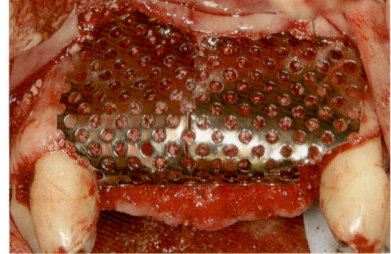 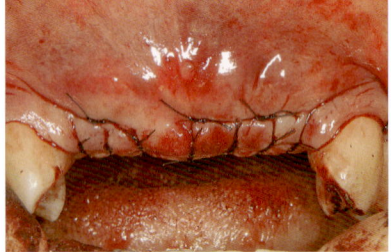

症例1-g④ 水平、垂直的に2mmのスペースメーキング。

症例1-g⑤ 0.1mmのチタンメッシュを使用。

症例1-g⑥ 水平マットレスと単純縫合。

ガイダンスの確立、顎堤の水平、垂直的硬軟組織の造成によって歯肉の連続性と理想的な tooth proportion を回復することとした。ワックスアップモデルから診断用ステントを作製し（症例1-e）、CT撮影を行い、SimPlant® 解析から水平・垂直に2mmの骨増生を行う治療計画を立てた（症例1-f、表3）。

一次手術

フラップデザインは、縦切開を4|4 の遠心に、水平切開は歯槽頂部に設定し（症例1-g①）、フラップ弁を形成した後に減張切開を加えフラップ弁の可動域を確認した（症例1-g②）。フラップ形成時に減張切開を入れる理由はフラップ弁を縫合する際に止血が完了しており、後の縫合などの操作が容易になるためである。加えて、減張切開の際は筋

垂直的骨欠損をともなう多数歯喪失に対して審美的回復を目指した症例

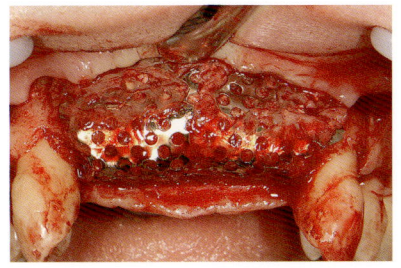
症例1-h① 4ヵ月後、リエントリー。

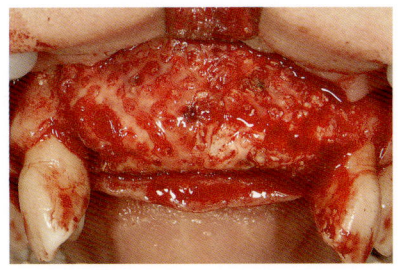
症例1-h② チタンスクリューが完全に埋まっている。

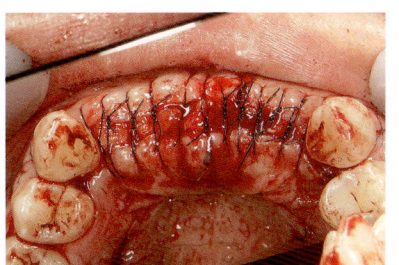
症例1-h③ 角化歯肉を唇側にシフトさせるよう、結合組織を移植、縫合。

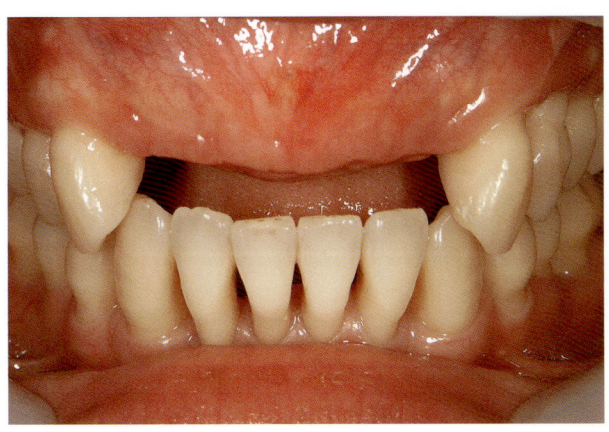
症例1-i① CTG後2ヵ月。

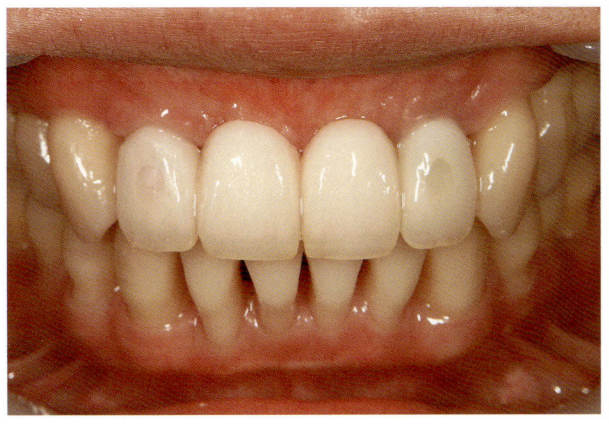
症例1-i② ファーストプロビジョナル装着、軟組織の不足により、オーバーカントゥアになっている。

組織、血管、神経などの走行に細心の注意を払って行うことが肝要である。インプラントの埋入の際は診断用ステントを外科用ステントに改変したものを使用しオステオトミーを行い（症例1-g③）、フィクスチャーの唇側への傾斜に注意した。埋入深度は予定している歯冠形態ゼニスの3mm直下とし、インプラント埋入後デコルチケーションを行い、予定したGBRを確実にするためにチタンスクリューを使用（症例1-g④）、メッシュの支柱とし水平・垂直にチタンスクリューにより約2mmのスペースメーキングを実施した。下顎臼歯部よりスクレイパーで自家骨を採取しBio-Oss®と1：1で混合し移植した。メッシュを移植部に適合するよう形態を整えて、外側から、メッシュの口蓋側と唇側部分をチタンスクリューで固定し（症例1-g⑤）、さらにその上に吸収性メンブレンを設置した。

二次手術（4ヵ月後）

角化歯肉を唇側にシフトさせるために口蓋側寄りに歯槽頂切開を加えて（症例1-h①）メッシュを除去し（症例1-h②）、両側口蓋より採取した結合組織を移植して、角化歯肉を唇側に移動させるよう縫合した（症例1-h③）。

2ヵ月後、プロビジョナル装着し（症例1-i）、4ヵ月経過観察を行い、審美的再評価をしたところ、角化歯肉の不足と軟組織の水平的ボリュームの不足による、唇面のオーバーカントゥアの問題点が浮上したため、再度CTGを行うこととした。

三次手術

結合組織は、左側臼歯部口蓋と、GBR後に厚みが増した上顎前歯部口蓋側部分から採取した。上顎前歯部口蓋側部分の結合組織は非常に厚く、固い結合組織であった（症例1-j①）。移植部のエンベロープフラップのデザインは両側側切歯相当部インプラント唇側歯頚部から 1|1 のプロビジョナルの歯頚ラインより少し内側に設定し、結合組織を移植した（症例1-j②、③）。

最終補綴物装着

4ヵ月後、プロビジョナルを装着し、プロビジョナルのカントゥアと軟組織の調和がとれたことを確認し、ファイナルレストレーションに移行した（症例1-k）。

会員発表

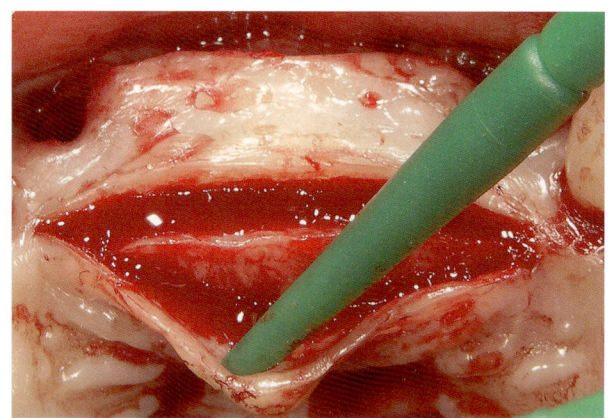

症例1-j① 上顎前歯部口蓋側より結合組織採取。

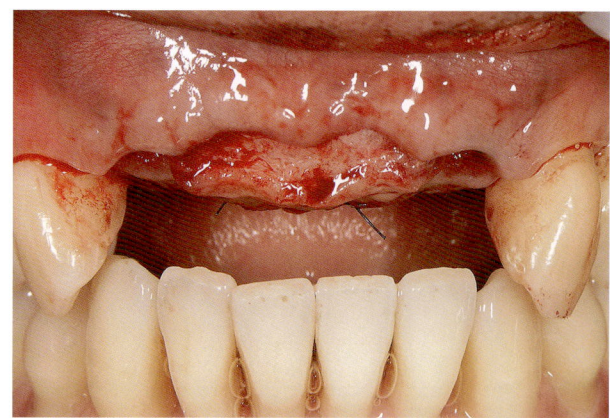

症例1-j② エンベロープフラップデザイン。

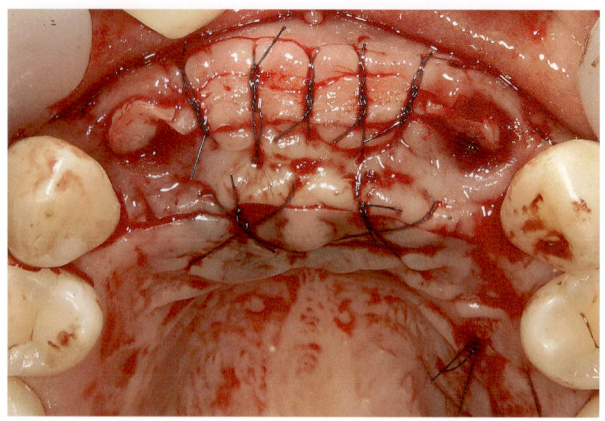

症例1-j③ 固定、縫合。

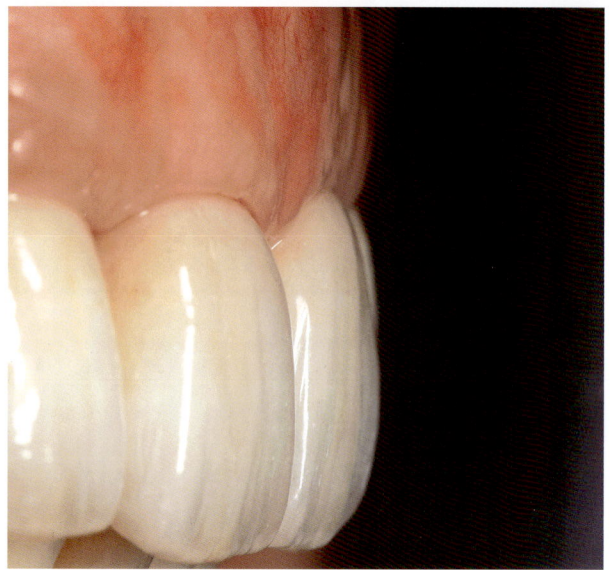

症例1-k① ファイナルレストレーション側方面観、元の天然歯の歯頚線(ガルウィング様)の組織と調和のとれた形態を確保。

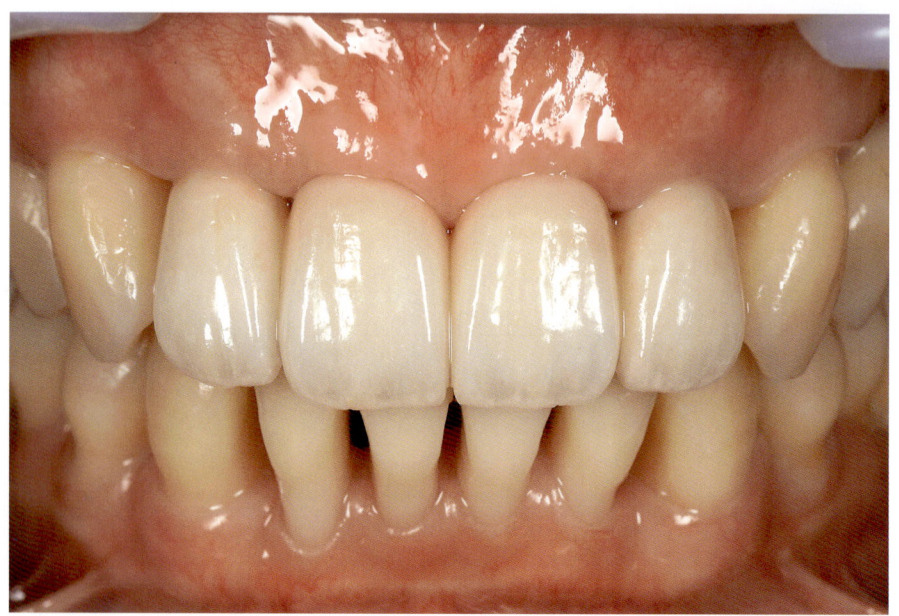

症例1-k② ファイナルレストレーション正面観。

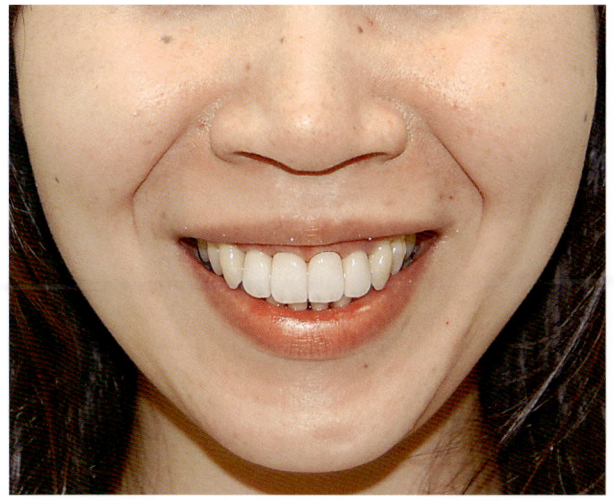

症例1-l　スマイルに調和した、ガムと歯冠形態。

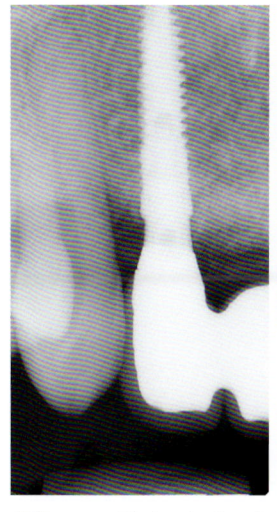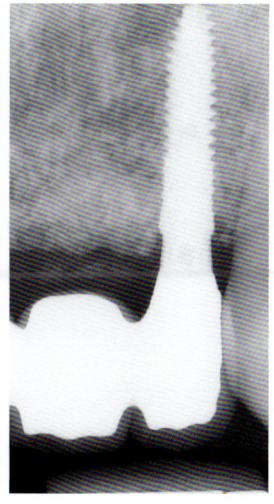

症例1-m　アバットメントはジルコニアを使用し、プラットフォームスイッチング形態とした。

おわりに

水平・垂直的なGBRは近年、多くの報告からその予知性は向上しており、エビデンスのある治療方法であるが、テクニックセンシティブな治療であることも事実である。GBRは、術者の経験と知識、加えてマテリアルなどの選択が治療の成否に関与するものの、外科手技の基本を忘れずに科学的な根拠に基づいた治療を行えば、治療結果は自ずと成功へと導かれ、有益な結果を残せる術式といえるだろう。

参考文献

1. Wöhrle PS. Single-tooth replacement in the aesthetic zone with immediate provisionalization: fourteen consecutive case reports. PraCT Periodontics Aesthet Dent 1998；10(9)：1107-1114.
2. Rompen E, Touati B, Van Dooren E. FaCTors influencing marginal tissue remodeling around implants. PraCT Proced Aesthet Dent 2003；15(10)：754-7, 759, 761.
3. Grunder U, Gracis S, Capelli M. Influence of the 3-D bone-to-implant relationship on esthetics. Int J Periodontics Restorative Dent 2005；25(2)：113-119.
4. Pieri F, Corinaldesi G, Fini M, Aldini NN, Giardino R, Marchetti C Alveolar ridge augmentation with titaniummesh and a combination of autogenous bone and anorganic bovine bone: a 2-year prospeCTive study. J Periodontol 2008；79(11)：2093-2103.
5. Corinaldesi G, Pieri F, Sapigni L, Marchetti C. Evaluation of survival and success rates of dental implants placed at the time of or after alveolar ridge augmentation with an autogenous mandibular bone graft and titaniummesh: a 3- to 8-year retrospeCTive study. Int J Oral Maxillofac Implants 2009；24(6)：1119-1128.
6. Artzi Z, Dayan D, Alpern Y, Nemcovsky CE. Vertical ridge augmentation using xenogenic material supported by a configured titaniummesh: clinicohistopathologic and histochemical study. Int J Oral Maxillofac Implants 2003；18(3)：440-446.
7. Proussaefs P, Lozada J. Use of titaniummesh for staged localized alveolar ridge augmentation; clinical and histologic-histomorphometric evaluation. J Oral Implantol 2006；32(5)：237-247.
8. von Arx, T. & Kurt, B. Implant placement and simultaneous ridge augmentation using autogenous bone and a micro titaniummesh; a prospeCTive clinical study with 20 implants. Clinical Oral Implants Research 1999；10(1)：24-33.
9. Roccuzzo M, Ramieri G, Spada MC, Bianchi SD, Berrone S.. Vertical alveolar ridge augmentation by means of a titaniummesh and autogenous bone grafts. Clin Oral Implants Res 2004；15(1)：73-81.
10. Berglundh, T. & Lindhe, J. Healing around implants placed in bone defeCTs treated with Bio-Oss. An experimental study in the dog. Clinical Oral Implants Research 1997；8(2)：117-124.
11. Simion M, Fontana F, Raperini G, Maiorana C. Vertical ridge augmentation by expanded-polytetrafluoro-ethylene membrane and a combination of intraoral autogenous graft and deproteinized anorganic bovine bone (Bio Oss). Clin Oral Impl. Res 2007；18(5)：620-629
12. McAllister BS, Margolin MD, Cogan AG, Buck D, Hollinger JO, Lynch SE. Eighteen-month radiographic and histologic evaluation of sinus grafting with anorganic bovine bone in the chimpanzee. Int J Oral Maxillofac Implants 1999；14(3)：361-368.
13. Piattelli M, Favero GA, Scarano A, Orsini G, Piattelli A. Bone reactions to anorganic bovine bone (Bio-Oss) used in sinus augmentation procedures; a histologic long-term report of 20 cases in humans.Int J Oral Maxillofac Implants 1999；14(6)：835-840.
14. Schlegel KA, Fichtner G, Schultze-Mosgau S, Wiltfang J. Histologic findings in sinus augmentation with autogenous bone chips versus a bovine bone substitute. Int J Oral Maxillofac Implants 2003；18(1)：53-58.

会員発表

咬合のリスク診断で変わる治療計画
—前歯部インプラントを守る—

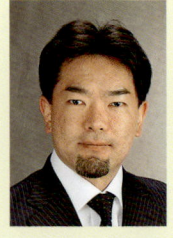

大森 有樹

1999年　九州歯科大学 卒業
2005年　大阪市中央区 大森歯科医院 開業
日本口腔インプラント学会 会員、日本臨床歯周病学会 会員、大阪SJCD 会員、ITI メンバー、5-D Japan 会員、古希の会 会員

はじめに

　補綴治療の目的は、機能の回復・審美性の改善・残存組織の保全であるが、これらを達成するためには、健全な支台歯・健康な歯周組織・咬合安定・構造力学的安定が必要である。これがインプラントの場合は、歯質はフィクスチャーに・歯周組織は周囲組織に置き換わる（図1）。そのなかでもインプラントにまつわる生物学的な条件を満たせば、予知性・永続性の高い審美的な治療結果が得られる[1〜4]。それらをふまえ、今回は前歯部にインプラント治療を行った症例を供覧する。

症例供覧

　患者は38歳、男性。主訴は左上側切歯のクラウン脱離である（症例1-a）。

　歯肉縁下カリエスにより歯質が非常に少ないこと、根尖病変が大きく根尖から外部吸収を起こしていることなどから、ホープレスと判断した（症例1-b①、②）。患者と話しあった結果、インプラント修復を選択することになり、骨の高さ、近・遠心的な幅、そして唇・舌的な幅を計測した（症例1-c）が、特に大きな問題はなかった。

　次に、歯肉退縮に影響を与える因子であるインプラント周囲の軟組織の量とバイオタイプを見ていく[5〜8]。現時点で側切歯の歯頚ラインは両隣在歯より高位にあるが、矯正的挺出により軟組織の増大を図れば、条件は良くなると考えた。加えて、厚みがあったほうが有利なのでCTGも考慮に入れる。厚いバイオタイプのほうが術後の退縮の頻度と量が少ないという報告もあるが[9]、幸いこのケースは厚い歯肉であった。そのほかに抜歯理由を考慮すると、根尖病変は問題ないがペリオ病変は悪影響を及ぼすと報告されている[10〜13]。この症例は根尖病変なので問題ない。

　これらから導き出された本症例のインプラント治療計画は、抜歯即時インプラント埋入と硬・軟組織の増大術を行うこととした。

　まずはエクストルージョンを行い[14]、歯冠側に歯肉を増大させた（症例1-d①）。そして抜歯と同時に唇舌的位置に注意してインプラントを埋入した（症例1-d②）。その後、唇側には自家骨・DBBMを築盛し（症例1-d③）、吸収性メンブレンで覆い縫合。インテグレーション後、パウチ法にて結合組織を移植し歯肉の幅と高さの増大を図った（症例1-e①）。歯肉の治癒を待って上皮の一部を削除しU字型の弁を唇側に有茎弁ですべりこませ（症例1-e②、③）、ジルコニアアバットメントをセットした。その後、プロビジョナルで歯肉のカンタリングを行っていき、最終のクラウンをセットした。

　歯頚ラインはhigh-low-highに位

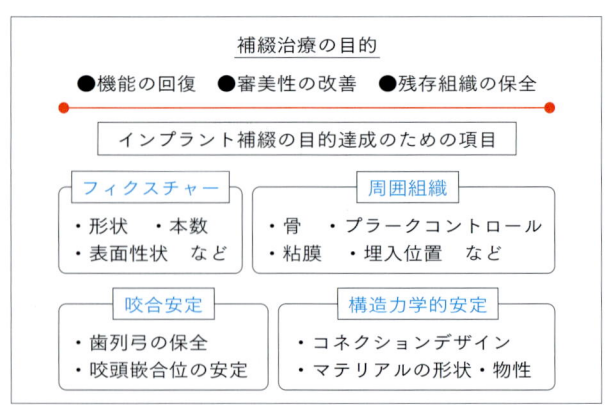

図1　インプラント補綴治療の目的。

咬合のリスク診断で変わる治療計画—前歯部インプラントを守る—

全顎的に力のトラブルを有する、前歯部インプラント修復症例（症例1-a～q）

患者年齢および性別：38歳、男性　　　　主訴：左上側切歯のクラウン脱離。
初診日：2007年1月

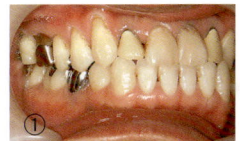 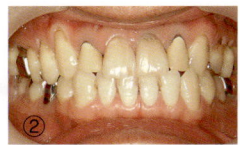 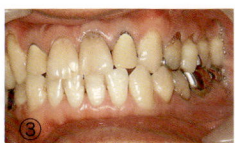 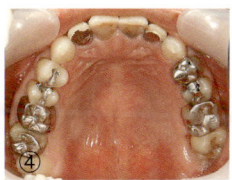 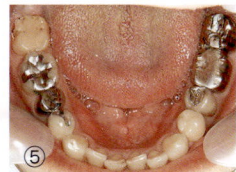

症例1-a①～⑤　初診時口腔内写真。

症例1-b①、②　左上側切歯。デンタルX線写真とクラウン脱離した状態の写真。

症例1-c　同部CT断層写真。

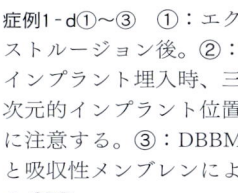 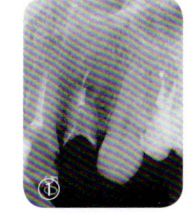 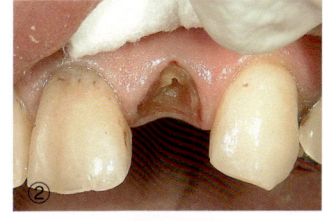 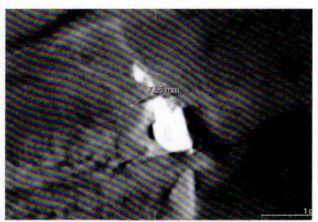

症例1-d①～③　①：エクストルージョン後。②：インプラント埋入時、三次元的インプラント位置に注意する。③：DBBMと吸収性メンブレンによるGBR。

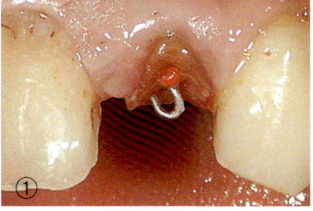 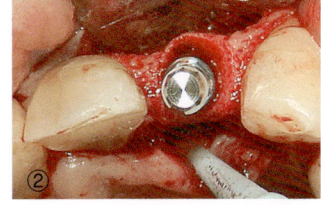 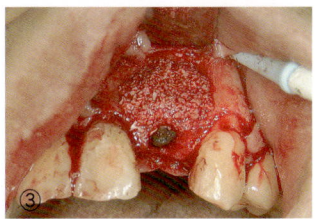

症例1-e①～③　①：軟組織増大のためのパウチ法による結合組織移植。②、③：Uシェイプにて、上皮部分を削合し頬側へ有茎弁移動する。

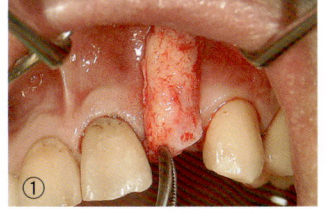 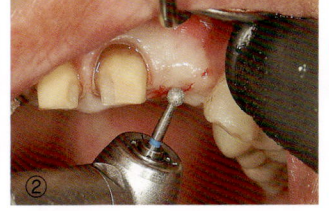 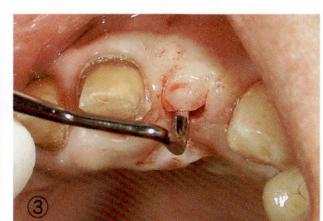

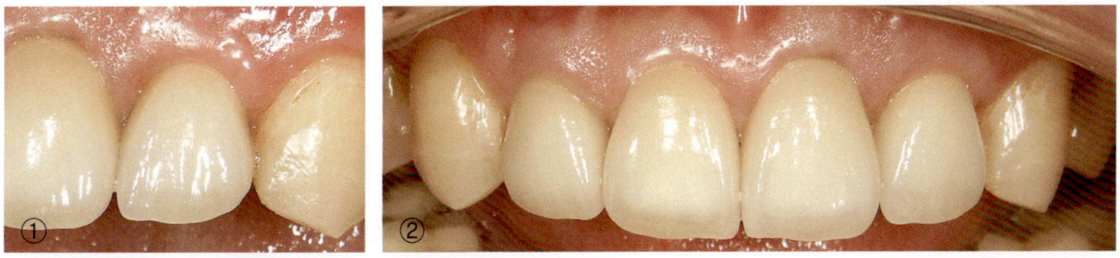

症例1-f①、②　①：インプラント補綴装着後。十分な近・遠心の歯冠乳頭の高さが得られている。②：前歯部補綴装着後。十分な審美性が得られている。

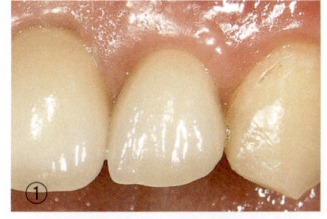 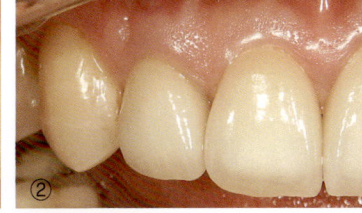

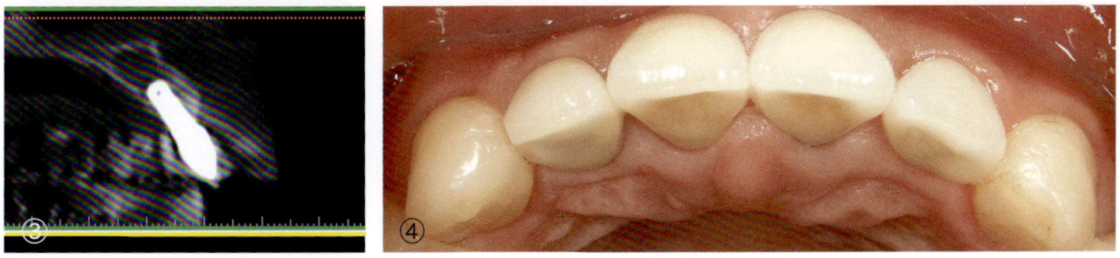

症例1-f③、④　③：最終補綴後のCT断層像。インプラント唇側に骨幅が3mm以上のある。④：前歯部咬合面観。左上側切歯の唇側に十分な軟組織の厚みが得られている。

置づけられ、歯間乳頭も十分な高さを保っている（症例1-f①）。前歯部の審美的条件は十分満たされており、咬合面観からも十分な唇側の厚みが確保されている（症例1-f②、④）。術後CT像からは、プラットフォーム付近の唇側に約3.5mmの厚みの骨が存在している（症例1-f③）。こうして、さまざまな配慮により、生物学的・審美的に予知性が高く、永続性も高い治療結果が得られた。

しかし、上記の内容はあくまでも生物学的な局所的配慮である。そもそもインプラント治療をするということは、歯が残せない深刻な状況で

17

会員発表

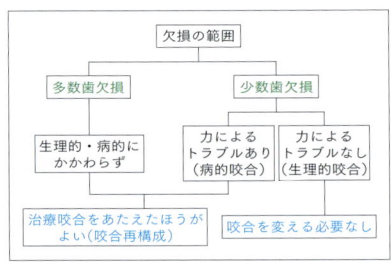

図2 欠損歯数と病的咬合か生理的咬合かで治療計画が変わる。

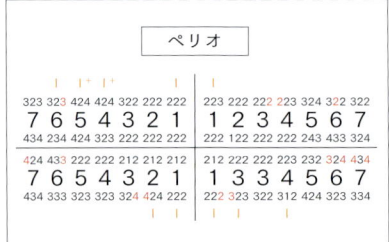

症例1-g 初診時ペリオチャート。

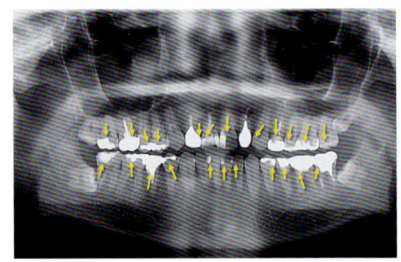

症例1-h 初診時パノラマX線写真とカリエスの部位を示す。

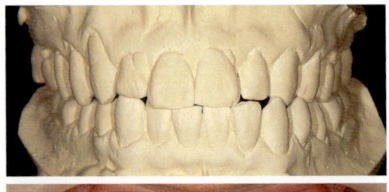

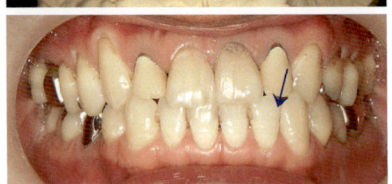

症例1-i 中心位(上)と咬頭嵌合位(下)のズレが認められる。

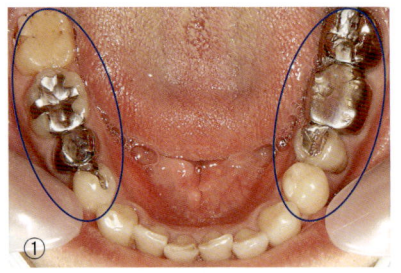

症例1-j①〜③ ①：臼歯咬合面は平らである。②、③：左右側方運動時に、左上側切歯が干渉している。

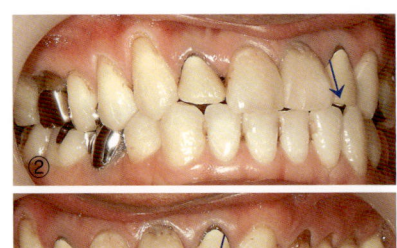

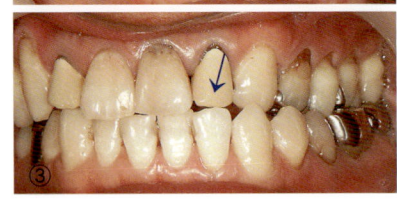

表1 強い力によって起こるトラブル・現象

歯牙	摩耗、ファセット、マイクロクラック、歯冠破折 ・歯根破折、位置移動、圧下(埋入) ・隣接面のカリエス、WSD、知覚過敏　・はまりこみ、舌側への倒れこみ
修復物	摩耗、ファセット、破折、脱離、二次カリエス
歯周組織	厚い骨幅、骨隆起、垂直性骨欠損　・歯根膜腔の拡大、歯槽骨の緻密化 ・リセッション、クレフト、フェストゥーン
周囲組織	頬粘膜と舌の圧痕、顎関節症、筋痛
顔貌	ブラキオフェイシャル、エラ、頬骨の張り ・口腔周囲筋の過緊張、薄い口唇
スプリント	摩耗、破折

今回の症例にあてはまるものを赤字で表記。

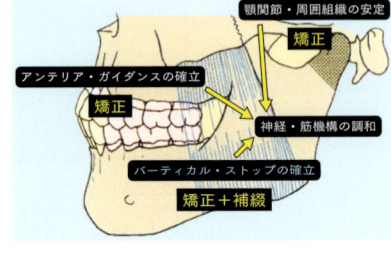

図3 治療計画。矯正・補綴によって咬合再構成を行うこととした。

あることを意味する。もし、力が関与していたのであれば、治療後も力のトラブルが発生する可能性は高くなる。根本的な解決を図るならば、治療計画を変えなければならない。

今度は全顎的な視野で同じ症例を供覧し、全体的な力の診断とコントロールを見てみる。ここで注目すべきは、主訴が左上側切歯のクラウン脱離だということである。

多数歯欠損であれば、元の咬合状態にかかわらず治療咬合を与えたほうが良い。しかし少数歯欠損の場合、力によるトラブルがない生理的咬合であれば、現在の咬合を変える必要はない(図2)。ペリオに関しては特に問題がなかった。また、BOPが少なくプラークコントロールが良い(症例1-g)。次にカリエスの数は非常に多いが、二次カリエスがほとんどである(症例1-h)。プラークコントロールが良く、食生活習慣も安定しているのにカリエスが多い。ここに力の関与を疑う。

では、その咬合診断だが、まず習慣性の咬頭嵌合位と中心位との間にズレがあり、その間で左上の側切歯が当たる(症例1-i)。次に、ちょうど上下の犬歯は歯と歯の間をすり抜ける位置にあるので、歯ぎしり運動時に左上側切歯の切端が左右ともに干渉している(症例1-j)。

しかし歯の位置が不良なのはわかったが、そこに力が加わらなければトラブルは起こらない。筆者は日々の臨床で強い力によって起こるトラブル・現象をつねにチェックするようにしている。これが多数あるようであればブラキシズムの影響が

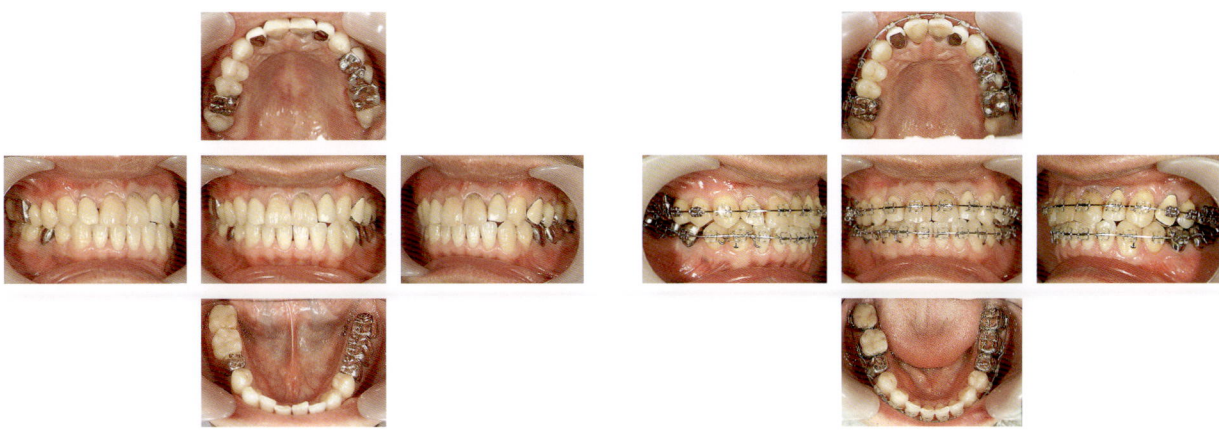

症例1-k①〜⑤　初期治療終了時口腔内写真。

症例1-l①〜⑤　矯正治療中。上顎レベリング後、上顎をティップフォワード・下顎をティップバックさせることにより咬合平面を変化させ、アングルクラスⅢをクラスⅠへ改善する。

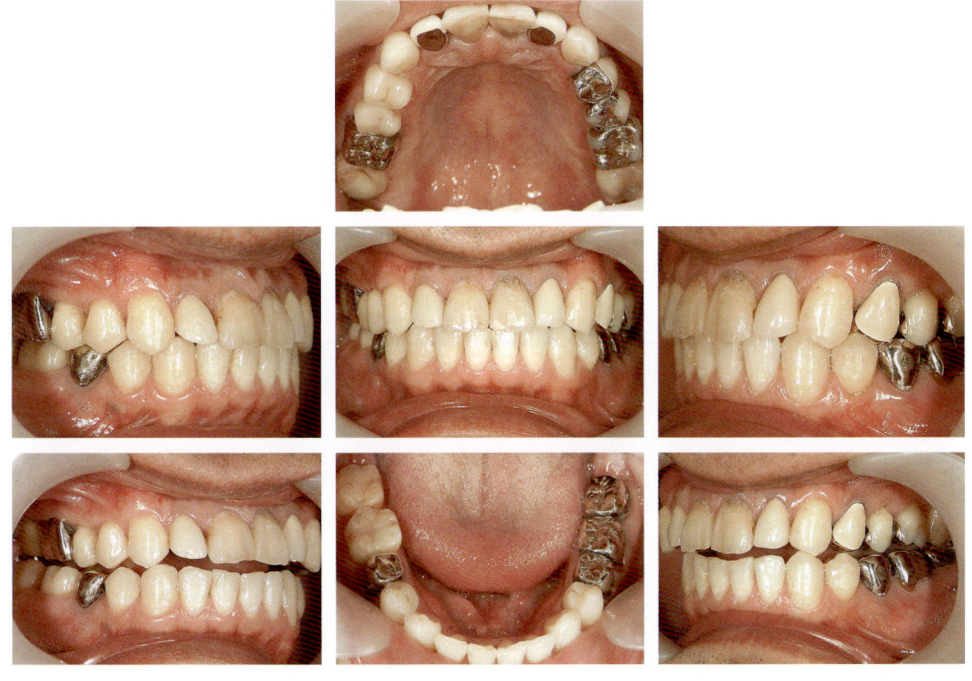

症例1-m①〜⑦　矯正治療終了時口腔内写真。

大きいと考え、力のリスクが高いと判断するが、実際この患者の場合は多く当てはまった(**表1**)。つまり、この患者は力・咬合のリスクが非常に高いのである。これらをふまえて分析すると切歯・臼歯に強い側方力がかかり、エナメル質にはマイクロクラックが発生し、修復物はマージン付近のセメントが崩れ、カリエスが発生・増悪していると考えられる。以上より、咬合診断は顎偏位と咬合干渉をともなう病的咬合と診断した。

そこから導かれる治療計画は、矯正治療による顎偏位の是正とアンテリアガイダンスの確立、そして矯正と補綴によるバーティカルストップを付与し、それらによって神経筋機構の調和を図るという内容である(**図3**)。

では、全体的な治療の流れを提示する。初期治療を終えたのちに歯の位置と形態を改善していく。まず歯の位置を改善するために矯正治療において、レベリングすることで顎偏位を是正し、咬合平面を変化させることでアングルクラスⅢからクラスⅠへ是正する。矯正終了後、歯の位置は改善され、エナメル質どうしで犬歯誘導が得られている(**症例1-k〜m**)。

次にプロビジョナルレストレーションで、咬頭嵌合位を三次元的に安定させることができる咬合面形態

会員発表

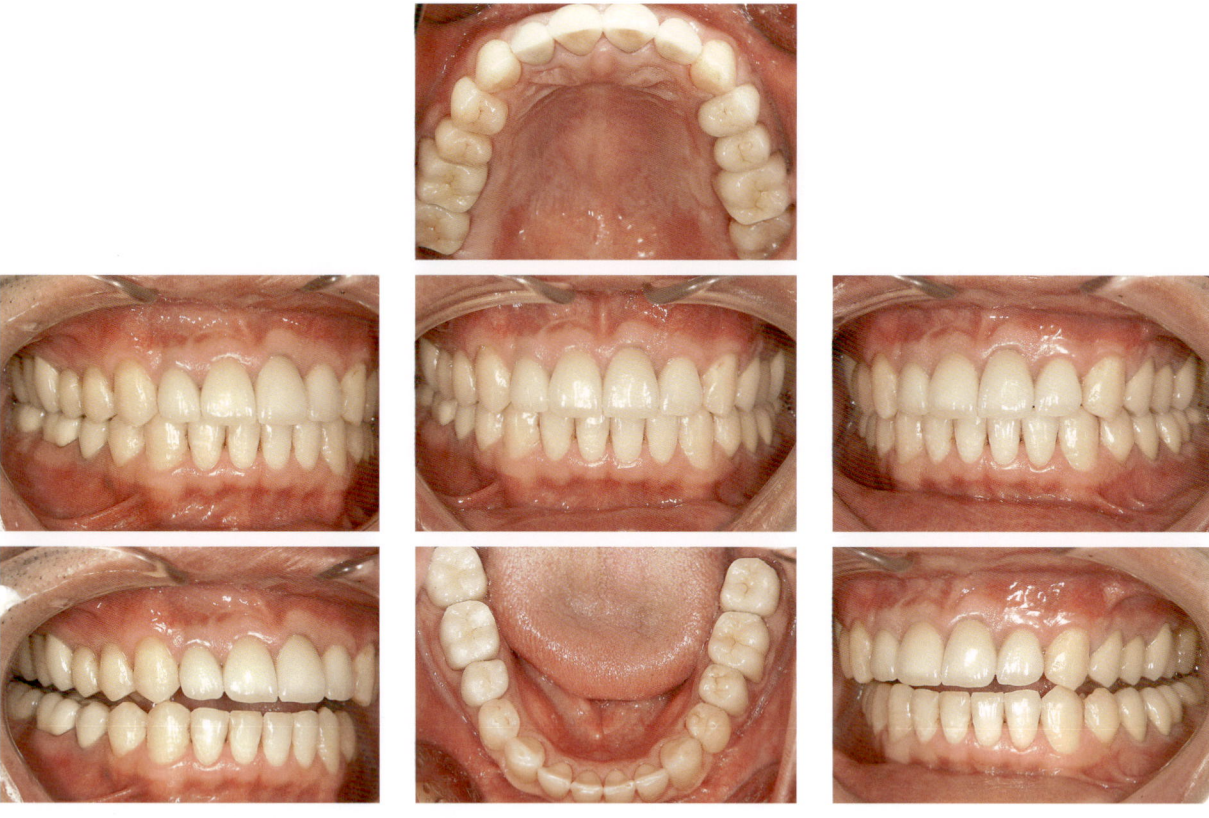

症例1-n①〜⑦　最終修復物装着後の口腔内写真。上下の歯の位置関係と歯の形態が改善された。すべての犬歯は天然歯のままであり、矯正治療によりエナメル質での適切な犬歯ガイドが与えられている。

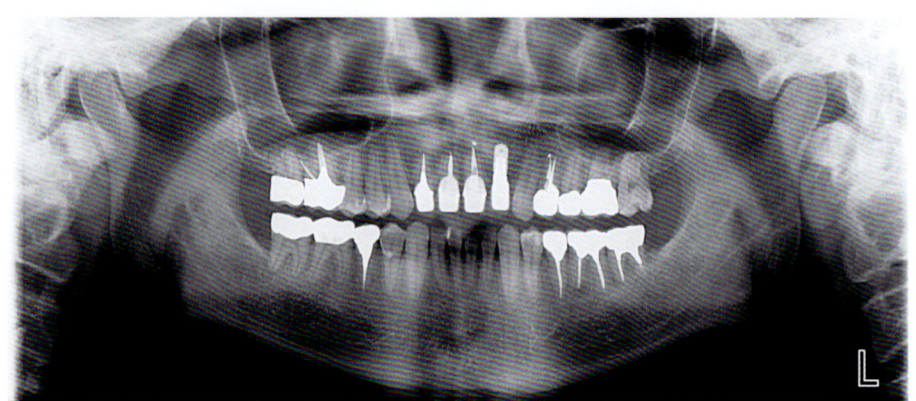

症例1-o　治療終了後のパノラマX線写真。

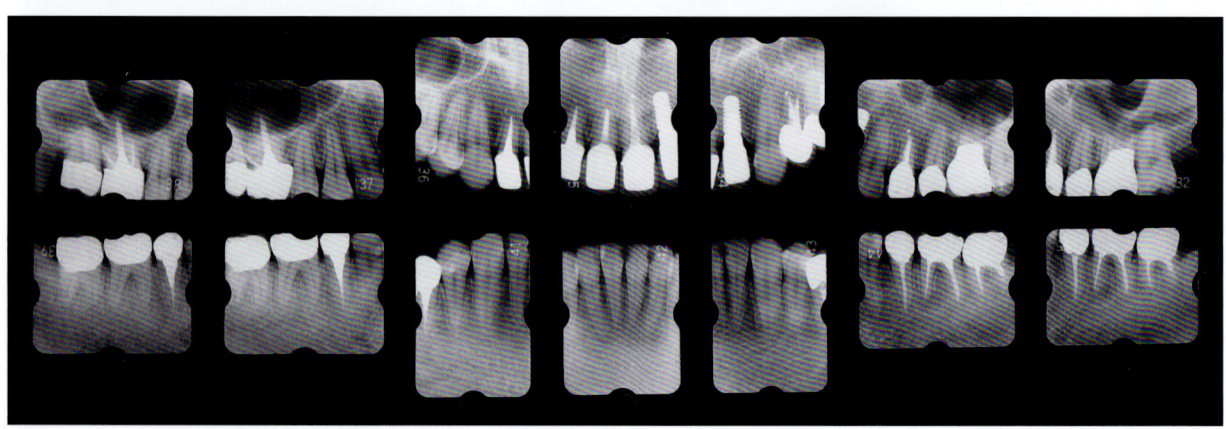

症例1-p　同デンタルX線写真14枚法。

咬合のリスク診断で変わる治療計画―前歯部インプラントを守る―

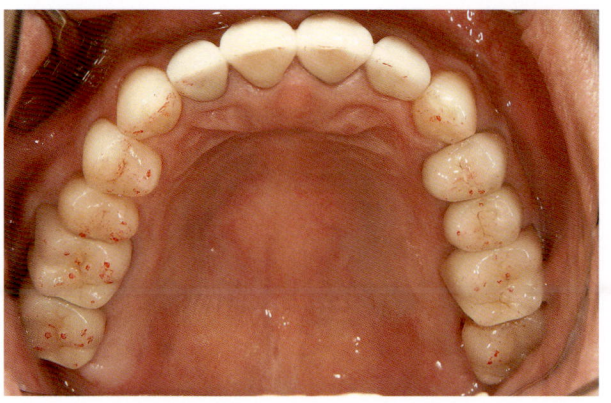 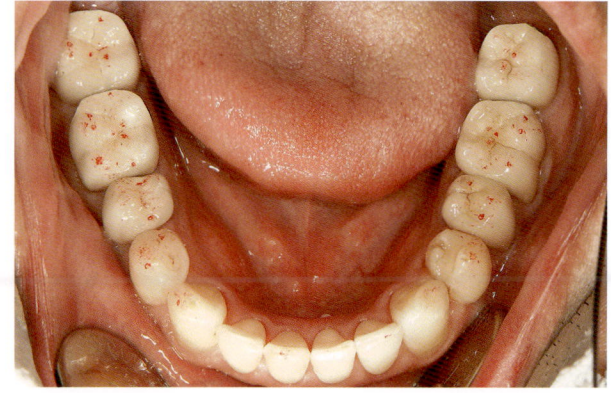

症例1-q①　症例1-q②　　症例1-q①、②　咬頭嵌合位を三次元的に安定させる、トライポッドなどのオクルーザルコンタクトを示す。このコンタクトが的確なバーティカルストップをもたらす。

と咬合接触を与える。審美、咬合などのチェックを終え、ファイナルレストレーションへ移行した（症例1-n～q）。

側方運動時とアンテリアカップリングの状態も示す。グラインディング時に切歯に側方への力をかけさせないための、犬歯誘導による即時離開。同時にこのアンテリアガイダンスは臼歯の咬合面の形態を守る。アンテリアガイダンスによって守られた臼歯の咬合面形態と咬合接触が、上顎前歯を突き上げの力から守る咬頭嵌合位の安定をもたらす。

まとめ

上記の力学的な配慮により、全顎的に口腔内の健康を維持安定することができる。さらに、生物学的に安定した前歯部インプラント修復を守ることもできるだろう。はたしてそのケースが咬合のリスクが高いのか低いのか。これを見極めるためには、治療前の咬合のリスク診断が必要である。咬合のリスク診断により、力の関与を明確にした治療計画は、インプラント治療のみならず、口腔の健康回復と維持を達成してくれることと思う。

参考文献

1. Berglundh T, Lindhe J. Dimension of the periimplant mucosa. Biological width revisited. J Clin Periodontol 1996；23(10)：971-973.
2. Grunder U, Gracis S, Capelli M. Influence of the 3-D bone-to-implant relationship on esthetics. Int J Periodontics Restorative Dent 2005；25(2)：113-119.
3. Salama H, Salama MA, Garber D, Adar P. The interproximal height of bone：a guidepost to predictable aesthetic strategies and soft tissue contours in anterior tooth replacement. Pract Periodontics Aesthet Dent 1998；10(9)：1131-1141.
4. Funato A, Salama MA, Ishikawa T, Garber DA, Salama H. Timing, positioning, and sequential staging in esthetic implant therapy：a four-dimensional perspective. Int J Periodontics Restorative Dent 2007；27(4)：313-323.
5. Groisman M, Frossard WM, Ferreira HM, de Menezes Filho LM, Touati B. Single-tooth implants in the maxillary incisor region with immediate provisionalization：2-year prospective study. Pract Proced Aesthet Dent 2003；15(2)：115-126.
6. Kan JY, Rungcharassaeng K, Lozada J. Immediate placement and provisionalization of maxillary anterior single implants：1-year prospective study. Int J Oral Maxillofac Implants 2003；18(1)：31-39.
7. Ryser MR, Block MS, Mercante DE. Correlation of papilla to crestal bone levels around single tooth implants in immediate or delayed crown protocols. J Oral Maxillofac Surg 2005；63(8)：1184-1195.
8. Chen ST, Darby IB, Reynolds EC. A prospective clinical study of non-submerged immediate implants：clinical outcomes and esthetic results. Clin Oral Implants Res 2007；18(5)：552-562.
9. Evans CD, Chen ST. Esthetic outcomes of immediate implant placements. Clin Oral Implants Res 2008；19(1)：73-80.
10. Siegenthaler DW, Jung RE, Holderegger C, Roos M, Hämmerle CH. Replacement of teeth exhibiting periapical pathology by immediate implants：a prospective, controlled clinical trial. Clin Oral Implants Res 2007；18(6)：727-737.
11. Evian CI, Emling R, Rosenberg ES, Waasdorp JA, Halpern W, Shah S, Garcia M. Retrospective analysis of implant survival and the influence of periodontal disease and immediate placement on long-term results. Int J Oral Maxillofac Implants 2004；19(3)：393-398.
12. Wagenberg B, Froum SJ. A retrospective study of 1925 consecutively placed immediate implants from 1988 to 2004. Int J Oral Maxillofac Implants 2006；21(1)：71-80.
13. Rosenquist B, Grenthe B. Immediate placement of implants into extraction sockets：implant survival. Int J Oral Maxillofac Implants 1996；11(2)：205-209.
14. Salama H, Salama M. The role of orthodontic extrusive remodeling in the enhancement of soft anad hard tissue profiles prior to implant placement：a systematic approach to the management of extraction site defects. Int J Periodontics Restorative Dent 1993；13(4)：312-333.

会員発表

可視化時代におけるインプラント咬合の展開

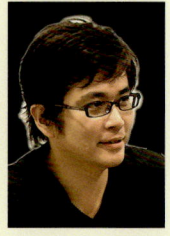

杉元 敬弘

1992年　徳島大学歯学部 卒業
1992年　医療法人奨和会 勤務
1997年　京都府京田辺市 スギモト歯科医院 開業
日本顎咬合学会 認定医、Japan Prosthetic Institute、JIPI"the Bite Club"

はじめに

インプラントが臨床応用され始めてから50年近くが経過した現在、進化し続けるこの術式は適応範囲を広げ、さらにその治療の予知性も高めてきている。進化発展する一方で、過去より重要視されてきたインプラントと「力」の関係、つまり「咬合」の問題とその解決策については具体策が限定され、行き詰まりの観があるのも事実であろう。

今回はこの不可解な問題の解決策の1つとして、インプラントにかかる側方圧の軽減とアンテリアガイダンスの関係に焦点をあてて考えてみたい。

天然歯、インプラントの相違点と対策

天然歯とインプラントの咬合を考えるうえで両者の間に違いはあるが（図1、表1）、もっとも考慮すべきことは、インプラントと天然歯における歯根膜の存在の有無である。インプラントと天然歯が混在している症例では、天然歯のほうが沈下は大きく、インプラント部にオーバーロードとなる。一般的には、これを避けるために天然歯が30μm程度沈下するまでインプラントを咬合させないように調整する必要があると言われている[1、2]。またインプラントに加わる荷重を少しでも軽減するために上部構造の咬合面を狭小させる必要があるとも言われてきた[3]。しかし、これらの点を配慮して最終補綴を完了しても、場合によっては咬合の問題であると疑われる残存歯やインプラント周囲の骨の吸収などを引き起こし、再治療を余儀なくされることもある。また顕著な咬耗、ポーセレンの破折、ブリッジの破断という結果に至ることも少なからずある。

側方圧回避のための2つのアプローチ

周知のごとく、歯やインプラントは垂直方向の力には非常に強く、側方からの力には弱いと考えられている。今日的な視点に立った時、インプラント治療や歯周治療にかかわる咬合の問題は、治療の対象である歯や埋入したインプラントに対して機能時の側方圧からの回避や軽減にあると言っても過言ではない。

通常このための処置の1つとして、咬合調整と呼ばれる咬合干渉を起こしている部分の削合が挙げられる。しかし、この方法は簡単に強い側方圧を回避できるように見えるが、実際は側方圧を分散しているだけで、他の部分に新たな干渉を引き起こしている可能性が高い。さらに問題なことは、削合によって咬頭傾斜角を

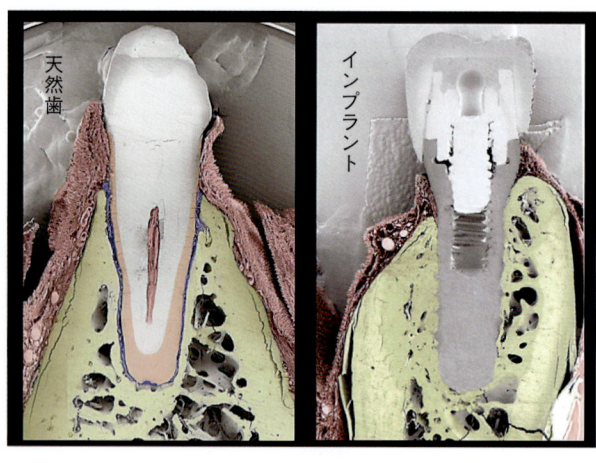

図1　両者はとても似通ったように見えるが、インプラント周囲には歯小嚢由来の重要な組織が欠落している（牧草一人先生のご厚意による）。

表1　天然歯とインプラントの比較

比較項目	天然歯	インプラント
結合	歯根膜（PL）	オッセオインテグレーション（Brånemark et al 1977） 機能的アンキローシス（Schroeder et al 1976）
固有受容感覚	歯周メカノレセプター（力学的受容器）	骨内知覚
荷重下での動揺	56〜108μm （Muhlemann HR et al 1965）	10〜50μm（Sekine et al 1986）
咬合負担能力	450Nmm	300Nmm
有害な咬頭干渉の大きさ	300μm	180μm
感圧能力	優る	劣る
咬合圧下での被圧変位量（沈下量）	8〜28μm	3〜5μm

インプラントは天然歯に比べ補綴にとっては不利な要素が多いと言える。そのために咬合力が外傷としてインプラントに作用しないように配慮が必要となり、そこに混乱の原因があると考えられる。

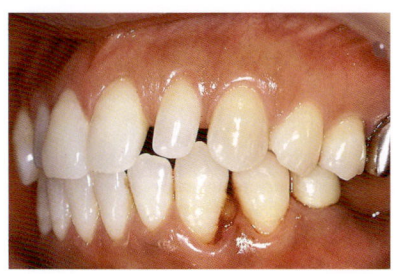 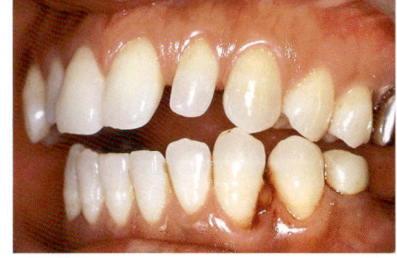 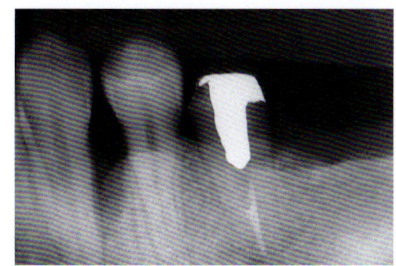

| 図2-a | 図2-b | 図2-c |

図2-a〜c　ガイドを行っている犬歯の遠心に咬合性外傷が原因と考えられる骨吸収が生じ、臨床的に明らかな問題を持っている。この患者の咬合再構成にあたってはどのような咬合様式を選択するべきだろうか。

平坦にすることは咀嚼サイクルの水平化を助長してさらなる側方圧の原因を生み出し、根本的な解決にはならないことは多くの臨床家が感じるところである。

この方法に対して、「咀嚼サイクルの垂直化」が可能ならばインプラントや歯にかかる力は垂直方向となり、理想的な咬合の問題の解決となることは誰しも理解できることであろう。このことは天然歯列においてアンテリアガイダンスが十分にあり機能しているケースを観察する時、いとも簡単に「垂直化」を達成していることからもわかる。しかし、歯周補綴やインプラント補綴でこの状態を再現することは、それほど簡単なことではない。それは、欠損補綴、特に咬合再構成が必要な症例のほとんどの咀嚼パターンは水平化を呈し、さらには大きく乱れているため、ア

ンテリアガイダンスを改善した後に予期しない接触に悩まされ、結局失敗に終わるからである。

垂直化を阻む因子

前述の良好なアンテリアガイダンスを持つ天然歯列とは正反対に、適正と思われる咬合関係を持っている天然歯列のように見えるにもかかわらず問題を起こしているケースもしばしば観察される。図2の症例においてはガイドを行っている犬歯の遠心に咬合性外傷が原因と考えられる骨吸収が生じ、臨床的に明らかな問題を持っている。この現象は、理想咬合の1つと呼ばれる「ミューチュアリー・プロテクテッド・オクルージョン」[4]などで広く認知されている「犬歯誘導」（側方運動中には犬歯がガイドして臼歯部は接触せず離開

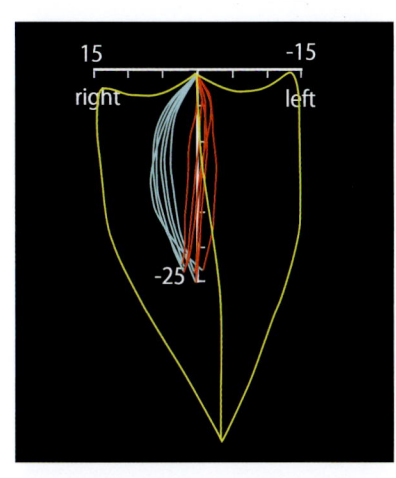

図3　黄色の線が限界運動を示し、赤色の線が右咀嚼時の開口路、青色の線が閉口路を示す。生理的に安定している咬合系において、アンテリアガイダンスの大きな要素である犬歯の舌側面の接触はほとんどないことがわかる。

し、歯列に側方力をかけないようにするもので「ディスクルージョン」とも呼ばれる）が普遍の原理であれば、上下歯列の関係のなかでは起こってはならない病態であり、他の見えな

会員発表

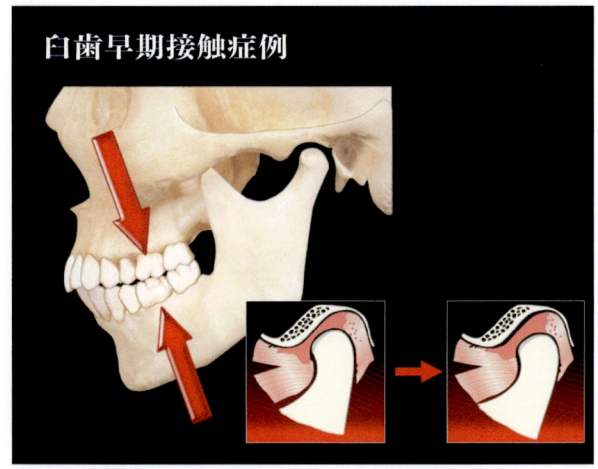

臼歯早期接触症例

図4　一般的に下顎頭の下顎窩に対する偏位の概念は、下顎頭が後下方または顆路上を前下方に偏位していることが前提になっているようである。これは習慣性の咬合位において臼歯部に早期接触が存在することが多く梃子の作用が働くためで、下顎頭が下顎窩から引き離されていることが多いためである。

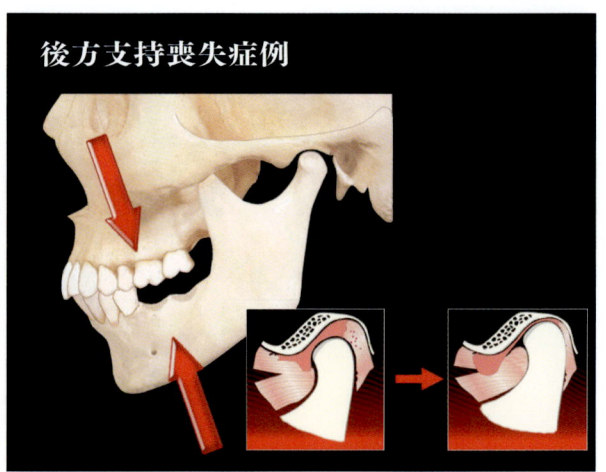

後方支持喪失症例

図5　インプラントによって咬合回復を行うことが多い片側あるいは両側の遊離端欠損症例においては、まったく逆方向に偏位していることが多い。前述した顎偏位のメカニズムは臼歯が支点になっているが、このような欠損の場合は、前歯が支点になることにより下顎頭が下顎窩に対し後上方あるいは前上方に偏位することが、かなりの頻度で筆者らの臨床において確認できた。

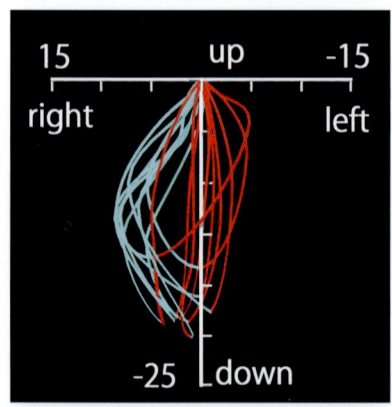
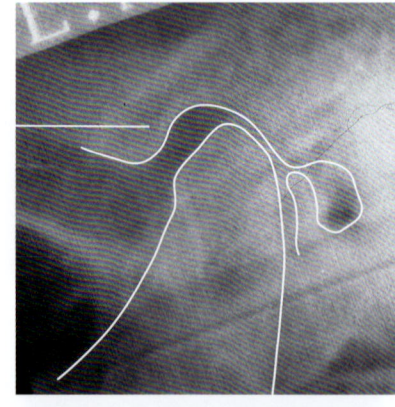

図6-a①	図6-a②
図6-b①	図6-b②

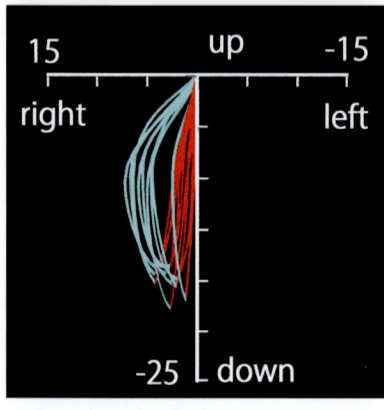
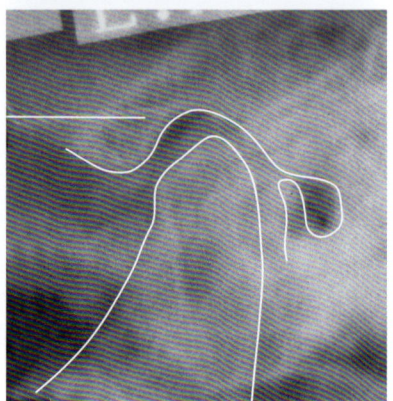

図6-a①、②、図6-b①、②　左は術前の右咀嚼のチューイングパターンと顎偏位を示す顎関節規格撮影の画像である。サイクルは水平化を示している。右は顎偏位の是正後のX線画像とチューイングパターンで、明らかに垂直化していることがわかる。顎偏位の是正による顎機能の安定化は思いのほか簡単に達成することができ、このような「咀嚼サイクルの垂直化」が可能ならば、インプラントや歯にかかる力は垂直方向となり、理想的な咬合の問題の解決となる（魚津公美先生、重村 宏先生のご厚意による）。

い要素を考慮する必要があることが示唆されている。

　図3は生理的に犬歯誘導が機能し、垂直咬合を示す口腔系の右咀嚼サイクルである。本来はこのように安定した犬歯によるガイドが有効に成立して咬合が垂直化された環境においては、咀嚼運動中につねに犬歯の舌側面が接触しているわけではないことがわかる。犬歯に対する強い接触は突発的な範囲の動きやパラファンクション時のみで、通常は極端な力

顎偏位の是正と顎運動に調和させたアンテリアガイダンスを設定した症例（症例1-a〜q）

患者年齢および性別：56歳、男性　　　主訴：食事がしづらい、歯肉からの出血、審美障害。
初診日：1999年7月

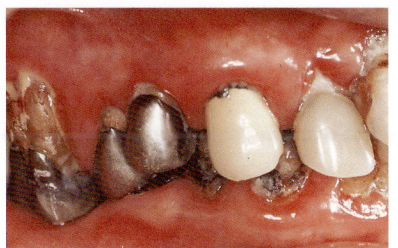
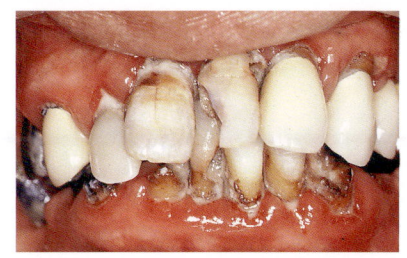
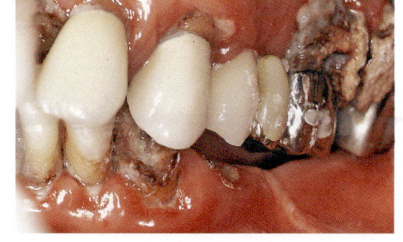

| 症例1-a | 症例1-b | 症例1-c |

症例1-a〜c　1999年7月初診。56歳男性、食事がしづらい、歯肉からの出血、審美障害を主訴に来院。この時点では咬頭嵌合位は存在せず、右顎関節のクリック、運動障害、右内側翼突筋、右側頭筋中央部に筋の圧痛が確認できた。

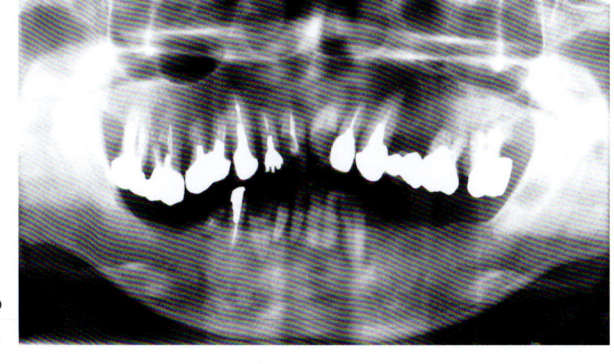

症例1-d　初診時のパノラマX線写真。

が特定の歯にかかることはなく、それこそが口腔系の保全を担保することになる。咬合系を構成する要素には、「顎関節」、「神経筋機構」、「上下顎歯列」などがあり、機能として「歯牙形態」、「咀嚼パターン」などが複雑に絡み合って成立している。このような生理的な機能は、単に犬歯を含む前歯が咬合器上や限界運動のテストポジションで臼歯離開を達成しているだけでない。このことからも、前歯部の補綴処置においてはインプラントの応用の有無にかかわらず、不用意なアンテリアガイダンスの付与は咬合系の崩壊につながることが容易に想像できる。

咬合の垂直化のために必要な顎関節の機能診断

咬合系を保全するための要素として「炎症のコントロール」と「力のコントロール」が必須であることに異論はないであろう。この「力のコントロール」を難しくしている原因の1つに、顎運動の支点である顎関節の偏位が大きくかかわっている。つまり、顎偏位による顎機能不全によ

り支点が不安定となり顎運動が不規則になる。その結果、咀嚼サイクルの水平化、口腔内においては予期しない接触を誘発し、外傷的な力が働いて崩壊の原因の1つとなる。この顎偏位は咬合再構成を必要としている患者において、画像診断上では90％以上に確認できることが報告されている[5]。

特にインプラントを必要としている欠損歯列には特有の顎偏位のパターンが存在し（図4、5）、顎関節複合体内の受容器のバランスに変化を与え、あらかじめ設定した開口位を繰り返し再現する能力が減少し、顆路においても左右の軌跡に咬合機能を乱す重大な変化を生じることが確認されている[6,7]。このようなことから顎偏位の診査、是正は咬合の

垂直化に対して無視できない要件と考えられる（図6）。

顎機能の安定だけで問題がすべて解決するわけではないことは言うまでもないが、その条件は安定した咬合系を再構成する過程において必須である。

症例供覧

このように複雑でデリケートな顎機能を、インプラントを用いた補綴治療で再現できるか、という命題に対して症例を通して考察してみたい（症例1-a〜q）。

このように口腔内が大きく崩壊している症例においては顎機能不全を併発していることがかなりの頻度でみられるにもかかわらず、患者は

会員発表

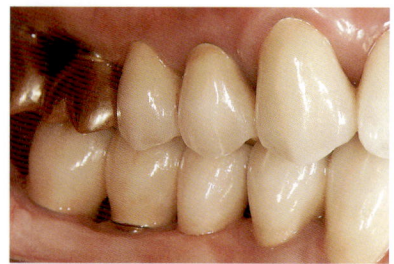
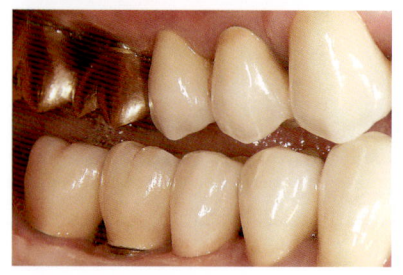
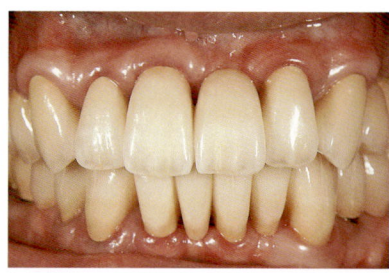
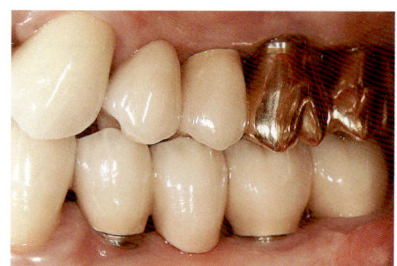
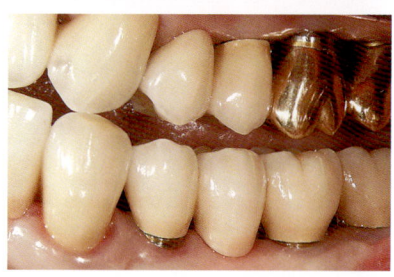

症例1-e	症例1-f	症例1-g
症例1-h		症例1-i

症例1-e〜i　初診時から12年目の口腔内写真。顎偏位の是正と顎運動に調和させたアンテリアガイダンスを設定した。大きな問題もなく経過し、限界運動においても犬歯誘導は維持されている。

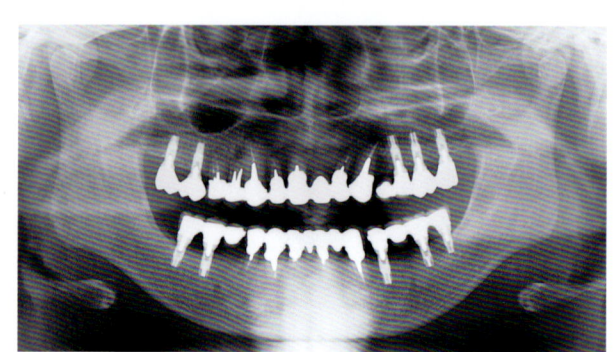

症例1-j　12年目のパノラマX線写真。

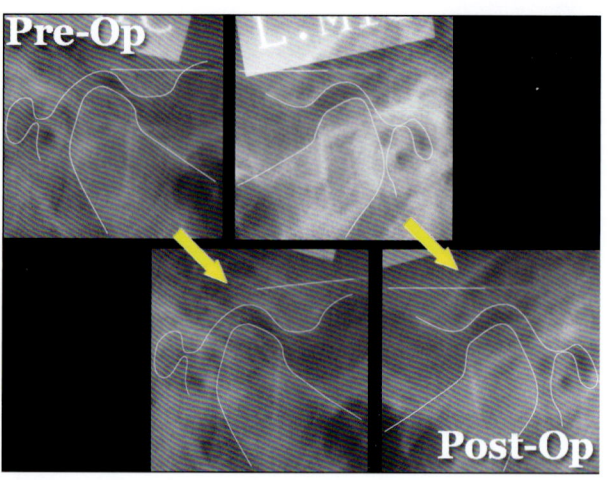

症例1-k　術前と術後の顎関節規格撮影の比較。顎偏位の是正が達成されていることがわかる。

症例1-l	症例1-m

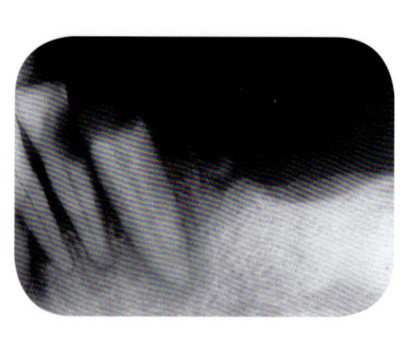
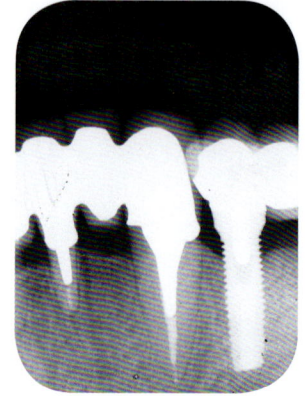

症例1-l,m　術前、術後の 3| の比較。術前では根周囲に透過像が確認できるが、術後では犬歯誘導として機能しているが完全に治癒している。

　まったく意識していないことが多い。
　一般的にインプラントを用いた咬合再構成の症例は顎機能の面からみると潜在的な悪条件の中で行われていることが多く、術中、術後にさまざまな問題が顕在化することも少なくない。この症例においては、条件の悪い残存歯とインプラントを長期に維持するためには「咬合の垂直化」が必須条件と考え、顎機能の改善と適切なアンテリアガイダンスの設定を意識して治療にあたった。

可視化時代におけるインプラント咬合の展開

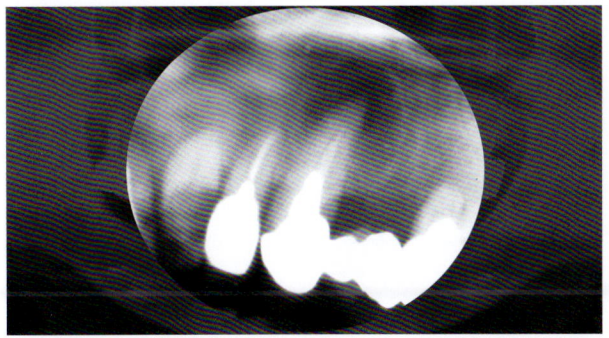
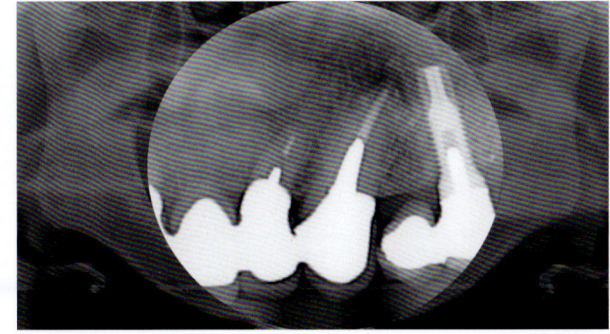

| 症例1-n | 症例1-o |

症例1-n、o 術前、術後の|3|の比較。かなり大きな根尖病巣が治癒している。力のコントロールが達成できていることがわかる。

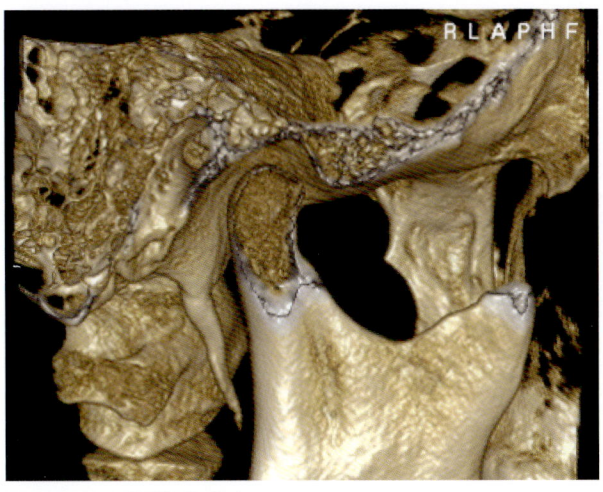
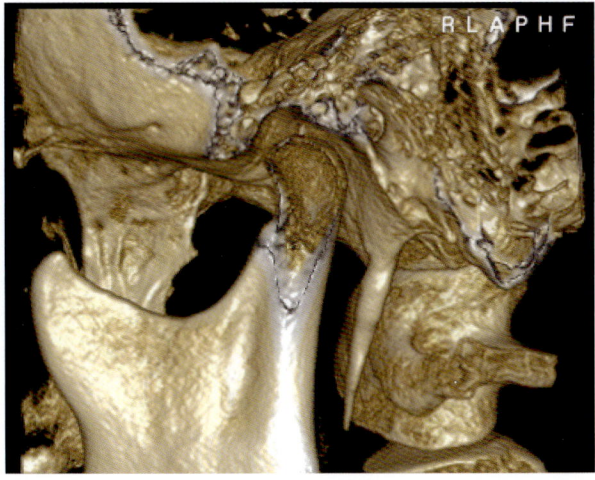

| 症例1-p | 症例1-q |

症例1-p、q 初診時から12年後の顎関節の3D-CT画像、下顎窩と下顎頭の安定した位置関係が維持されていることがわかる（朝日レントゲン工業㈱ AZ3000CT seriesで撮影）。

まとめ

修復の範囲が大きくなればなるほど、インプラントを含む補綴物の長期維持のためには側方圧からの回避は重要になる。そのために適切なアンテリアガイダンスが必須だが、多くの咬合崩壊の症例においては顎機能不全が存在し、それがこの問題をより複雑に、そして困難にしている。

顎関節の画像診断は顎偏位の是正、顎機能不全の診断、治療、その後に補綴設計を行うにあたり有効である。

謝辞

稿を終えるにあたり、東日本大震災復興支援大会として開催された今回のOsseointegration Study club of Japan年次ミーティングで発表できたことを感謝し、東北の皆様の一日でも早い復興を心より祈念いたします。また、臨床をともに行っている江口公人先生、すばらしいアイデアと補綴物を提供してくださる重村宏先生、そして、今回の発表の機会を作っていただいた牧草一人先生に心より感謝申し上げます。

参考文献

1. Muehlemann HR, Savdir S, Rateitschak KH. Tooth mobility : its cause and significance. J Periodontol 1965 ; 36 : 148-153.
2. Parfitt GJ. Measurement of the physiologic mobility of individual teeth in an axial direction. J Dent Res 1960 ; 39 : 608-618.
3. Misch CE, Bidez MW. Implant-protected occlusion : a biomechanical rational. Compendium 1994 ; 15(11) : 1330-1344.
4. Stuart CE, Stallard H. Principals involved in restoring occlusion to natural teeth. J Prosthet Dent 1960 ; 10 : 304-313.
5. 杉元敬弘, 重村 宏, 江口公人. 適正下顎位を考える Part2. the Quintessence 2005 ; 24(2) : 345-357.
6. Thilander B. Innervation of the temporomandibular joint capsule in man. Thesis, Umea, 1961.
7. Owall B. Interocclusal perception with anaesthetized and unanaesthetized. TM-joint. Swed. Dent. 1978 ; J2 : 199.

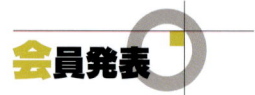

審美修復治療のためのインプラント周囲軟組織の形成手術
―インプラント－天然歯間、インプラント間乳頭の再建―

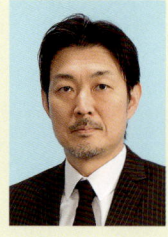

中田 光太郎

1990年　九州歯科大学 卒業
1994年　京都市西京区 医療法人洛歯会 中田歯科クリニック 設立
2009年　京都市中京区 医療法人洛歯会 デンタルクリニック TAKANNA 設立
CID（center of implant dentistry）理事、NGSC（New Generation Study Club）副会長

はじめに

インプラント治療における審美性の達成は、いまだインプラント学における重要なテーマでありアドバンスな治療領域として捉えられている。特に審美的な基準からインプラント修復物に求められる軟組織の形態は、
①反対側同名歯または歯列と調和した唇側歯頸ライン
②周囲と調和した完全な乳頭組織
③根が直下に存在しているような唇側歯肉の凸面（カントゥア）の再現
である。なかでも外科手技やインプラントのポジションの不備により容易に喪失してしまう乳頭を完全な形で保存・再建することは簡単ではないと臨床家は理解している。Papilla Index Score（PIS）を提唱したJemt[1]は、インプラント単独歯欠損症例において、治療終了時に完全な乳頭が再現されたケースは10%、1〜3年のフォローアップにおいては58%であったとしている。また、Wangら[2]は、単独歯欠損抜歯即時埋入症例において、1年のフォローアップ時点でブラックトライアングルが64.3%に見られた、としている。

これらから、インプラント治療においては、比較的プロトコールが固まったとされている単独歯欠損症例においてさえも、術後に乳頭を完全な状態で再現することの難しさが理解できる。

そこで、さまざまな乳頭保存、再建のための術式が考案されているが、そのなかで今回インプラントに隣接する乳頭の外科的な造成の可能性についてこの稿のなかで検討を加えてみたいと考えている。とくにinter proximalな、すなわちインプラント間、インプラント‐天然歯間に存在する乳頭について水平的・垂直的な造成をコンビネーションで行う術式の臨床結果において、その有効性を考察する。

インプラント周囲の乳頭再建、再生術

乳頭の再生、再建には、種々の方法が考案され、そのほとんどがケースレポートとして論文掲載されている。したがって残念ながら、エビデンスレベルは低いというのが現状である。Wangら[3]は、インプラント周囲乳頭組織の保存、再建術に関して外科的、非外科的術式に大別している。外科的な手法としては硬組織のマネージメント、軟組織のマネージメント、フラップレスサージェリー、フラップデザイン、リッジプリザベーションなどを挙げており、対して非外科的な手法として補綴、修復治療（コンタクトのリシェープ、プロビジョナルクラウンによるコントロールなど）やインプラントに隣接する歯牙の矯正的な挺出などのテクニックを挙げている。

外科的な術式による乳頭再建術

表1　外科的な術式による乳頭再建術

論文	手技
Palacci（1995）[4]	Semilunar pedicle rotation flap
Price と Price（1999）[5]	CTG
eL-Salam eL-Askary（2000）[6]	inter-implant papillary insert
eL-Salam eL-Askary（2000）[6]	Titanium papillary insert
Grossberg（2001）[7]	Modification of Palacci technique
Nemcovsky ら（2000）[8]	U-shaped incision
Tinti と Benfenati（2002）[9]	Ramp mattress suture
Azzi ら（2002）[10]	Tunneling
Auty と Siddiqui（1999）[11]	Tissue-punch technique
Misch ら（2004）[12]	Split-finger technique
Gomez-Roman（2001）[13]	Limited flap to protect papilla
Flanagan D（2002）[14]	Wing flap design

審美修復治療のためのインプラント周囲軟組織の形成手術
―インプラント‐天然歯間、インプラント間乳頭の再建―

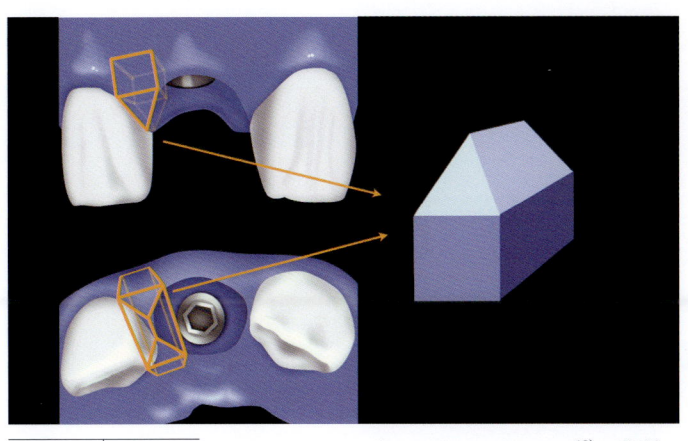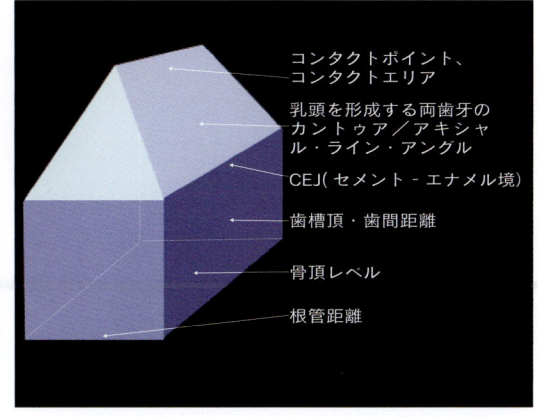

図1、2　Papillary House Concept[18]。乳頭スペースを「家」の構造に例えて、それらを構成する各パーツについて、いかに乳頭の存在に影響を及ぼすのかを詳説している。京都のうなぎの寝床といわれる町屋をイメージするとわかりやすい。

（一部天然歯の乳頭再建術を含む）については、**表1**にまとめた[4〜14]。これらをみると、フラップデザインの工夫などによる保存術といえる術式が多いようである。また、天然歯における乳頭再建術をインプラントに適応しているものもみられる。中には結合組織移植や有茎弁を用いてダイレクトに乳頭下に組織造成するといった術式も紹介されている。Zetuら[15]は、いずれのテクニックも科学的根拠の裏付けにおいては乏しいが、臨床的に素晴らしい結果を示しているものがあるとしている。また、歯周形成外科の術式が素晴らしい結果に寄与していることを評価している。

今回、筆者が示す外科的な介入による乳頭の造成術は、前述のテクニックのいずれにも属さないが、Wennström[16]、野澤ら[17]が示した天然歯、インプラントの歯槽骨頂上の唇側中央部歯肉の高さと幅の相関が乳頭組織にも当てはまるのでは、という仮説のうえで行ったものである。歯周組織に比べてインプラント周囲組織では、歯肉の幅と高さの割合が異なり、インプラント周囲組織は高さの獲得のためにより厚い歯肉幅が必要である。それよりも高さと幅に一定のバイオロジカルな関係があるならば、高さを増やすためには幅を増やすことを同時にアプローチする必要があるということになる。水平的・垂直的な造成をコンビネーションで行うことにより、はじめて乳頭組織の垂直的な高さを獲得できるのではないかという仮説である。

インターデンタル パピラリー ハウス コンセプト

Gonzalezら[18]が、歯間乳頭のスペースを「家（ハウス）」にみたてて、乳頭の生物学的、形態学的な特性を家の構造のパーツに置き換えて詳説している（**図1、2**）。解剖学的、形態学的にはよく知られ、科学的なバックグラウンドを十分に持つ乳頭組織であるが、失われた乳頭組織を確実に再生する修復方法については残念ながらいまだ確立されていない。そこで、乳頭を構成するパーツを分析することで乳頭再生を考察しようというユニークな試みの研究である。

乳頭を構成する要素として図のように家の屋根のトップの部分がコンタクトエリア、またはコンタクトポイント。そして、家の屋根の傾斜を構成するのが、歯牙や補綴物の表面のラインアングルである。また、屋根と壁との境界はCEJで、家の床をなす部分は歯槽骨頂、家の間口は乳頭をサポートする天然歯間の距離ということになる。

乳頭再生を考えるうえでは、この「家」のスペースがもっとも重要であり、適正なスペース確保が乳頭の形態を維持、再生するためには考慮されるべきである。すでに天然歯、インプラントの歯槽頂からコンタクトポイントの距離と乳頭再生の関係、また水平的な限界距離と乳頭再生の原則を臨床家は知っている（**図3、表2**）。そして、なかでも屋根のカントゥアが乳頭の形態に重要な役割を示すが、この部分は生物学的な特性が強く、形態学的にはサポートされる天然歯のカントゥアや補綴物のカントゥアに強く依存するため、補綴的な手法による再生が望めるということである。また、歯間乳頭につ

会員発表

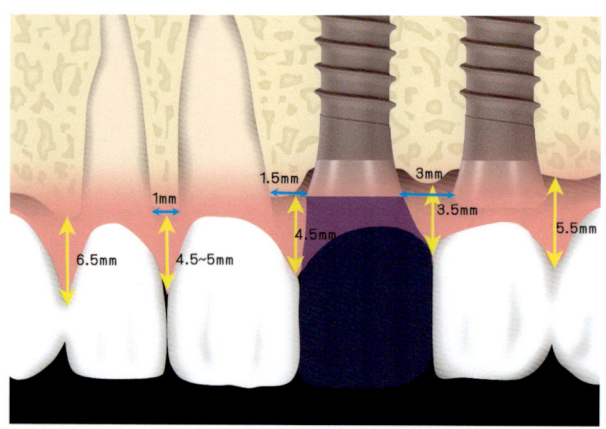

図3 補綴の種類により組織が垂直的に維持される量。

表2　隣接する補綴物と乳頭の再生量の関係[19]

Class	補綴環境	近接距離の限界	軟組織が垂直的に維持される量の限界
1	天然歯 - 天然歯	1 mm	4.5〜5 mm
2	天然歯 - ポンティック	N/A	平均6.5mm
3	ポンティック - ポンティック	N/A	平均6.0mm
4	天然歯 - インプラント	1.5mm	平均4.5mm
5	インプラント - ポンティック	N/A	平均5.5mm
6	インプラント - インプラント	3 mm	平均3.5mm

いては、歯間部の骨の吸収によるプラークの停滞する部位の存在が乳頭を失う最大の原因であり、したがってどのような乳頭再生治療を行うよりも、歯頸部の炎症の消退を優先させる必要があるとしている。これは、インプラント周囲組織にも当てはまるであろう。臨床家は適正なハウジングを確保したのち、完全なプラークコントロールが継続されることにより、経時的な乳頭の再生を経験する。しかしながら、どれくらい待てば乳頭はハウスのスペースを埋めるのか、科学的なデータは現在のところ存在しない。

インプラント周囲の外科的な乳頭再建、再生術

乳頭を外科的な介入によって再建・再生する際には、適応症を非常にシビアに選択する必要がある。待てば回復する場合には、待つことも1つの選択肢である。

インプラントに隣接する乳頭に積極的に外科的な介入を行う場合としては、生物学的に適正な乳頭のハウジングが造成組織を受け入れる余裕がある場合、または二次手術前に明らかに乳頭相当部の軟組織のボリュームが少ない場合、治療の介入の中で、明らかに何らかのエラーにより乳頭を失った場合、などが考えられる。

筆者が今回提示する方法は、乳頭下へのダイレクトな結合組織移植、または有茎弁のトンネリングという垂直的な造成処置と、その唇側への水平的な結合組織移植のコンビネーションである。この方法はすでに日本でも、この分野においてエキスパートである臨床家諸氏が症例を提示している。しかしながら、術式や臨床結果において、科学的根拠がある方法ではないと断っておく必要がある。提示する臨床結果より、読者にご判断いただきたい（症例1、2）。

症例1：上顎前歯部複数歯欠損症例（症例1-a〜r）

患者年齢および性別：22歳、女性
初診日：2007年4月
現症：交通事故外傷による1|1の脱白、破折により病院歯科にて治療。1|1は保存不可能という診断のもと、本人がインプラントを希望して当院に紹介を受けた。

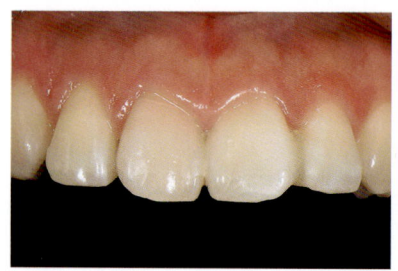 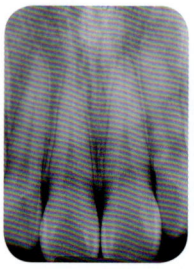 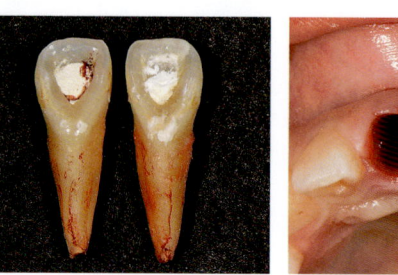 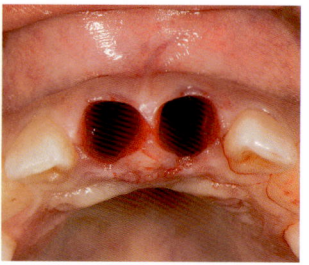

症例1-a｜症例1-b　　症例1-a、b　初診時デンタルX線像および口腔内写真。受傷後4ヵ月間全身の治療のため根管治療が放置され、根尖部に吸収像がみられる。

症例1-c　抜去歯牙の状態。根尖の吸収・垂直的な破折線が1|1両歯に認められる。

症例1-d　抜歯直後。

審美修復治療のためのインプラント周囲軟組織の形成手術
―インプラント‐天然歯間、インプラント間乳頭の再建―

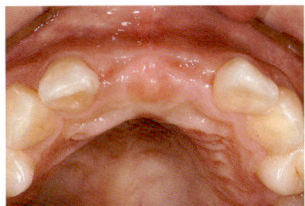
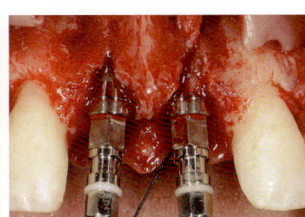
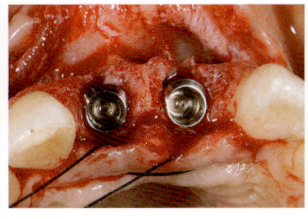
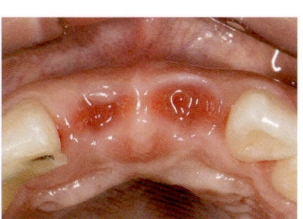

症例1-e　抜歯後2ヵ月の咬合面観。早期埋入(Type2)にてインプラント埋入を行う。

症例1-f｜症例1-g

症例1-f、g　インプラントを三次元的に正確な位置に埋入。とくに両隣在歯との距離、インプラント間の距離を適正に保ち、乳頭下の骨の保全に努める。そのうえで、自家骨、骨補填材料、吸収性膜を用いてGBRを同時法にて行う。インプラント周囲の組織造成の主役はあくまで硬組織である。

症例1-h　リエントリー前、埋入手術より4ヵ月後。この時点での軟組織の評価が重要であり、二次手術時にどのような造成処置を選択するかを判断する。この場合、乳頭部の組織量がかなり少なく、唇側のボリュームも足りない。

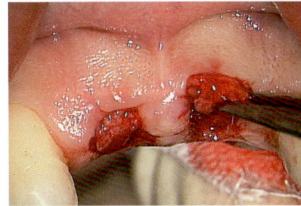
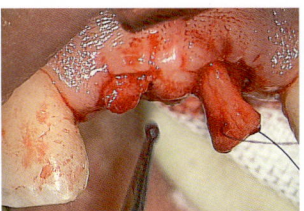
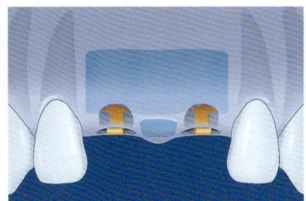
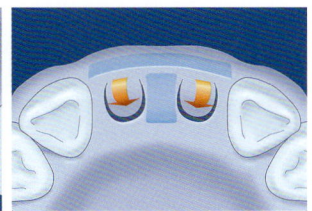

症例1-i　二次手術開始時。唇側へ折り込む有茎ローテーションフラップの形成。

症例1-j　唇側のエンベロープフラップ内への結合組織の挿入。

症例1-k｜症例1-l

症例1-k、l　二次手術で用いた術式のシェーマ。フィクスチャー上の小規模なロールテクニックと唇側への結合組織移植、乳頭下への結合組織移植をコンビネーションで行うことで、水平垂直的な造成を同時に行っている。

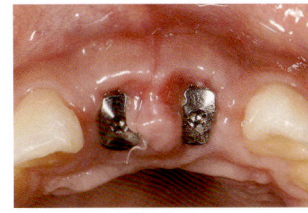
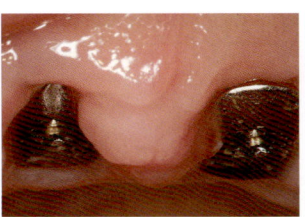
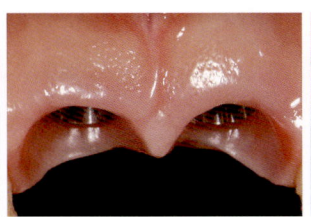
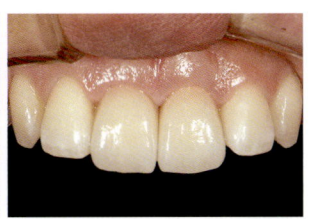

症例1-m　術後1週の状態。症例1-hと比べ、水平垂直的な組織量の増大が顕著である。

症例1-n　術後2週の状態。乳頭部に相当する十分な組織量が獲得できた。

症例1-o　プロビジョナルレストレーションにより歯間乳頭およびインプラント周囲組織の安定を待つ。

症例1-p　最終補綴物装着時（補綴担当：斉藤 勇氏）。

症例1-q｜症例1-r

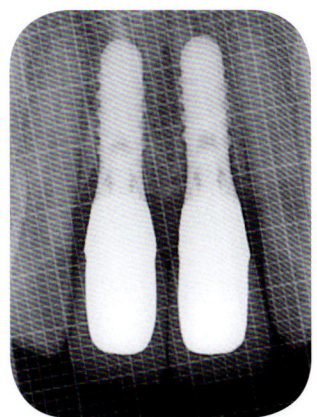
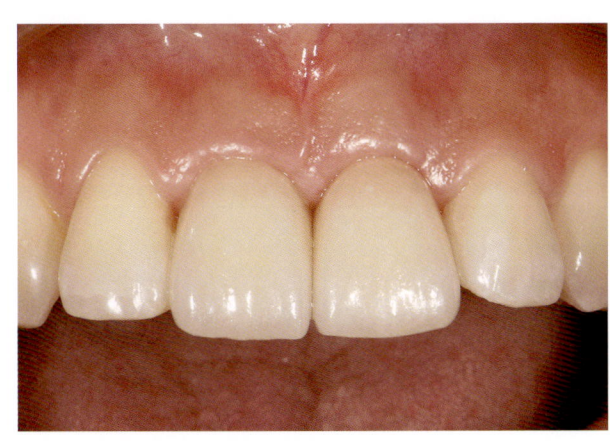

症例1-q、r　最終補綴物装着後3年11ヵ月の状態。

31

会員発表

症例2：上顎側切歯単独欠損症例（症例2-a～o）

患者年齢および性別：31歳、女性
初診日：2007年1月
主訴：前歯部補綴物（2 1|1）の違和感、とくにPFM連結ク
ラウン部のブラッシング時の出血、口蓋側の歯肉の腫脹。
治療計画：2|は抜歯してインプラント治療へ、|1は挺出して保存、1|1は補綴処置を行う。

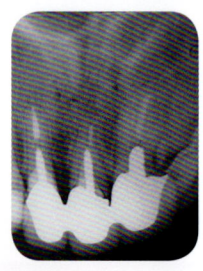
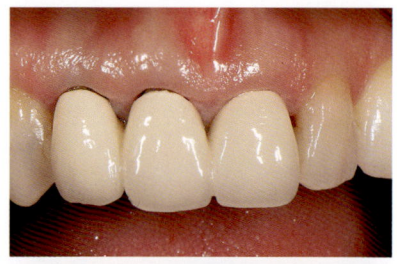

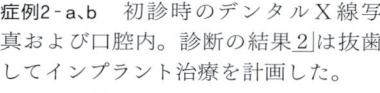
症例2-a | 症例2-b

症例2-a、b 初診時のデンタルX線写真および口腔内。診断の結果2|は抜歯してインプラント治療を計画した。

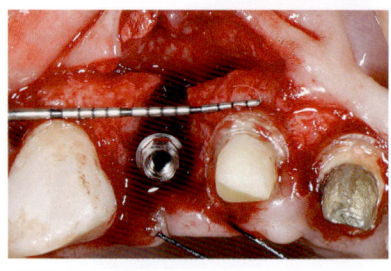
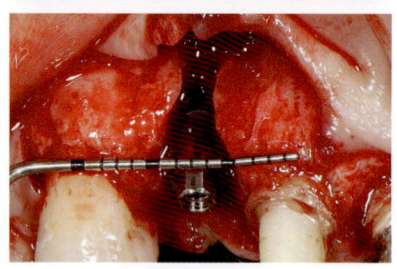
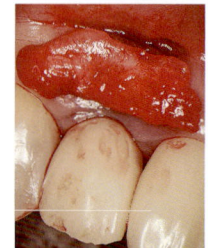

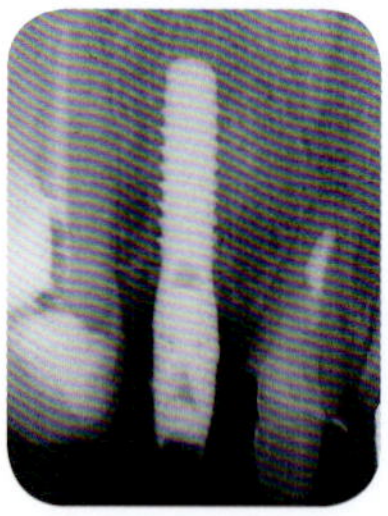

症例2-e プロビショナルレストレーション開始時のデンタルX線所見。近遠心的には適正な位置にインプラントは埋入されている。

症例2-c | 症例2-d 症例2-c、d 抜歯後2ヵ月、GBRを併用し早期埋入（type2）にて埋入手術を行う。ポジショニングには細心の注意を払う。

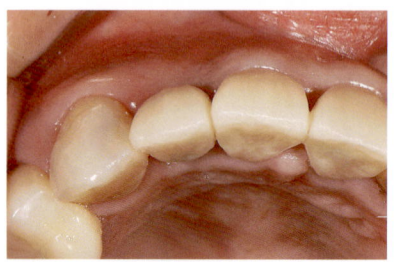
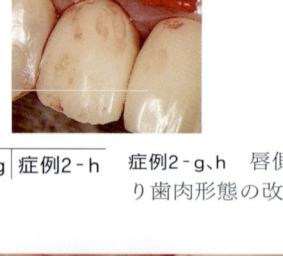

症例2-f 同唇側咬合面観。インプラント部の唇側歯肉の陥凹が認められ、患者もそれを指摘する。

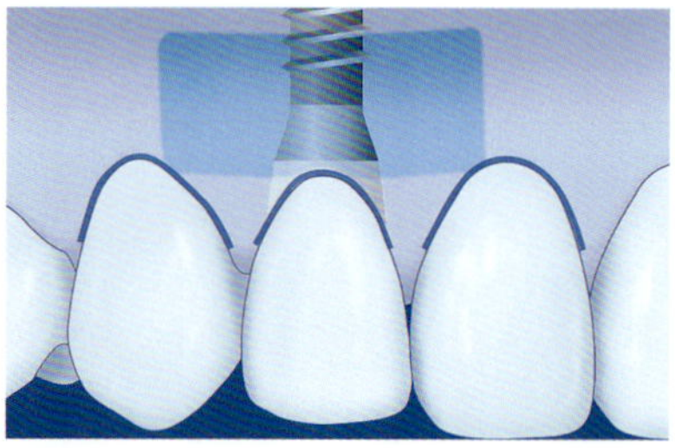

症例2-g | 症例2-h 症例2-g、h 唇側に結合組織移植を行い、水平的な造成により歯肉形態の改善を図る。

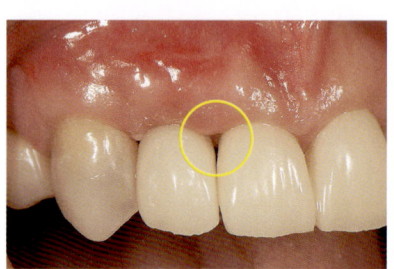
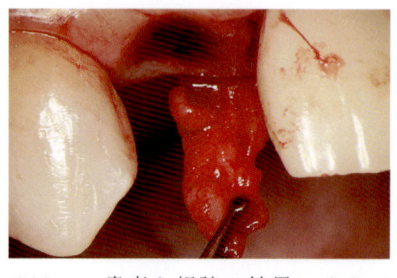
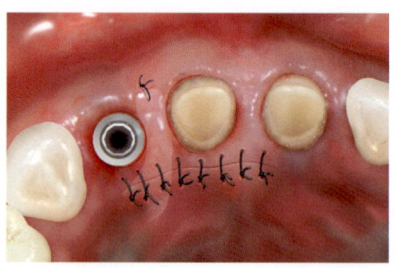

症例2-i 術後2|近心の乳頭組織が失われた。手術時に乳頭部にテンションをかけてしまったのが原因と思われる。

症例2-j 患者と相談の結果、リカバリー処置の同意を得る。口蓋より有茎の移植弁を形成し、乳頭下へ設置した。

症例2-k 同シェーマ。Pedicle tunneling technique（文献20より引用）。

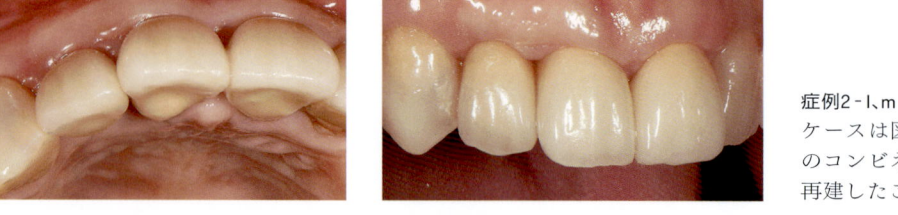
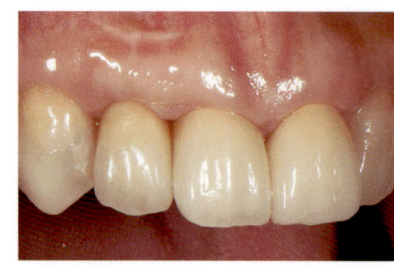

症例2-l | 症例2-m

症例2-l、m 最終補綴物装着時。このケースは図らずも水平・垂直的な造成のコンビネーションにより乳頭組織を再建したことになる。

| 症例2-n | 症例2-o |

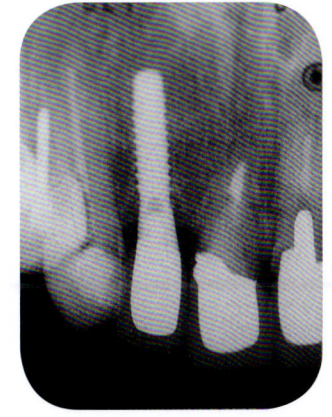
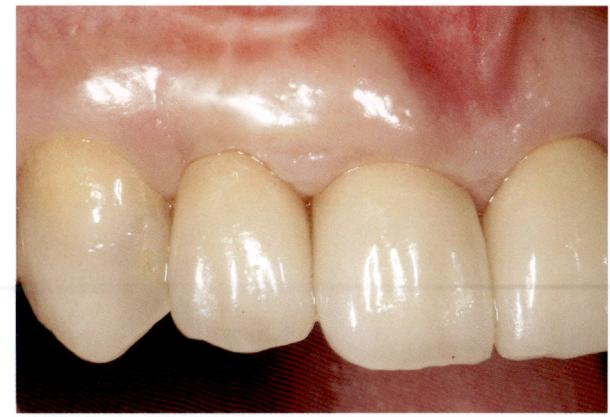

症例2-n、o　術後4年2ヵ月経過時。乳頭は保存されている。

まとめ

　ピンクエステティックといわれる軟組織の審美性は、インプラント治療において非常に重要な治療結果として受け入れられている。歯冠修復物を含めた審美性が歯科技工士との共同作業とすれば、十分な軟組織のボリュームを提供することが歯科医師の仕事である。歯科技工士とのコラボレーションでも乳頭の再現性についての議論は大きな時間を占める。

　インプラント周囲の乳頭組織の再生、再建はいまだ Big challenging な領域であることは間違いない。だからこそわれわれ臨床家は、その領域に挑もうと試行錯誤するのである。無謀なチャレンジは臨床において許されるものではない。手技を確実に行えば安全な術式として、この論文がその一助になれば幸いである。

参考文献

1. Jemt T. Regeneration of gingival papillae after single-implant treatment. Int J Periodontics Restorative Dent 1997；17(4)：326-333.
2. Juodzbalys G, Wang HL. Soft and hard tissue assessment of immediate implant placement：a case series. Clin Oral Implants Res 2007；18(2)：237-243.
3. Chow YC, Wang HL. Factors and techniques influencing peri-implant papillae. Implant Dent 2010；19(3)：208-219.
4. Palacci P. Peri-implant Soft Tissue Management：Papilla Regeneration Technique. In：Palacci P, Ericsson I, Engstrand P, Rangert B. Optimal Implant Positioning & Soft Tissue Management for the Branemark System. Chicago：Quintessence Publishing, 1995：59-70.
5. Price RB, Price DE. Esthetic restoration of a single-tooth dental implant using a subepithelial connective tissue graft：a case report with 3-year follow-up. Int J Periodontics Restorative Dent 1999；19(1)：92-101.
6. el-Salam el-Askary A. Inter-implant papilla reconstruction by means of a titanium guide. Implant Dent 2000；9(1)：85-89.
7. Grossberg DE. Interimplant papilla reconstruction：assessment of soft tissue changes and results of 12 consecutive cases. J Periodontol 2001；72(7)：958-962.
8. Nemcovsky CE, Moses O, Artzi Z. Interproximal papillae reconstruction in maxillary implants. J Periodontol 2000；71(2)：308-314.
9. Tinti C, Benfenati SP. The ramp mattress suture：a new suturing technique combined with a surgical procedure to obtain papillae between implants in the buccal area. Int J Periodontics Restorative Dent 2002；22(1)：63-69.
10. Azzi R, Etienne D, Takei H, Fenech P. Surgical thickening of the existing gingiva and reconstruction of interdental papillae around implant-supported restorations. Int J Periodontics Restorative Dent 2002；22(1)：71-77.
11. Auty C, Siddiqui A. Punch technique for preservation of interdental papillae at nonsubmerged implant placement. Implant Dent 1999；8(2)：160-166.
12. Misch CE, Al-Shammari KF, Wang HL. Creation of interimplant papillae through a split-finger technique. Implant Dent 2004；13(1)：20-27.
13. Gomez-Roman G. Influence of flap design on peri-implant interproximal crestal bone loss around single-tooth implants. Int J Oral Maxillofac Implants 2001；16(1)：61-67.
14. Flanagan D. An incision design to promote a gingival base for the creation of interdental implant papillae. J Oral Implantol 2002；28(1)：25-28.
15. Zetu L, Wang HL. Management of inter-dental/inter-implant papilla. J Clin Periodontol 2005；32(7)：831-839.
16. Wennström JL. Mucogingival considerations in orthodontic treatment. Semin Orthod 1996；2(1)：46-54.
17. Nozawa T, Enomoto H, Tsurumaki S, Ito K. Biologic height-width ratio of the buccal supra-implant mucosa. Eur J Esthet Dent 2006；1(3)：208-214.
18. Gonzalez MK, Almeida AL, Greghi SL, Pegoraro LF, Mondelli J, Moreno T. Interdental papillary house：a new concept and guide for clinicians. Int J Periodontics Restorative Dent 2011；31(6)：e87-93.
19. Garber DA, Salama MA, Salama H. Immediate total tooth replacement. Compend Contin Educ Dent 2001；22(3)：210-6, 218.
20. 中田光太郎．イラストで語るクリニカルテクニック：pedicle tunneling technique. the Quintessence 2009；28(10)：3-7.

会員発表

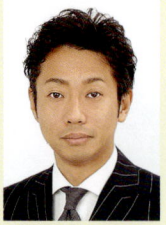

上顎前歯部単独歯欠損における歯槽堤保存術とコンピュータガイドシステムの有用性について

藤林 晃一郎

1996年	朝日大学歯学部 卒業
2001年	京都市右京区 タキノ歯科医院 勤務
2006年	京都市左京区 フジバヤシ歯科クリニック 設立

はじめに

近年、審美領域のインプラント治療は、オッセオインテグレーションの達成だけでなく、より天然歯に近い自然感のある審美性が求められ、その治療技術の進歩は著しいものがある。そして、治療結果に対する評価も、Fürhauser[1]や、Belser[2]らが報告しているように、歯肉のカントゥアや歯間乳頭の高さ、色調などさまざまな客観的なパラメータを用いて行われる時代になってきている。

インプラント治療の審美的結果に影響を及ぼす要因として、①フィクスチャー埋入のタイミング、②インプラントのポジショニング、③サイトディベロップメント、④アバットメントや上部構造補綴物などが考えられる。これらの中で、埋入のタイミングと埋入部位のサイトディベロップメントについては、抜歯後即時埋入(immediate placement)や、GBRを併用した早期埋入(early placement)、または、ソケットプリザベーションを併用した待時埋入(delayed placement)などが一般的に考えられる。また、その術式については多くの方法や考え方があり、治療にあたっては、的確な診査・診断を行い、それぞれの利点・欠点、適応症などを十分に吟味し、治療計画を立てる必要がある。

今回、前歯部単独欠損に対して3つの異なった条件の下でインプラント治療を行った症例を提示し、それぞれの埋入のタイミングやサイトディベロップメントについて考察し、審美領域におけるソケットプリザベーションとコンピュータガイドシステムの有用性について報告する。

症例1:GBRを併用した早期埋入で対応

1)症例の概要

患者は45歳男性。右側上顎中切歯の動揺を主訴に来院した。主訴である 1| は、歯根が唇側に向かって大きく破折しており歯肉縁下に及んでいたため、保存不可能と判断した。患者はインプラント治療を希望しており抜歯後、歯根破折の影響で唇側の歯槽骨の喪失が予測されたため、インプラント埋入と同時にGBRを行い、軟組織に関しては上皮下結合組織移植を併用しバイオタイプの改善を図ることとした。また、3 2|1 2 に関しては、根管治療、支台築造を行ったのちにオールセラミッククラウンで修復することとした。

2)考察

GBRを併用した早期埋入を行う際は、骨補填材料の選択やメンブレンの種類、軟組織のマネージメントなど多くの点を考慮する必要がある。また、GBRに関しても多くの文献があり、メンブレン使用の有効性や吸収性膜と非吸収性膜の比較、また、裂開の頻度や骨補填材料の有意性などさまざまな報告がされている[3~6]。

本症例では十分な骨の厚みと角化歯肉が獲得でき、良好な結果が得られた。治療期間はやや長期化したが、この術式を確実に行うことで予知性の高い結果が得られると考えられる(図1)。ただ、技術的には難易度が高く、手術回数などを考えると患者の負担は多少大きかったと思われる。

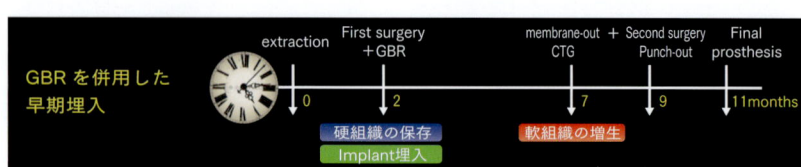

図1 症例1の術式(GBRを併用した早期埋入)を応用する際のタイムライン。

上顎前歯部単独歯欠損における歯槽堤保存術とコンピュータガイドシステムの有用性について

症例1：GBRを併用した早期埋入で対応した症例（症例1-a〜n）

患者年齢および性別：45歳、男性　　　　主訴：右側上顎中切歯の動揺。

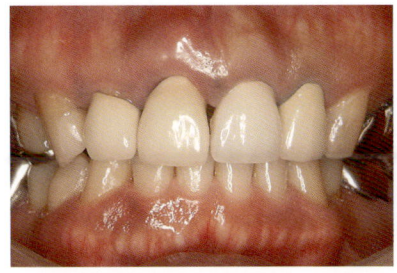 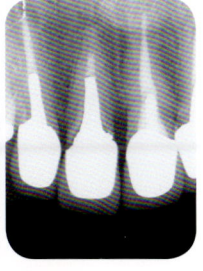 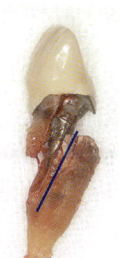

症例1-a①　症例1-a②　症例1-b

症例1-a①、②　初診時の正面観およびデンタルX線写真。1|歯肉の腫脹がみられ、歯頸線の不揃い、不良補綴物などを認める。

症例1-b　抜去した歯。歯根破折は歯肉縁下深くにまで及んでいた。

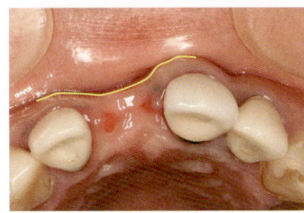 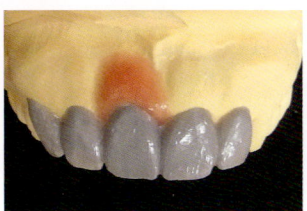 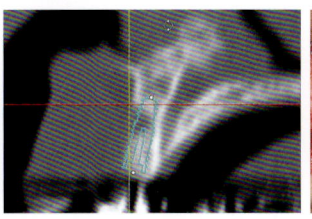 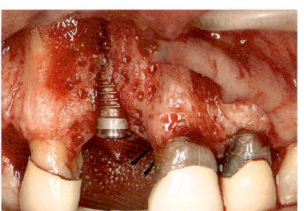

症例1-c　抜歯後3ヵ月の状態。唇側歯槽骨の陥凹を認める（Siebertの分類Class 1）。

症例1-d　3 2|、|1 2 の治療を含めた診断用ワックスアップ。

症例1-e　CT画像診断により4.0mm×13mmテーパードインプラント（BIOMET 3i社）の埋入を計画した。

症例1-f　インプラント埋入後、唇側に大幅なフィクスチャーの露出を認める。

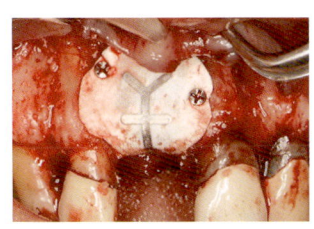 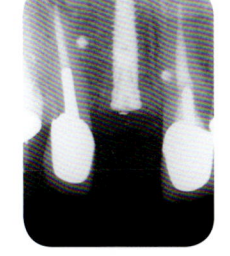 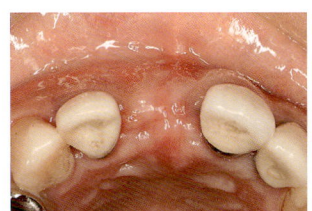 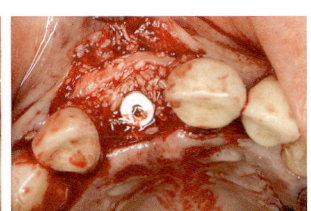

症例1-g　チタン強化型非吸収性メンブレンを使用してGBRを行った。

症例1-h　術後のデンタルX線写真。

症例1-i　術後6ヵ月の状態。メンブレンの露出は認められなかった。

症例1-j　メンブレン除去後、骨様組織が確認されたが、骨補填材料を追加し、上皮下結合組織を移植した。

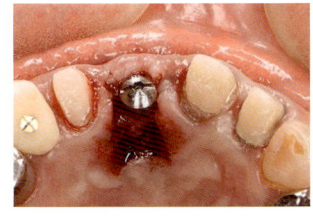 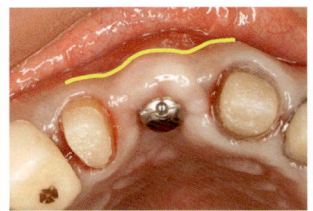 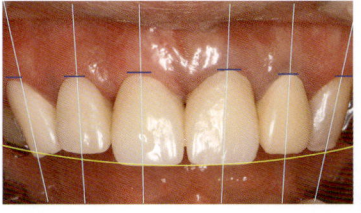

症例1-k　約4ヵ月の治癒期間を待ったのち、再度ロール法を用いて、唇側の軟組織の増大を図り、ヒーリングアバットメントを装着した。

症例1-l　術後1ヵ月の状態。

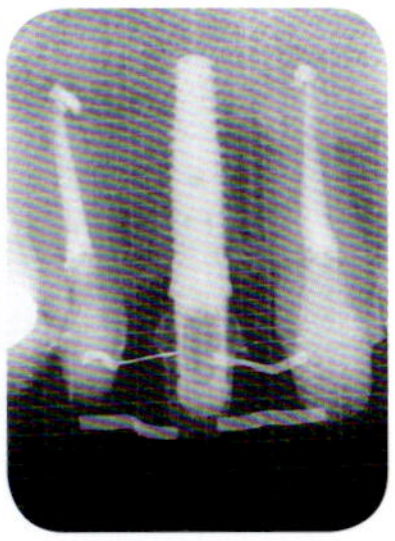

症例1-m①、②　3 2 1|に対し歯冠長延長術を行ったのち、プロビジョナルレストレーションを装着し歯頸線を整えた。

症例1-m①　症例1-m②

症例1-n①　症例1-n②

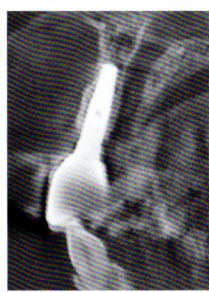 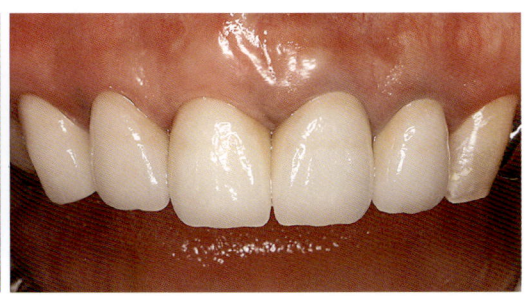

症例1-n①、②　最終補綴物装着後のCT画像および正面観。

会員発表

症例2：抜歯後即時埋入で対応した症例（症例2-a～f）

患者年齢および性別：52歳、女性　　　　主訴：右側上顎側切歯の動揺。

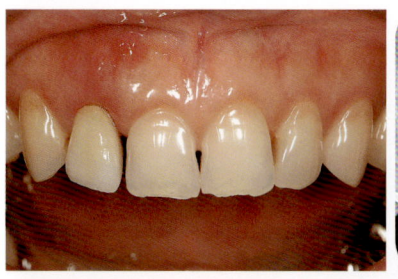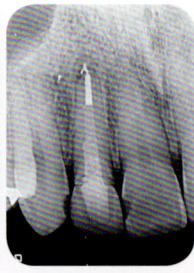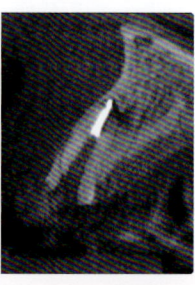

| 症例2-a① | 症例2-a② | 症例2-a③ |

症例2-a①～③　初診時の正面観、デンタルX線写真、CT像。唇側に歯牙の破折が認められる。

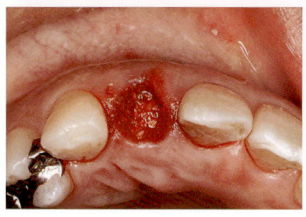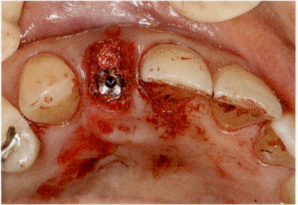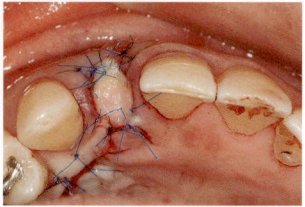

| 症例2-b① | 症例2-b② | 症例2-b③ |

症例2-b①～③　補綴物を除去後、できる限り歯槽骨を保存するよう慎重に抜歯を行い、3.0/4.0mm×13mmのテーパード・プリベイルインプラント（BIOMET 3i社製）を用いて埋入を行った。また、唇側骨の裂開がある程度大きかったため、インプラント埋入後、裂開部分に吸収性メンブレンをすべり込ませ、ギャップにはBio-Oss®を填入した。そして、術後の軟組織のボリュームを保つために、口蓋から採取した結合組織を唇側にすべり込ませソケットシールを行い、縫合した。

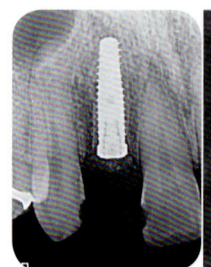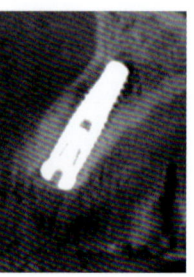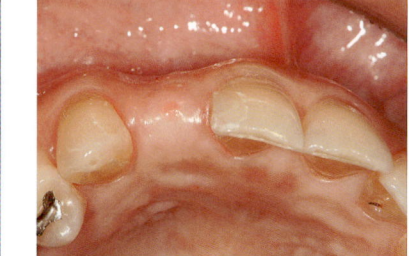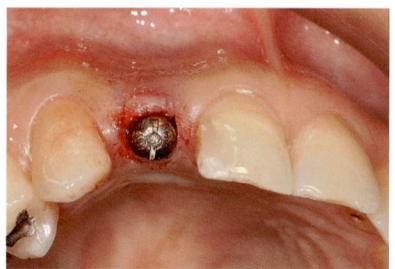

症例2-c　埋入後1週のデンタルX写真およびCT像。

症例2-d①　症例2-d②

症例2-d①、②　術後5ヵ月の口腔内写真。術前と比較すると唇側歯槽骨はややボリュームダウンが見られたので、ロール法を用いて二次手術を行った。

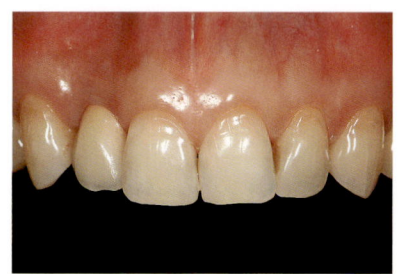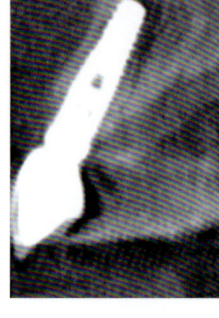

症例2-e　ジルコニアアバットメントを使用し、オールセラミッククラウンにて歯冠修復を行った。

症例2-f　最終補綴物装着後のCT像。

症例2：抜歯後即時埋入で対応

1）症例の概要

患者は52歳女性、2」の動揺を主訴に来院した。2」は歯根が唇側に向かい破折しており、保存不可能と判断した。唇側の骨壁は一部失われていたが、抜歯窩根尖側にはインプラントの初期固定を得るための既存骨が存在し骨頂部の頬舌的骨幅も十分であったため、抜歯後即時埋入を計画した。抜歯後、唇側骨にはある程度の裂開が存在していたため、インプラント埋入後、裂開部分に長期残留型吸収性メンブレンをすべり込ませ、インプラントとのギャップには骨補填材料を填入し、術後の軟組織のボリュームを保つために上皮下結合組織移植を併用した。修復物はオールセラミッククラウンを予定した。

2）考察

抜歯後即時埋入に際し、骨補填材料の有無やメンブレンの使用の有無、または埋入と同時のCTGなどの併

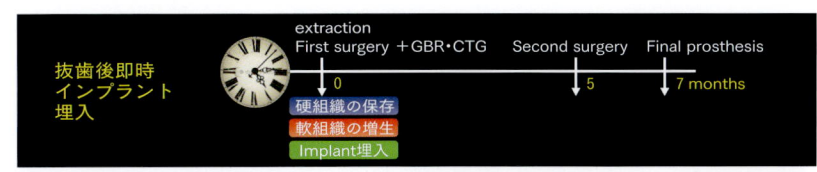

図2 症例2の術式（抜歯後即時インプラント埋入）を応用する際のタイムライン。

症例3：ソケットプリザベーションを併用した待時埋入で対応した症例（症例3-a〜m）

患者年齢および性別：40歳、女性　　　主訴：左側上顎側切歯の補綴物脱離。

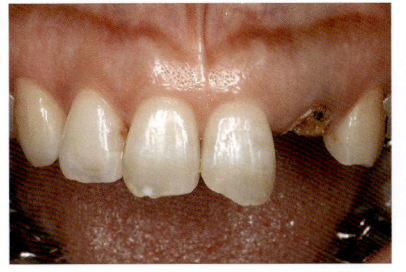
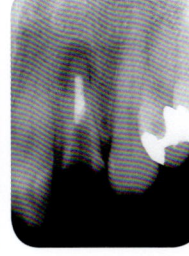
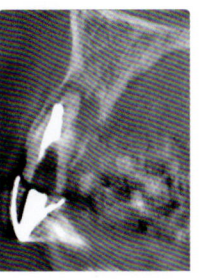
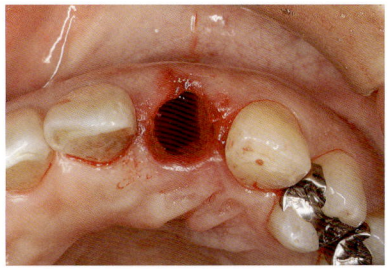

症例3-a①｜症例3-a②｜症例3-a③　　症例3-a①〜③　初診時の正面観、デンタルX線写真、CT像から、根尖部には大きな透過像、頬側にはパーフォレーションが認められる。　　症例3-b　唇側の骨壁は少し裂開しており、これ以上裂開しないよう慎重に抜歯を行った。

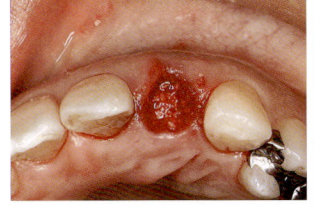
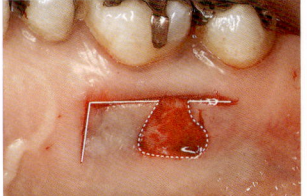
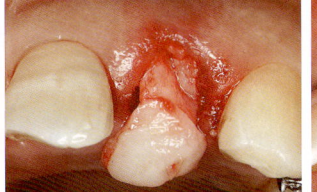
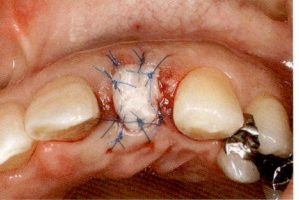

症例3-c　十分な掻爬の後、FDBAとBio-Oss®を8対2で填入した。　　症例3-d①｜症例3-d②　症例3-d①、②　抜歯窩と同じ大きさになるよう口蓋から上皮をライニングし上皮付き結合組織を採取した。　　症例3-e　結合組織部分を唇側と舌側に滑り込ませ、血液環流を得るため緊密に縫合した。

用処置を必要とする場合が多くみられる。しかし、これらについては数多くの報告があるものの明確な指針があるわけではなく、コンセンサスが得られているわけではない[7〜11]。

この症例においては、治療期間は比較的短く、患者も満足し、現在のところ良好な経過が得られている。しかし、いくつかの併用処置を行ったにもかかわらず、歯槽堤にはやや陥凹がみられた。抜歯後即時埋入を行う利点として、治療期間の短縮や外科的侵襲の減少、歯間乳頭を含めた軟組織の保存などが挙げられるが、唇側歯槽骨の吸収量は予測しづらいものがある（図2）。術後の軟組織の退縮などの問題を考えると、今後メインテナンスにおいて注意深く観察していかねばならないと考える。

症例3：ソケットプリザベーションを併用した待時埋入で対応

1）症例の概要

患者は40歳女性。左側上顎側切歯の補綴物脱離を主訴に来院した。主訴である|2は口蓋に向かって破折線が認められたため、保存不可能と判断した。本症例は唇側歯槽骨の温存と軟組織の維持を目的にソケットプリザベーションを行い、口蓋から上皮つきの結合組織を採取し[17]、これを用いてソケットシールを行うこととした。その後、十分な治癒期間をおいてインプラントを埋入する計画を立てた。また、ヒーリングアバットメントには、エンコードアバットメントを使用し、修復物はオールセラミッククラウンを予定した。

2）考察

ソケットプリザベーションを併用したケースでは、骨補填材料の種類、ソケットシールの材料、軟組織の移植などさまざまな点を考慮する必要がある。ソケットプリザベーションに関する文献からわかることは、少なくとも20％程度の骨吸収は避けられず、どの術式においても吸収を抑制することは困難で、100％保存で

会員発表

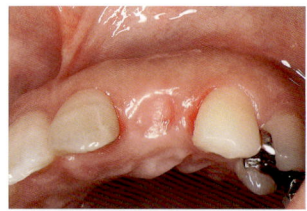 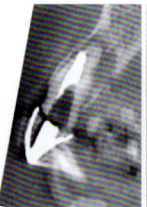 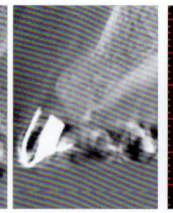 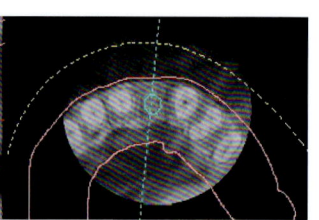

症例3-f　術後1ヵ月の状態。歯肉も綺麗に治癒し、唇側のボリュームも維持している。

症例3-g　術前と抜歯後4ヵ月のCT像。十分な骨幅を維持することができた。

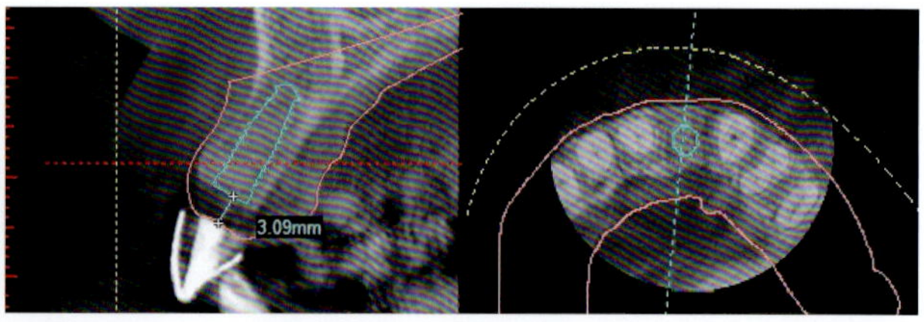

症例3-h　CT画像診断により、ナノタイト3.0/4.0mm×13mmテーパード・プリベイルインプラント（BIOMET 3i社製）を、テーパード・ナビゲーターシステムを用いたガイデッドサージェリーにて、フラップレスで埋入する計画を立てた。

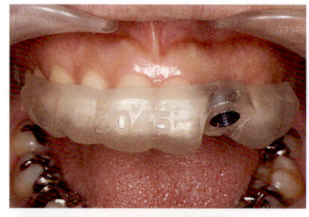 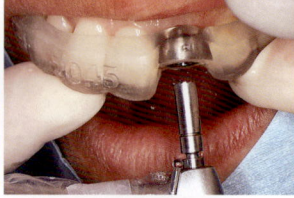 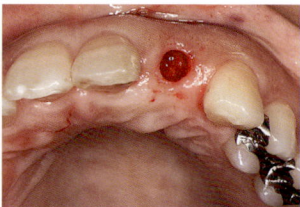 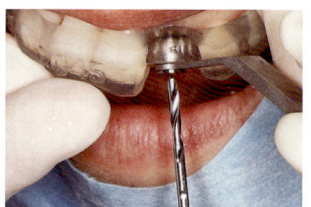
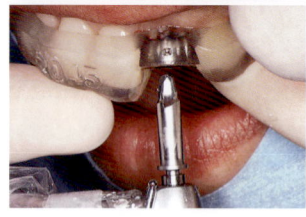 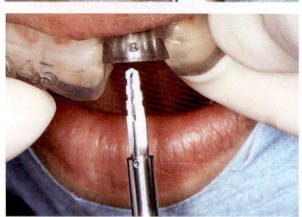 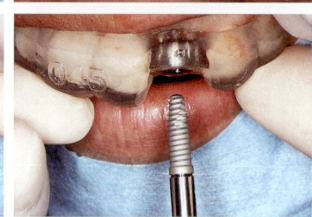 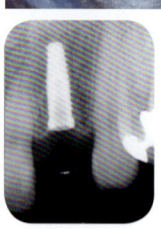

症例3-i①〜⑧　サージカルガイドを装着・固定し、サージカルプランに従いティッシュ・パンチドリルで軟組織を除去した。次にスタータードリルで皮質骨を穿孔し、通常の手順どおりツイストドリルでインプラントホールを形成。その後、シェーピングドリルで最終ホールを形成し、インプラントを埋入した。ドリルポジショニングハンドルを使用することで、あらかじめ決められた深度まで形成できる。

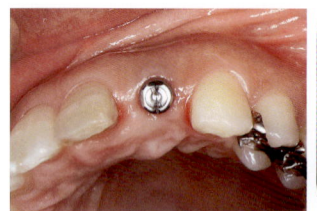 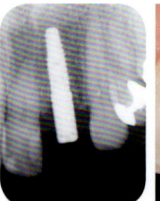 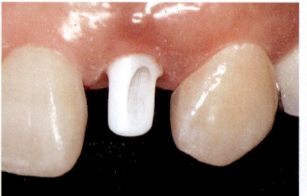

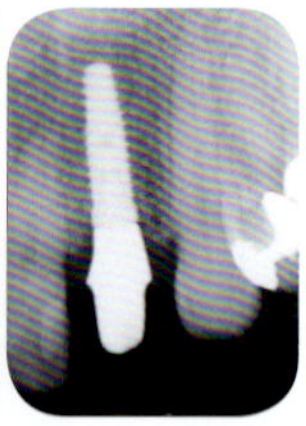

症例3-j①、②　埋入後、エンコードアバットメントを装着後の状態。方向、深度ともに予定どおりである。

症例3-k①、②　アバットメント装着時の状態。ジルコニアアバットメントを使用した。

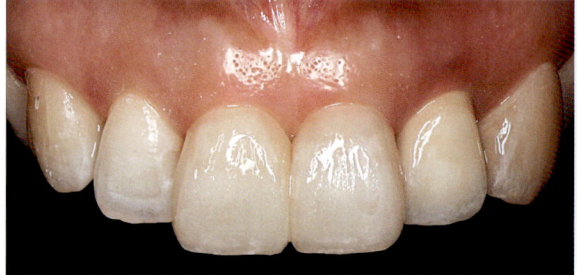 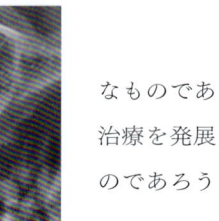

症例3-l　最終補綴物装着後の口腔内正面観。オールセラミッククラウンにて補綴した。

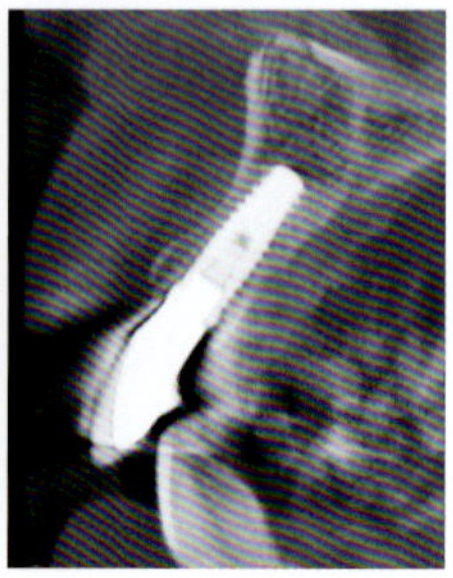

症例3-m　術後のCT画像。

きるものではないということである[12〜17]。また、特に審美領域においては、術後の予知性を高めるために、硬・軟組織をともに保存することが重要だと考えられる（図3）。

ナビゲーターシステムを用いたガイデット・サージェリーやエンコードインプレッションシステムは、手術時間や術後の痛み、印象採得時のストレスなど患者・術者ともに有益なものであり、今後のインプラント治療を発展させ、可能性を広げるものであろうと考えられる。

まとめ

今回、前歯部1歯欠損症例に対して異なったアプローチで、インプラント治療を行った症例を提示し、次のような3点を考察した.

・GBRやCTGを併用した術式は確実な結果が期待できるが、テク

図3 症例3の術式（ソケットプリザベーションを併用した待時埋入）を応用する際のタイムライン。

ニックが必要で侵襲も大きく治療期間が長くなるという問題がある。
・一方、抜歯後即時埋入は、低侵襲で治療期間の短縮も図れるが、術後の歯槽堤の吸収など、予測しづらい状況も起こりうる。
・軟組織移植を併用した歯槽堤保存術は、骨幅の減少を抑え維持できる可能性があり、コンピュータガイドシステムを用いてフラップレスでインプラントを埋入を行うことで、低侵襲でより確実なインプラント治療が行えると考えられる。

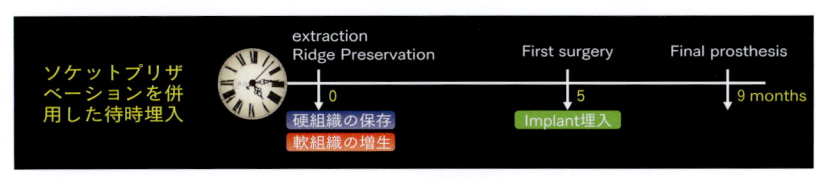

以上のような点を踏まえたうえで、審美領域におけるインプラント治療は、埋入時期や硬・軟組織のアプローチをいかに行うかが重要なキーポイントであり、患者の希望や治療期間も考慮して、より安全で確実な術式を選択することが望まれる。

謝辞

日々の臨床のご指導いただいております瀧野裕行先生をはじめ、小野善弘先生、宮本泰和先生をはじめとするJIADS講師の先生方、そしてJIADSスタディーグループ大阪の先生方、ともに診療に携わっていただいたクリニックのドクター、スタッフの皆様に心より感謝の意を表したいと思います。

参考文献

1. Fürhauser R, Florescu D, Benesch T, Haas R, Mailath G, Watzek G. Evaluation of soft tissue around single-tooth implant crowns：the pink esthetic score. Clin Oral Implants Res 2005；16(6)：639-644.
2. Belser UC, Grütter L, Vailati F, Bornstein MM, Weber HP, Buser D. Outcome evaluation of early placed maxillary anterior single-tooth implants using objective esthetic criteria：a cross-sectional, retrospective study in 45 patients with a 2- to 4-year follow-up using pink and white esthetic scores. J Periodontol 2009；80(1)：140-151.
3. Nemcovsky CE, Artzi Z. Comparative study of buccal dehiscence defects in immediate, delayed, and late maxillary implant placement with collagen membranes：clinical healing between placement and second-stage surgery. J Periodontol 2002；73(7)：754-761.
4. Rosen PS, Reynolds MA. Guided bone regeneration for dehiscence and fenestration defects on implants using an absorbable polymer barrier. J Periodontol 2001；72(2)：250-256.
5. Simion M, Baldoni M, Rossi P, Zaffe D. A comparative study of the effectiveness of e-PTFE membranes with and without early exposure during the healing period. Int J Periodontics Restorative Dent 1994；14(2)：166-180.
6. Fugazzotto PA. Report of 302 consecutive ridge augmentation procedures：technical considerations and clinical results. Int J Oral Maxillofac Implants 1998；13(3)：358-368.
7. Bianchi AE, Sanfilippo F. Single-tooth replacement by immediate implant and connective tissue graft：a 1-9-year clinical evaluation. Clin Oral Implants Res 2004；15(3)：269-277.
8. Tarnow DP, Chu SJ. Human histologic verification of osseointegration of an immediate implant placed into a fresh extraction socket with excessive gap distance without primary flap closure, graft, or membrane：a case report. Int J Periodontics Restorative Dent 2011；31(5)：515-521.
9. Grunder U. Crestal ridge width changes when placing implants at the time of tooth extraction with and without soft tissue augmentation after a healing period of 6 months：report of 24 consecutive cases. Int J Periodontics Restorative Dent 2011；31(1)：9-17.
10. Caneva M, Botticelli D, Salata LA, Scombatti Souza SL, Carvalho Cardoso L, Lang NP. Collagen membranes at immediate implants：a histomorphometric study in dogs. Clin Oral Implants Res 2010；21(9)：891-897.
11. Chen ST, Darby IB, Reynolds EC. A prospective clinical study of non-submerged immediate implants：clinical outcomes and esthetic results. Clin Oral Implants Res 2007；18(5)：552-562.
12. Iasella JM, Greenwell H, Miller RL, Hill M, Drisko C, Bohra AA, Scheetz JP. Ridge preservation with freeze-dried bone allograft and a collagen membrane compared to extraction alone for implant site development：a clinical and histologic study in humans. J Periodontol 2003；74(7)：990-999.
13. Nevins M, Camelo M, De Paoli S, Friedland B, Schenk RK, Parma-Benfenati S, Simion M, Tinti C, Wagenberg B. A study of the fate of the buccal wall of extraction sockets of teeth with prominent roots. Int J Periodontics Restorative Dent 2006；26(1)：19-29.
14. Fickl S, Zuhr O, Wachtel H, Bolz W, Huerzeler M. Tissue alterations after tooth extraction with and without surgical trauma：a volumetric study in the beagle dog. J Clin Periodontol 2008；35(4)：356-363.
15. Araújo MG, Lindhe J. Dimensional ridge alterations following tooth extraction. An experimental study in the dog. J Clin Periodontol 2005；32(2)：212-218.
16. Araújo MG, Lindhe J. Ridge alterations following tooth extraction with and without flap elevation：an experimental study in the dog. Clin Oral Implants Res 2009；20(6)：545-549.
17. Barber HD, Lignelli J, Smith BM, Bartee BK. Using a dense PTFE membrane without primary closure to achieve bone and tissue regeneration. J Oral Maxillofac Surg 2007；65(4)：748-752.
18. Stimmelmayr M, Allen EP, Reichert TE, Iglhaut G. Use of a combination epithelized-subepithelial connective tissue graft for closure and soft tissue augmentation of an extraction site following ridge preservation or implant placement：description of a technique. Int J Periodontics Restorative Dent 2010；30(4)：375-381.

会員発表

インプラント治療におけるニューロマスキュラーコンセプトの臨床的位置づけ

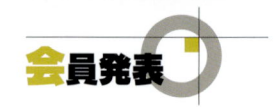

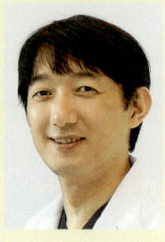

吉松 繁人

1995年　広島大学歯学部 卒業
2001年　福岡県久留米市　吉松歯科医院　開業
JUC、経基臨塾、JACD

はじめに

　インプラントの本来持つべき機能を十分発揮させるためには、包括的な診断のもとで用いることが重要である。インプラント治療はその周囲組織との調和だけでなく、器官そして顎顔面組織と有機的かつ機能的な統合、調和を考えなくてはならない。しかしながら、筒井[1]が述べているように、顎口腔機能においては診査手技が確立しておらず、全顎治療は経験則で行われてきた。だが画像診断機器、ME機器が進歩している現在、CMS(Computerized Mandibular Scan)（図1）、X線画像、模型、写真、動画などの資料を総合的に分析診断する必要がある。インプラント補綴を設計する際には、審美的、構造的視点だけでなく、神経筋機構、顎関節、咬合関連筋、口腔周囲組織との調和も考えなければならない。今回、咬合崩壊を起こした患者にニューロマスキュラーコンセプトを用いた治療例を提示してみたい。

インプラント治療におけるニューロマスキュラーコンセプトの位置づけ

　インプラントを含む欠損補綴で咬合再構成を行う際にもっとも重要なのは下顎位の決定である。下顎位は河村洋二郎が提唱した機能咬合系（図2）[2]の中で決定されるが、歯根膜によるフィードバックが減少する欠損歯列では筋肉による制御が重要になってくる。

　ニューロマスキュラーコンセプトは、バーナード・ジャンケルソンによって提唱された神経筋の生理的・機能的活動を重視した咬合理論である。CMSの開発とともに、顎機能を高い精度で調べることができるようになった。インプラントのlongevityを向上させるためにはなぜ当該歯が欠損に至ったかを診断し、歯列と機能を回復させるための分析が必要になる。従来の診断用ワックスアップやセットアップモデルは形態の回復を確認するものであり、機能的な要素を計ることは難しい。人間の構造的な形態と筋肉によるさまざまな運動要素を分析したうえで治療計画を立てることは、インプラント修復において本来持つ機能を十分発揮させると考える。

症例の概要

　患者は65歳の女性。右下臼歯部の自発痛が主訴である。口腔内所見では右下臼歯部に腫脹、発赤はなく 7| に咬合痛が認められた。前歯部の被蓋関係が反対咬合であり下顎前歯部は歯肉退縮が認められる。|4 の歯牙破折、上下左右の臼歯部は補綴物の形態不良がある（図3）。特記事項として左側偏頭痛と舌痛症あり。X線

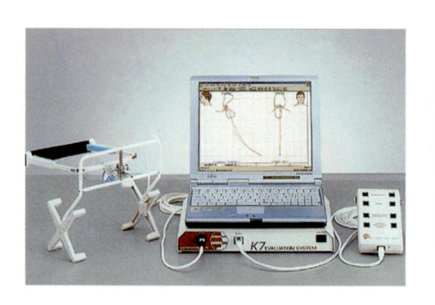

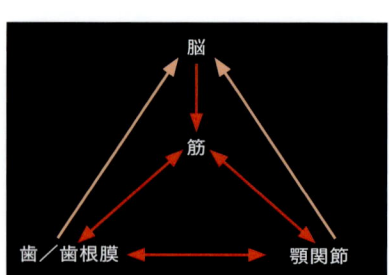

| 図1 | 図2 |

図1　CMS（K7 evaluation system）。

図2　機能咬合系、歯の欠損は歯根膜のフィードバックの欠如につながり、機能咬合系の形態が筋肉と顎関節に移行する。

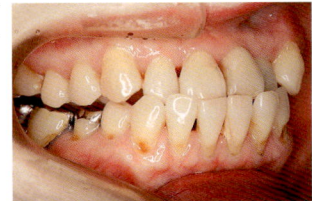

図3-a～e 術前口腔内所見。

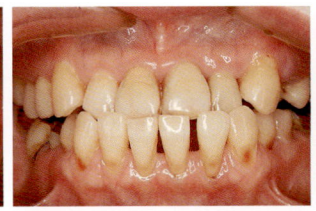

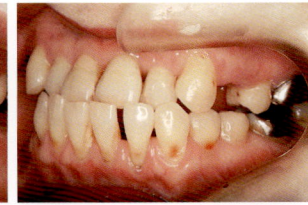

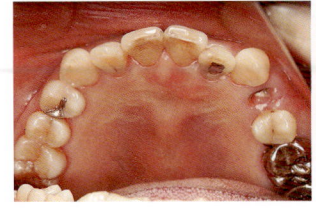

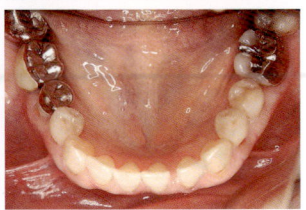

図4 デンタルX線写真10枚法および歯周組織検査結果。右下に白歯の近心傾斜のせいかポケット数値が増加している。

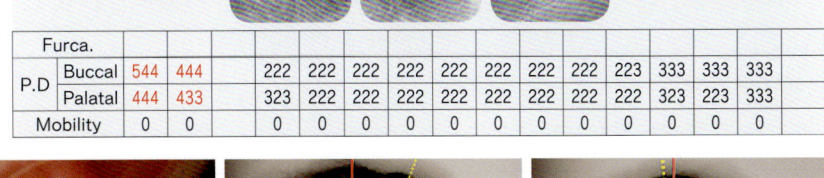

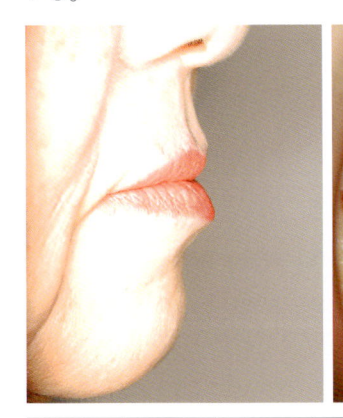

Mobility		0	0	0	0	0	0	0	0	0	0	0	0	
P.D	Buccal	222	222	223	322	223	323	333	223	222		222	333	333
	Palatal	222	222	212	212	222	223	222	222	222		433	333	333
Furca.														

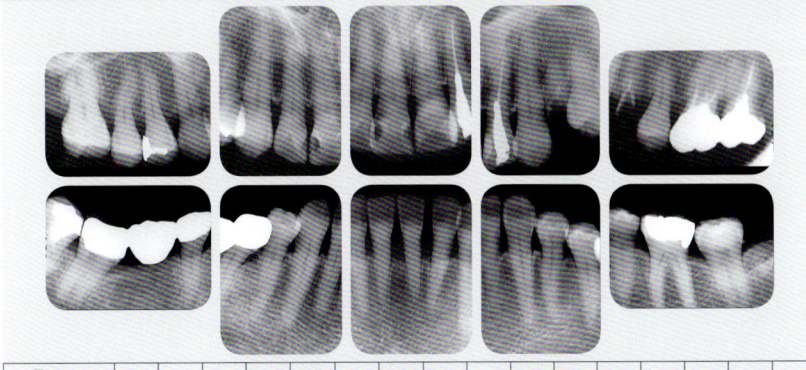

Furca.														
P.D	Buccal	544	444	222	222	222	222	222	222	222	222	223	333	333	333
	Palatal	444	433	323	222	222	222	222	222	222	222	323	223	333	
Mobility		0	0	0	0	0	0	0	0	0	0	0	0	0	

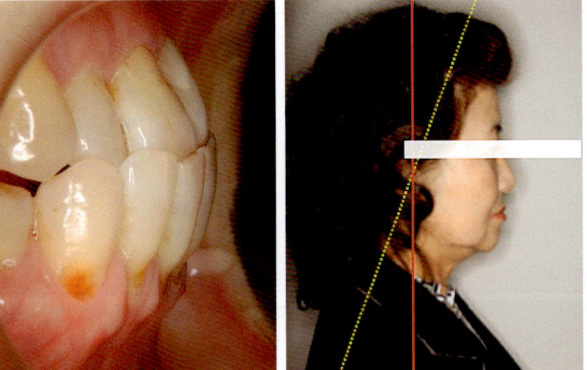

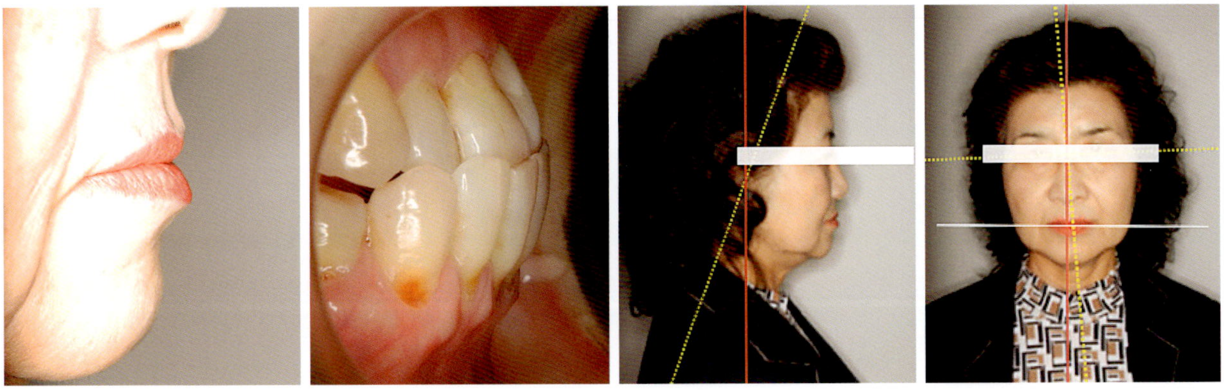

図5-a～d 口腔外所見。骨格性 class Ⅲ。上下顎の歯列の関係は class Ⅲ Brachiofacial pattern 。

所見では|7|の近心傾斜よる骨縁下欠損が認められる。また全顎的な歯髄腔の狭窄も認められる。歯周組織検査では|5、|8 7|の歯周ポケットが深い（図4）。口腔外所見では体軸のズレを認める。口角はたるみがあり、前歯部逆被蓋のため下口唇が突出している（図5）。セファロ規格写真分析では上顎骨に対する下顎骨体の後方移動、下顎前歯の唇側傾斜、下顎骨の半時計回りの回転が認められた（図6）。

CMSによる分析

舌骨と頸椎は下顎位や顎運動との関連が示唆されている[3]。そのため咬合崩壊の患者では、X線規格写真とCMSを記録する必要がある。

会員発表

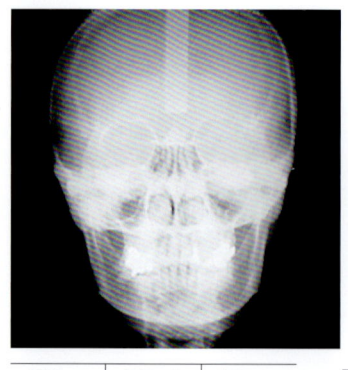

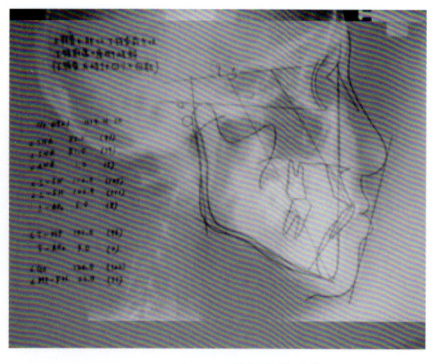

SNA	82.0
SNB	81.0
ANB	1.0
IMPA	102.0
FMA	22.0
FMIA	56.0
U1-SN	112.0
U1-FH	122.0
OP	6.0
Go	120.0
II	114.0
U1-APo	6.0
L1-APo	9.0

図6-a 図6-b 図6-c　図6-a〜c　セファログラム術前分析。ここで上顎6番と頬骨下稜線の位置関係も確認する[4]。

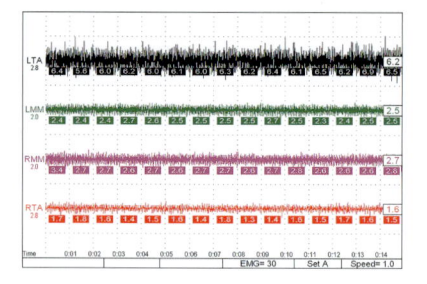

図7　EMG rest level before relaxation。LTAの筋電位が平均6.2mVと平均値より高く、スパズムも発生している。LMM、RMM、RTAともほぼ平均値でスパズムは認められない。

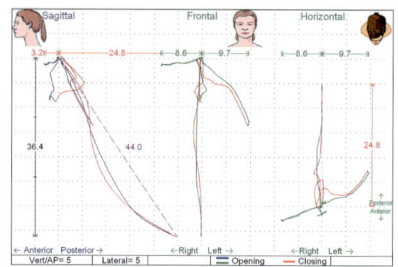

図8　Mandibular range of motion。Frontalで開閉口路はほぼ垂直方向であるが左右の側方運動において犬歯のガイドの量と角度が異なる。Horizontalでは正常な下顎の限界運動においてはゴシックアーチが描けておらず右側方運動の乱れを認める。

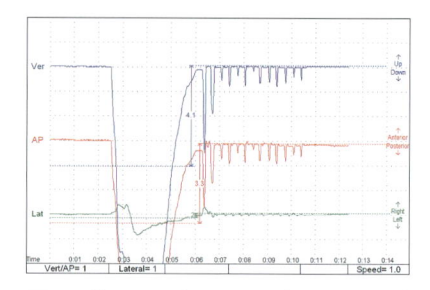

図9　Compare inter cuspal position and rest position。安静空隙量は4.1mmと計測された。

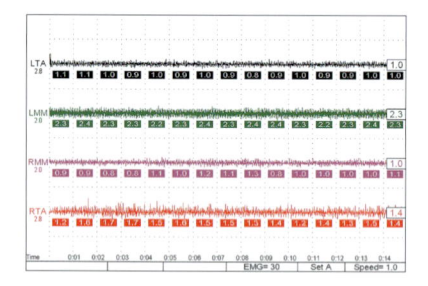

図10　EMG level after muscle relaxation。TENSを45分間使用すると使用前に比べスパズムの消失と筋電位の低下が認められ、筋肉のリラクゼーションができたことがわかる。

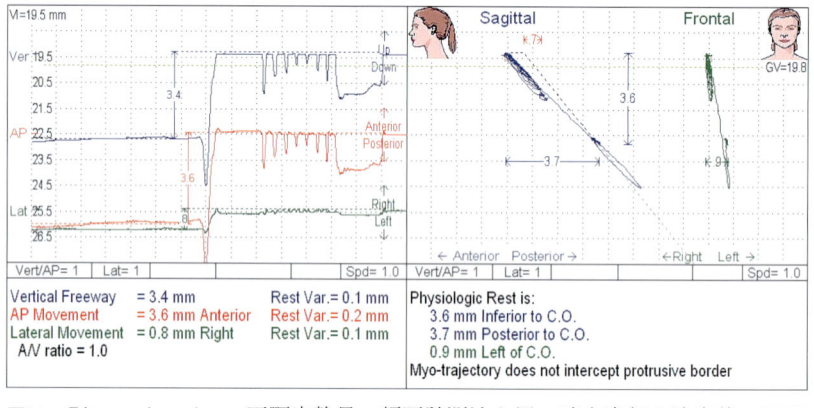

図11　Bite registration。下顎安静量、顔面計測法を用い咬合高径を決定後、CMSを用いて下顎位を模索しリファレンスポイント(筋肉が安静状態で機能する理想的な下顎位)を決定した。

今回、CMSを用いて筋電図と下顎運動描記を計測した。筋電図は4筋の計測(LTA：左側頭筋前腹、RTA：右側頭筋前腹、LMM：左側咬筋、RMM：右側咬筋)を行った。LTAの筋電位が平均値より高く、スパズムも発生している(図7)。左側の偏頭痛と咬合との関連が考えられる。下顎限界運動路を確認すると開口量に問題はないものの歯の接触に誘導された下顎位のズレとアンテリアガイダンス喪失にともなう下顎の前方側方限界運動異常を認める(図8)。安静空隙量は4.1mmとやや大きめである(図9)。

TENSを用いて筋肉のリラクゼーション後(図10)、CMSを用いてニューロマスキュラーポジション(筋肉が最小限の力でバランスよく咬合できる下顎位)を決定した(図11)。解剖学的ランドマークと舌位を基準に咬合平面を設定し咬合器に装着した。

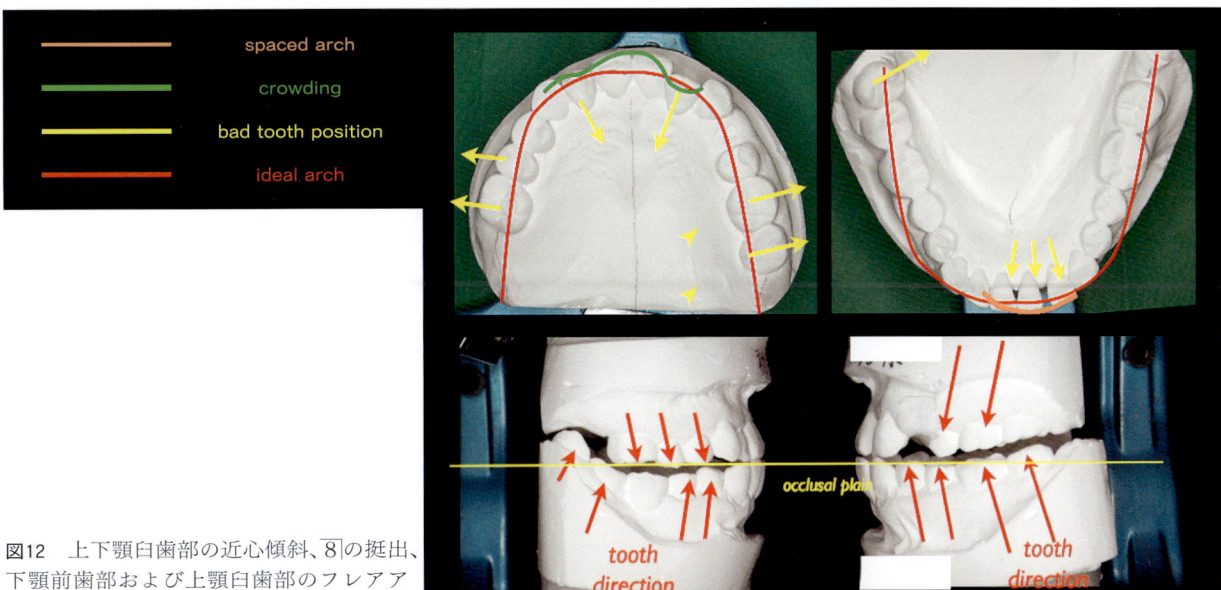

図12 上下顎臼歯部の近心傾斜、8の挺出、下顎前歯部および上顎臼歯部のフレアアウト、上顎前歯部の叢生を認めた。

図13-a	図13-b	図13-c
図13-d	図13-e	図13-f
図13-g	図13-h	図13-i

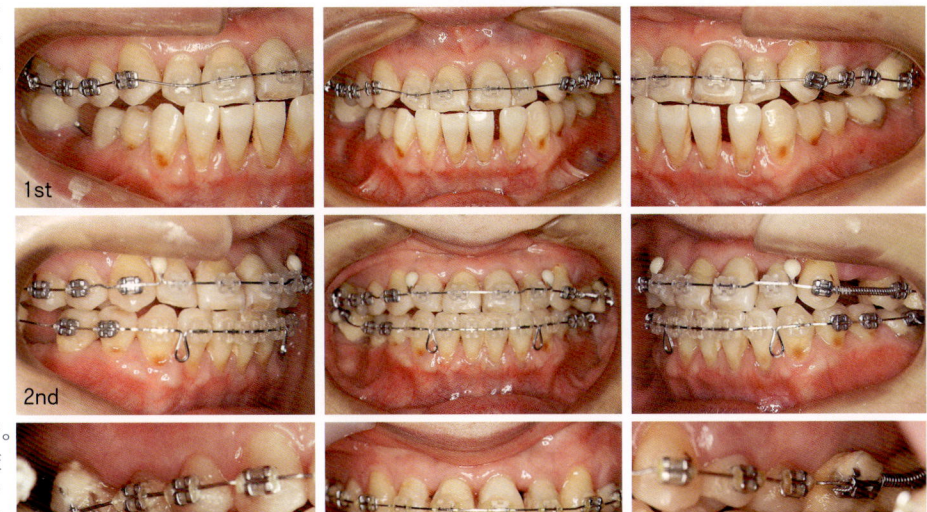

図13-a〜i a〜c：ファーストステージ、d〜f：セカンドステージ、g〜i：サードステージ。まずは上顎のレベリングと咬合高径の獲得を行い、セカンドステージで下顎の歯列を整えていく。サードステージで上下の歯列の整合性と咬合平面を整えていく。

診断と治療

咬合器上で次のような歯列異常が確認できた（図12）。上顎歯列の狭窄と咬合高径の低下により舌痛症が起きていると考えられた。矢状面において上顎咬合平面は設定された咬合平面に対し後方上がり、前頭面では左上がりになっている。下顎が上顎の平面に適応するように下顎運動終末の変化で顎関節のコンプレッションが起きている。また右側に強い歯列湾曲があり咬合干渉と顎位の変位が起きている[5,6]。以上の診断より、包括的なアプローチを行うこととした。

まず矯正治療で上下顎の歯列の整合性をとり、インプラントポジションが顎顔面、歯列のなかで正確な位置にくるようにした（図13）。治療が進むとともに舌房、咬合平面の変化が起き、顎関節への影響が出るため画像診断が必要になる（図14）。矯正治療、インプラント二次手術終了後、歯の形態を回復するためにCMSを用いて再度顎位を決定し、プロビジョナルレストレーション製作を行った（図15）。

パノラマX線所見（図16）にて歯槽骨のと歯軸の改善が認められたので最終補綴物へ移行した（図17）。

会員発表

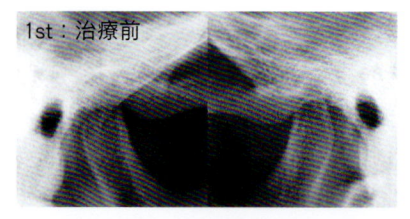

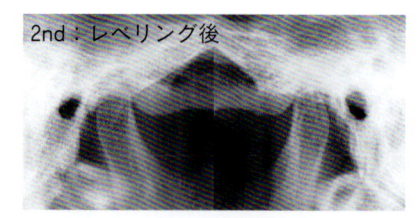

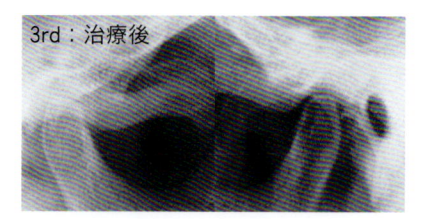

| 図14-a | 図14-b | 図14-c |

図14-a〜c　TMJ conditions and mandibular movement。治療前（a）、レベリング後（b）、治療後（c）の顎関節をパノラマ断層撮影にて比較すると顎関節にコンプレッションが加わり、顆頭にYAW、ROLL、PITCHのトルクがかかっていたことがわかる。

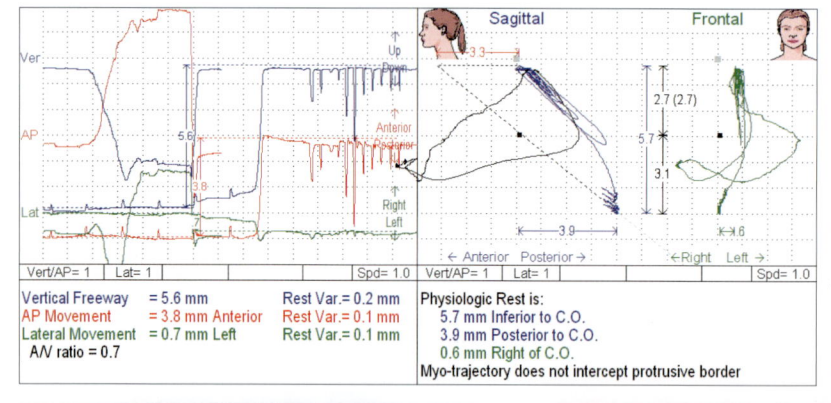

図15　矯正治療終了後再度神経筋機構のバランスのとれる位置を確認し咬合器に模型を装着、診断を行った。歯列が改善されたので舌位、舌房の変化が起こり、下顎安静位も大きく変化していたため、咬合高径を2.7mmほど挙上した。

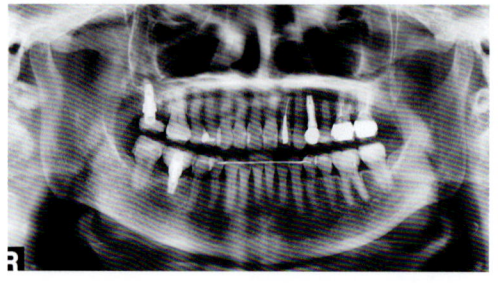

図16　プロビジョナルレストレーション装着時のパノラマX線写真。歯軸は改善し、歯槽頂線も明瞭化してきている。歯周組織、インプラント周囲組織の安定が認められる。

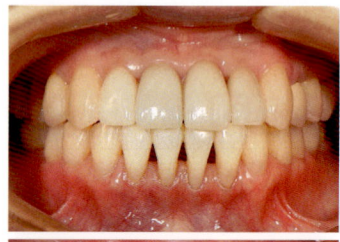

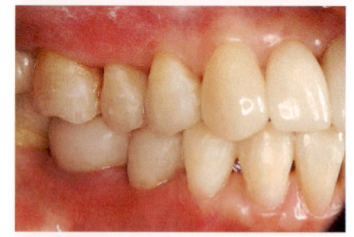

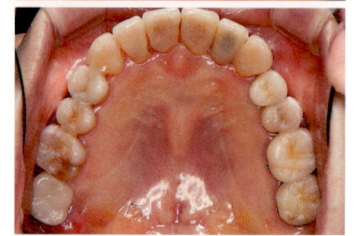

図17-a	
図17-b	図17-c
図17-d	図17-e

図17-a〜e　最終補綴物装着時。

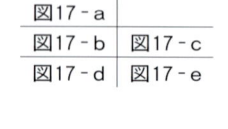

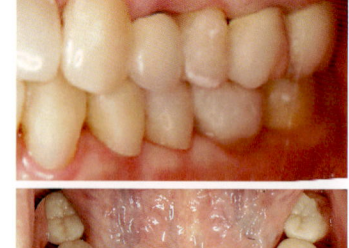

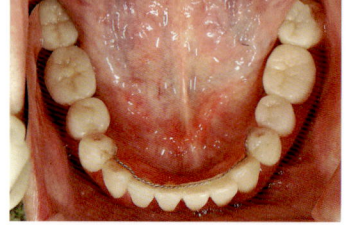

術後の評価

　CMSの術前術後データを比較してみると筋電図は明らかに筋電位、スパズムなどは改善し、下顎の限界運動も正常化していることがわかる（図18）。セファロ側方面観を比較すると歯の位置、咬合平面、下顎骨体の位置などが改善されている。また舌骨の位置も変化しており気道、食道の状態も良好である。頸椎も術前に比べ改善していることがわかる（図19、20）。

　CTのaxial画像ですべての歯根が歯槽骨内に適正に収まり（図21）、上下歯列の整合性、インプラントの埋立方向が適正であることがわかる（図22）。CT画像でも舌位は正常化し、頸椎を軸に評価しても、食道、気道を圧迫しないように左右対称性を持って舌骨が位置し、呼吸嚥下などの障害を起こしていないことがわかる（図23）[8、9]。治療の結果、修復治療が生体と調和し、生理機能を改善していることを示している。

　5年後の口腔内写真、デンタルX線、CBCTを見ても大きな問題はないことがわかる（図24〜27）。

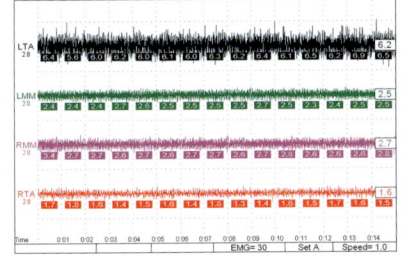

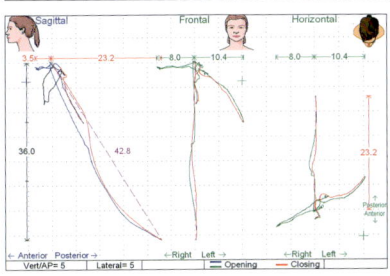

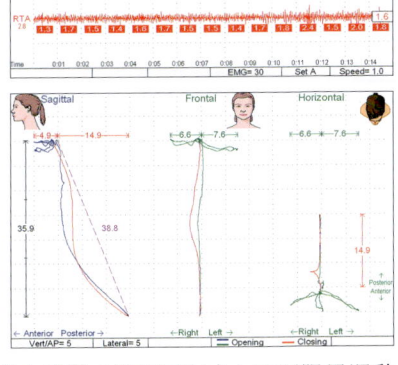

インプラント治療におけるニューロマスキュラーコンセプトの臨床的位置づけ

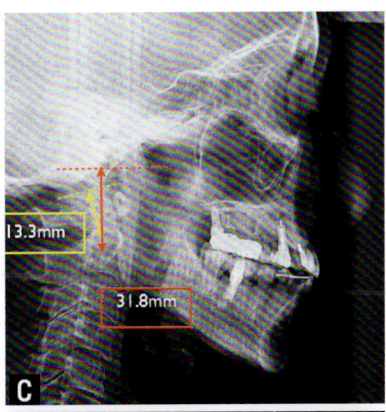

	Mean	治療前	治療終了後
SNA	83	85.0°	84.0°
SNB	79	84.0°	80.0°
ANB	5	1.0°	4.0°
U1-SN	105	117.0°	107.0°
U1-FH	111	122.0°	112.0°
U1-Apo	7	5.0mm	7.0mm
L1-MP	96	102.0°	96.0°
L1-APo	3	8.0mm	4.0mm
Occ.--FH	13	6.5°	12.5°
MP-FH	31	27.0°	26.0°
Go	122	120.0°	120.0°

図18-a～d　左術前右術後の筋電図(上)と下顎限界運動(下)の比較。筋電図も改善しており、顎運動も改善している。咬合面形態が顎機能と調和すると安定した限界運動を示す[7]。

図19　セファロ分析では治療前に比べ改善傾向にある。

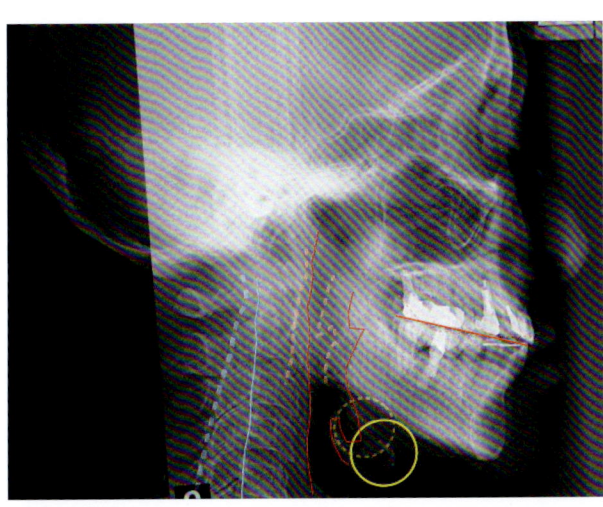

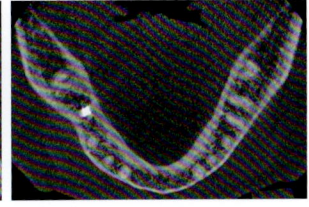

図20-a、b　すべての歯根はボーンハウジングに収まっている。

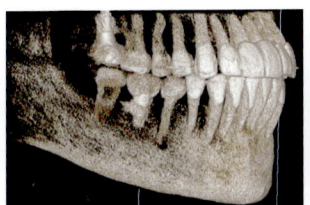

図21　セファログラム重ね合わせ水色は頸椎、オレンジはairway、赤は咬合平面、黄色は舌骨の位置である。点線が術前、普通の線は術後である。

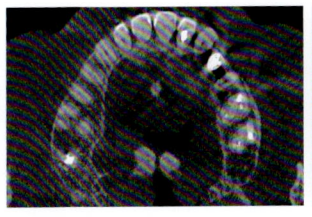

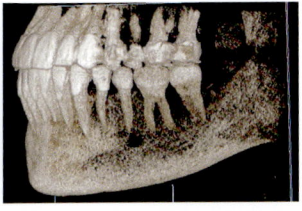

図22-a、b　理想的に一歯対二歯の歯列関係で上下歯列の歯軸の整合性もとれている。

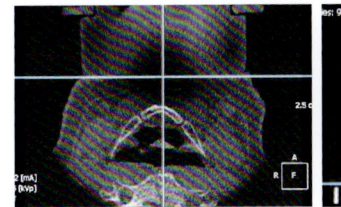

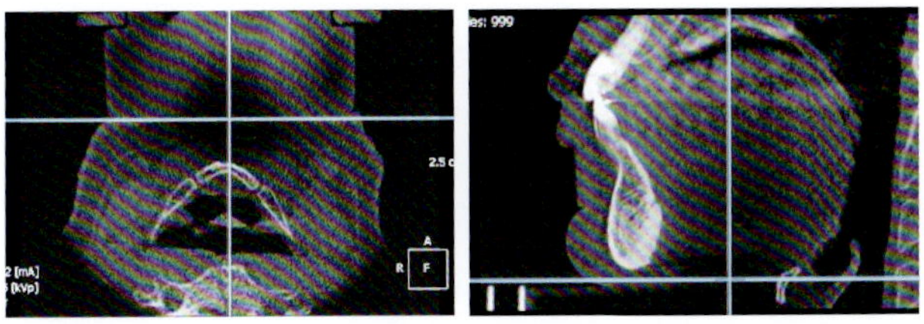

図23-a、b　舌の位置は正常化しairway、喉頭蓋も明瞭化している。頸椎と喉頭蓋、airwayはバランスよく位置づけられている。

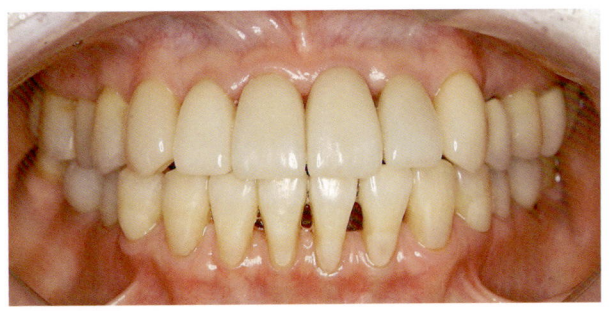

図24　術後5年経過時の口腔内写真。

会員発表

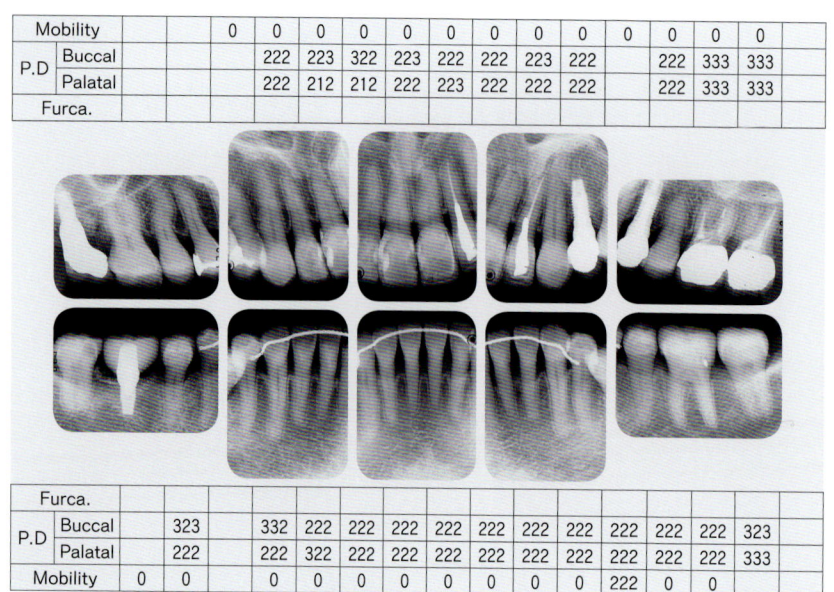

図25 5年経過後のデンタルX線写真10枚法。歯周組織検査ともに問題はない。

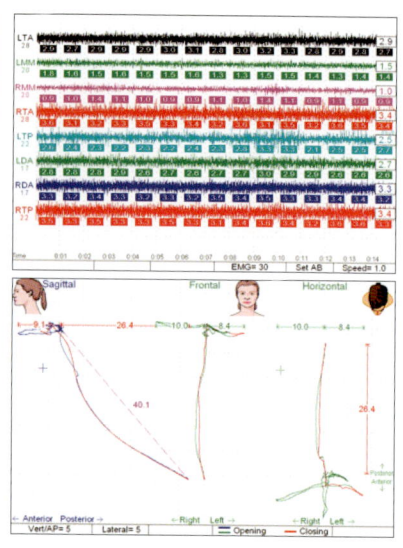

図26 5年経過後のEMG。顎運動は問題ない。レストポジションからICPまでの水平的なズレはほぼない。

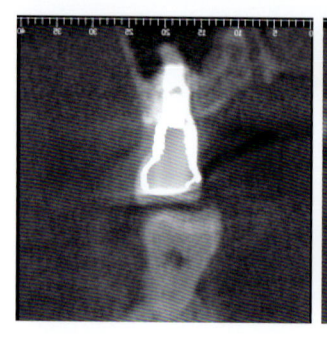

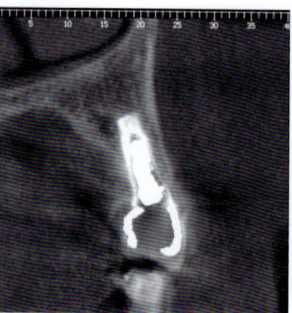

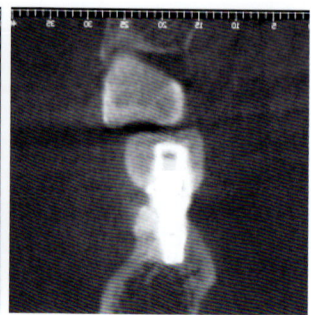

図27-a〜c 5年経過後のインプラントのCT断層像。ソーサライゼーションも起きずインプラント周囲組織とも調和していることがわかる。

まとめ

咬合崩壊を起こしている欠損歯列でインプラント治療を行う場合、私たちは患者の加齢とともに起こる口腔環境の変化に対応でき、かつ将来の再治療介入が最小限になるよう計画するべきである。今後、筋肉、骨格、歯列の経年的な変化をふまえ、ME機器と画像診断機器を用い咬合再構成を行う必要性は増えてくると考えられる。

私たち歯科医はstomatologistとして、適切にインプラントを用いることで患者のQOLの向上に寄与できると考える。

謝辞

ご指導をいただいている下川公一先生、故・筒井昌秀先生、JUC、ICCMOの諸先生方に心より感謝申し上げます。

参考文献

1. 筒井昌秀, 筒井照子. 包括歯科臨床. 東京：クインテッセンス出版. 2003：83-86.
2. 河村洋二郎. 口腔生理学. 京都：永末書店, 1972：249.
3. 森澤雄一郎. 舌骨と下顎骨偏位の相関に関する臨床X線学的検討. 第3報：舌骨逆偏位説. 歯科放射線 2009；4(92)：16-25.
4. Atkinson SR. The mesio-buccal root of the maxillary first molar. Am J Orthod 1951；38：642-652.
5. Matsumoto R, Ioi H, Nishioka M, Goto TK, Nakata S, Nakasima A, Countsc AL. TMJ osteoarthritis/osteoarthrosis and dentofacial morphology in Japanese females. Orthodontic Waves 2006；65(3)：101-106.
6. 桜井直樹, 野村修一, 水野亨, 岩片信吾, 佐藤斉, 石岡靖. 顎関節内障患者の歯列形態の特長に関する研究：咬合平面の傾斜と歯列彎曲について. 補綴誌 1992；36(5)：1125-1132.
7. 山下敦, 矢谷博文, 窪木拓男. 最新生理咬合学と顎関節症の治療. 東京：クインテッセンス出版, 1993：100-103.
8. 窪田惺. 脊椎・脊髄疾患を究める(脳神経外科バイブル). 大阪：永井書店, 2010：153-160, 460-461.
9. Lowe AA, Santamaria JD, Fleetham JA, Price C. Facial morphology and obstructive sleep apnea. Am J Orthod Dentofacial Orthop 1986；90(6)：484-491.

特別講演

天然歯保存へのチャレンジ
―ペリオの立場、エンドの立場から―

佐藤直志

岡口守雄

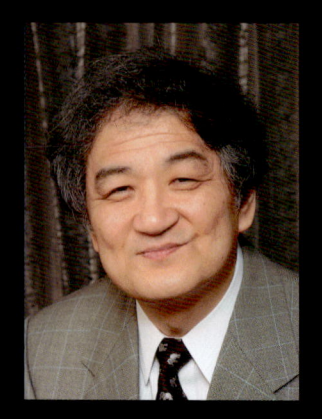

重度な歯周疾患患者の歯の保存

佐藤直志
（佐藤直志歯科医院）

● 略歴
1974年　岩手医科大学歯学部 卒業
1975年〜1982年　岩手医科大学歯学部第2保存（歯周科）
1977年　アイオワ大学歯学部歯周科 留学（米国）
1982年　秋田県湯沢市で開業
2009年　岩手医科大学歯学部 非常勤講師

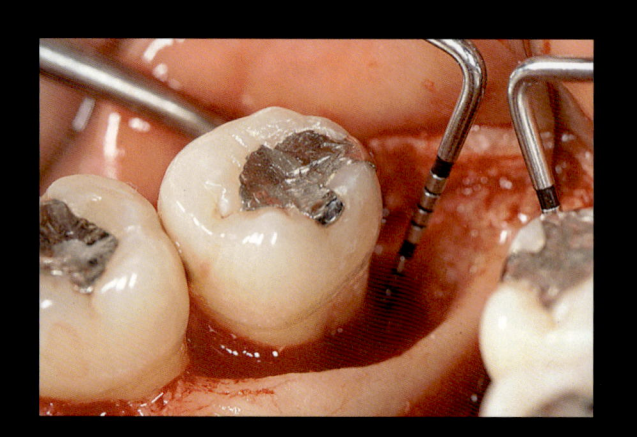

はじめに

　歯科医学の最重要課題は、天然歯を保存することにある。歯周治療に対する関心が低かったころには、天然歯を安易に抜去して補綴物に置き換えることを抵抗なく行っていた。多数歯欠損補綴の症例では、補綴処置は残存歯数などの諸条件（歯周組織の状態、歯列弓における配置・対向関係、動揺度）、咬合支持の有無、上下顎の咬合関係、欠損部歯槽堤の状態などにより、処置の選択肢は広汎かつ複雑である。残存歯の保存か抜歯の基準は、歯周支持組織の破壊の程度によるものではなく、むしろ歯科医師が選択する欠損補綴のデザインによって決まることが多いため、安易なインプラントの利用によって抜歯の基準が低くなり、欠損補綴における選択肢の幅が狭くなる傾向が見られ、実際には抜去する必要のない歯が多数抜歯されていることは残念である。

1. 重度の歯周疾患罹患歯の保存

　歯周治療の目的は、歯周疾患を改善し、天然歯を保存することである。そのため、歯の維持が、歯周治療の真のエンドポイントとなる（Hujoel & DeRoun, 1995、Pageら, 1995、Fardalら, 2004）[1〜3]。そして、歯周治療後の歯の喪失数は、治療の成功あるいは失敗を判定するのにもっとも適切な指標である（Van der Velden & Schoo, 1997）[4]。

　また、臨床的には歯周治療が成功したか否かの判定は、天然歯を保存させることの時間で判断することになるが、多少疾病の徴候が存続していても、必ずしも治療の失敗を意味するものではない。歯周治療のメインテナンスは一生続けなければならない。たとえ進行した歯周疾患であっても、歯周治療を受け、定期的にメインテナンスを行っている患者では、ほとんどの歯が維持可能であるこ

重度な歯周疾患患者の歯の保存

表1 歯周治療後のメインテナンス中の歯の喪失

	Hirschfeld ら[5] 1978	McFall[6] 1982	Goldman ら[7] 1986	McLeod ら[8] 1997	Checchi ら[9] 2002	König ら[10] 2002	Fardal ら[3] 2004	Dannewitz ら[11] 2006
No. of patients	600	100	211	114	92	142	100	71
Average age(range)	42(12〜73)	43.8(8〜71)	41.8(18〜67)	53(12〜73)	45(28〜65)	46(22〜72)	46(25〜69)	46(16〜70)
Mean years(range) in SPT	22(15〜53)	19(15〜29)	22(15〜34)	12.5(5〜29)	6.7(3〜12)	10.5(8〜13)	9.82(9〜11)	8.9(5.2〜12.1)
No. of patients by disease level	Early:42 Moderate:459 Advanced:99	Early:11 Moderate:53 Advanced:36	- - -	Moderate:72 Advanced:42	Moderate:9 Advanced:83	Moderate to Advanced:-	Mild:11 Moderate:81 Advanced:8	Aggressive:9 Chronic:62
No. of teeth present	15,666	2,627	5,761	2,899	2,184	3,186	2,436	472
No. of teeth lost during SPT	1,312	299	771	220	50	99	36	38
No. of teeth lost because of periodontitis	1,110	259	-	152	44	48	36	12
No. of teeth lost per patient over the period of SPT	0.08	0.14	0.17	0.11	0.07	0.07	0.036	0.06

SPT：Supportive Periodontal Therapy　　　　　　　　　　　　　　　　　　　　　Checchi ら(2002)を追加改変、佐藤(2006)から引用。

重度歯周炎の歯周処置と両側性固定式スプリントとその長期経過（症例1-a〜m）

初診および患者：1985年5月、41歳、男性。　　　　主訴：歯を残したい。

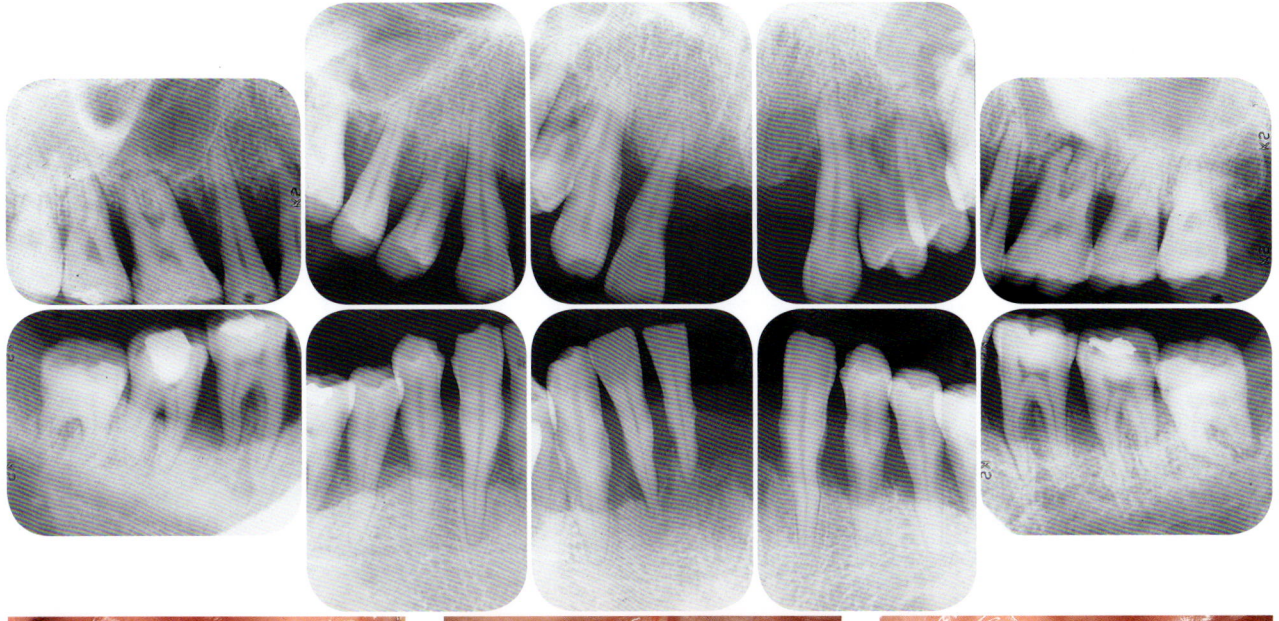

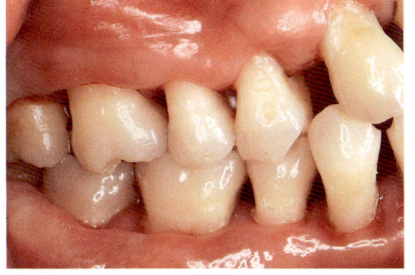

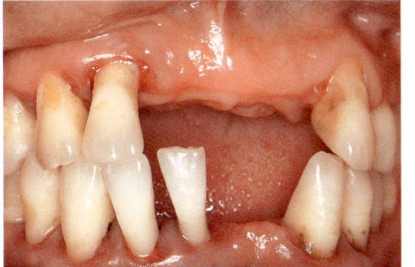

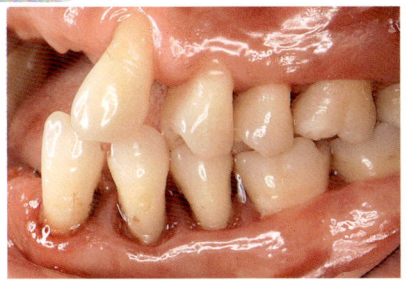

症例1-a①	症例1-a②	症例1-a③	症例1-a④	症例1-a⑤
症例1-a⑥	症例1-a⑦	症例1-a⑧	症例1-a⑨	症例1-a⑩
症例1-b		症例1-c		症例1-d

症例1-a〜d　全顎にわたって重度の垂直性吸収、歯根膜腔の拡大、大臼歯に根分岐部病変（Ⅱ度 deep）、歯肉の炎症、プラーク、歯石の沈着が著明、歯周ポケットはプロービング値8〜12mmと非常に深くプロービング時および圧迫により出血、排膿が全歯にみられた。初期治療後、確定的処置としてフラップキュレッタージを行い、両側性固定式スプリントにより処置した。

特別講演 天然歯保存へのチャレンジ―ペリオの立場、エンドの立場から―

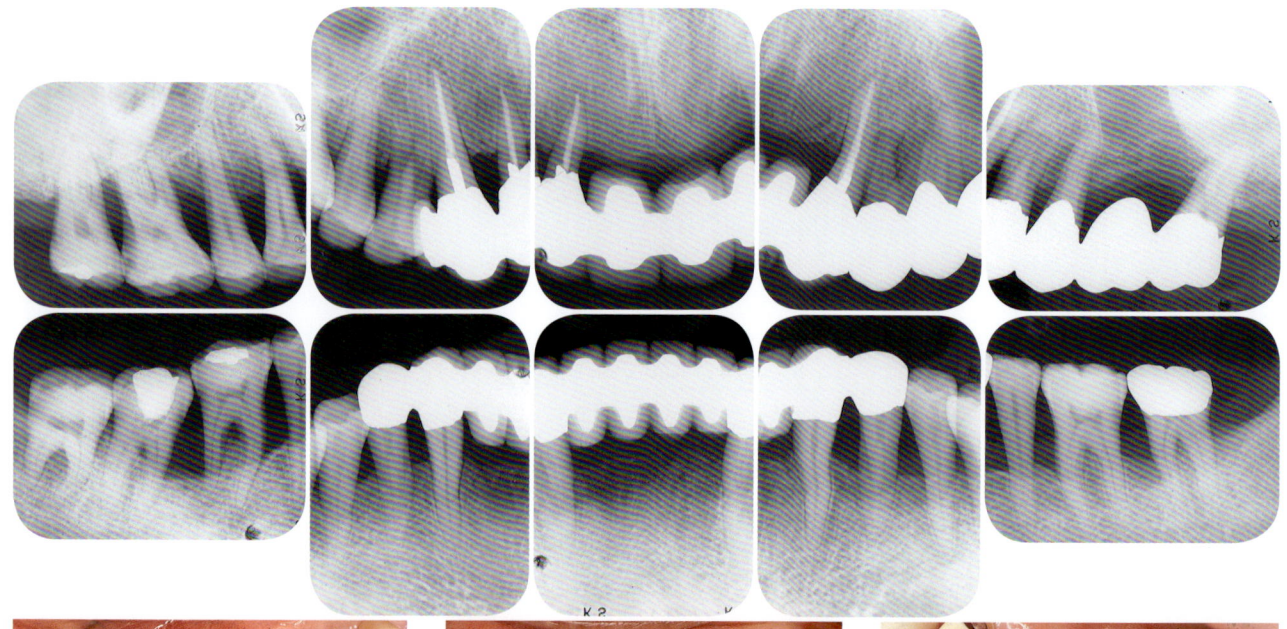

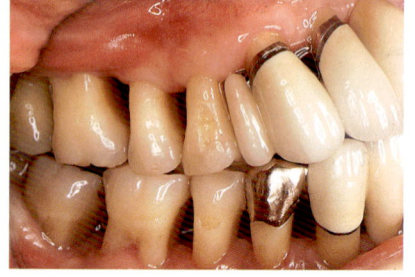

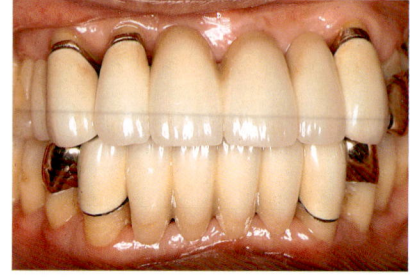

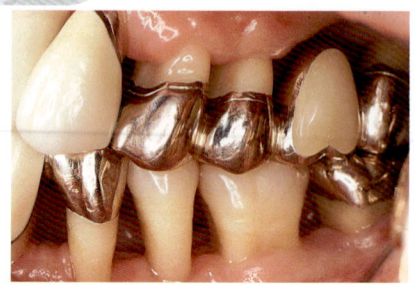

症例1-e①	症例1-e②	症例1-e③	症例1-e④	症例1-e⑤
症例1-e⑥	症例1-e⑦	症例1-e⑧	症例1-e⑨	症例1-e⑩
症例1-f		症例1-g		症例1-h

症例1-e〜h　初診から5年（1990年5月）。3③②1|1 2③④⑤⑥⑦、④③2 1|1 2③④（1987年装着）の両側性固定式スプリント装着から約3年。上顎は支台歯（3 2|3 4 5 7）に内冠を装着したテレスコープによる固定性スプリント。6|の遠心以外に病的ポケットは認められず、歯周組織は良好な状態に保たれている。

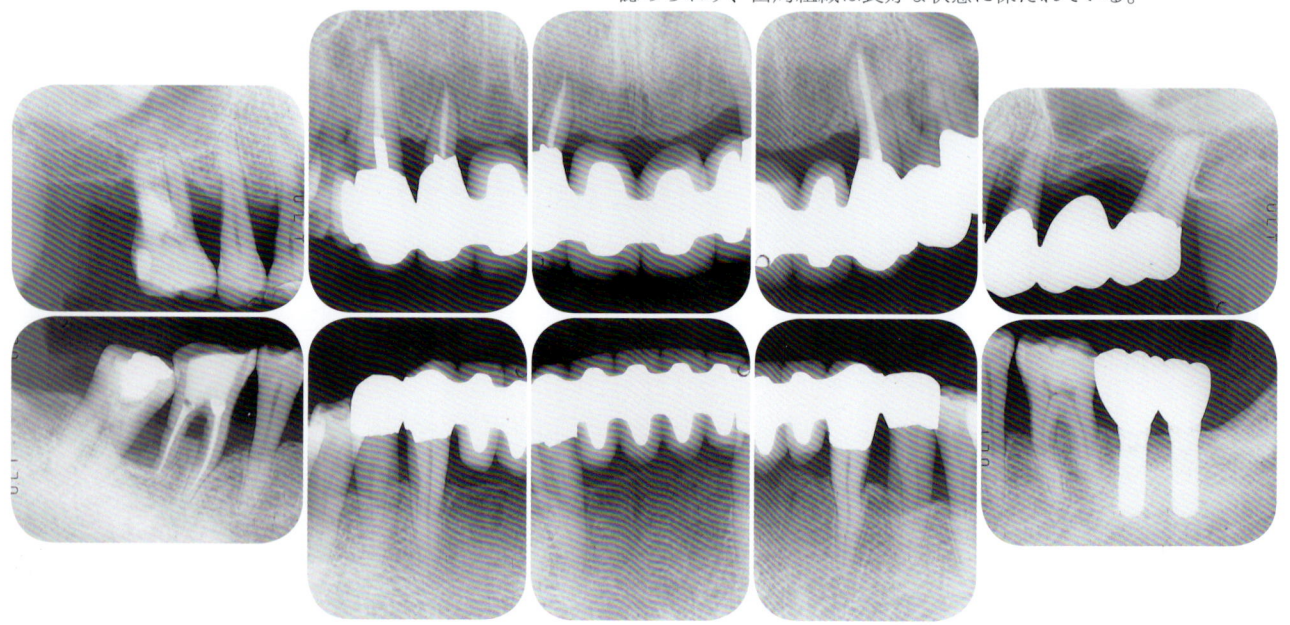

症例1-i①	症例1-i②	症例1-i③	症例1-i④	症例1-i⑤
症例1-i⑥	症例1-i⑦	症例1-i⑧	症例1-i⑨	症例1-i⑩

症例1-i①〜⑩　初診から20年（2005年5月）。メインテナンス期間中に第二大臼歯が喪失。|7は初診から18年10ヵ月後に抜歯（2004年9月）。7|は初診から約19年後（2004年5月）に抜歯し、2本のインプラントを埋入。|7の近心の歯間部骨頂の高さが喪失。

重度な歯周疾患患者の歯の保存

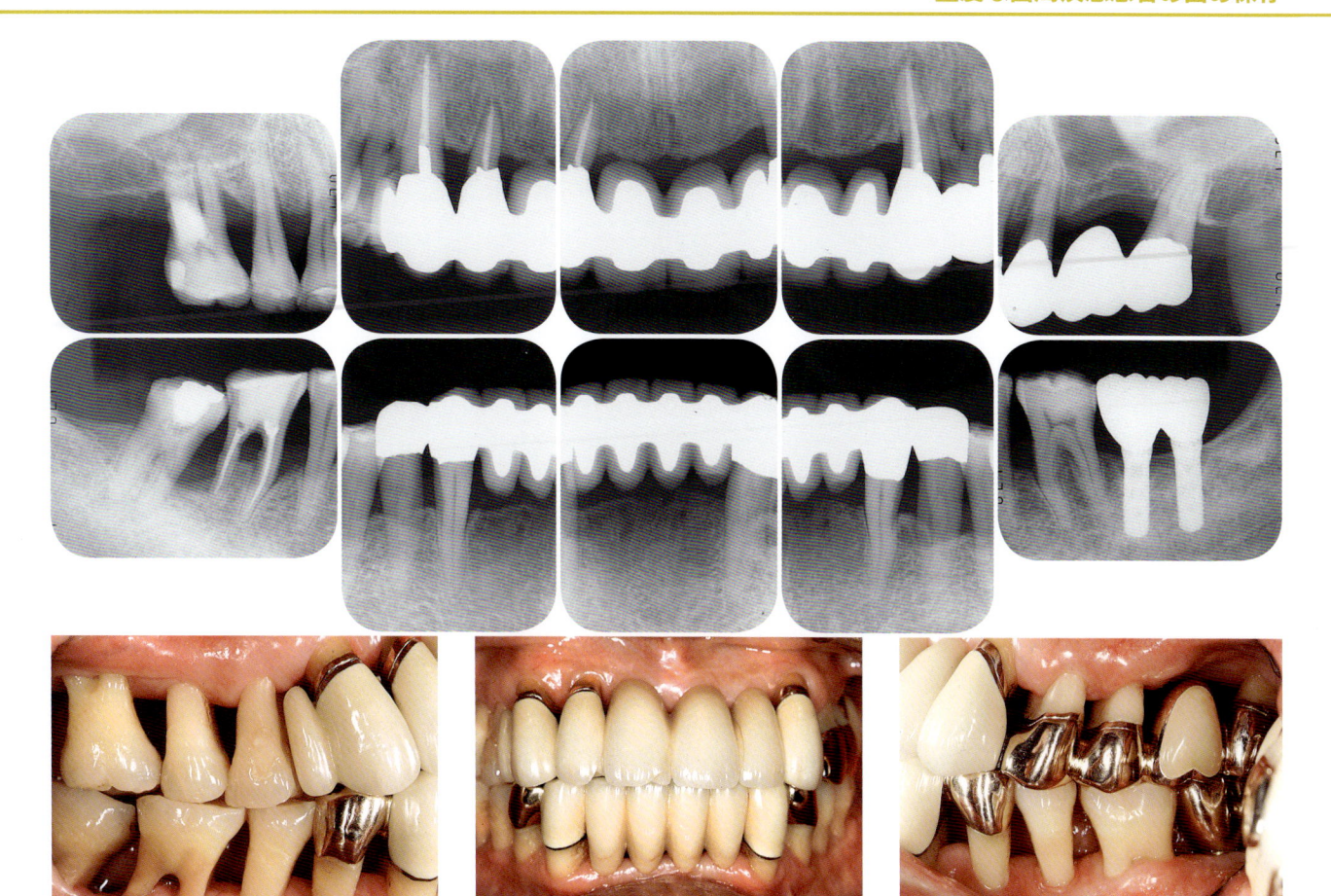

症例1-j①	症例1-j②	症例1-j③	症例1-j④	症例1-j⑤
症例1-j⑥	症例1-j⑦	症例1-j⑧	症例1-j⑨	症例1-j⑩
症例1-k		症例1-l		症例1-m

症例1-j〜m　初診から26年2ヵ月、上顎の両側固定性スプリント装着後24年2ヵ月、下顎の両側固定性スプリントから24年1ヵ月(2011年7月)。全顎にわたって歯周支持組織が著しく喪失した高度の動揺のある重度歯周疾患罹患歯が歯周治療と両側性固定性スプリントによる咬合療法とメインテナンスによって長期間にわたって保存されている。6の根分岐部の開口部を被覆していた歯肉組織が退縮してトンネル形成された状態で歯間ブラシで清掃を行っている。

とを多くの長期研究が示している(表1、症例1)。

Lindhe & Nyman(1984)[12]は、14年間3〜6ヵ月ごとのメインテナンスを規則的に継続した61名(1,330歯)のメインテナンス中の歯の喪失は、たった2.3%(30歯)であったと報告した。

メインテナンス中の歯の喪失は、上下顎とも大臼歯がもっとも多く、下顎犬歯がもっとも少ない(Hirschfeld & Wasserman, 1978、McFall, 1987、McGuire, 1991)[5,6,13]。とくに第二大臼歯の頻度が高かった(Fardal ら, 2004、Hirschfeld & Wasserman, 1978、König ら, 2002、Wood ら, 1989、McGuire, 1991)[3,5,10,14]。

臼歯部は前歯部に比較して槽間中隔の頬舌幅が広く、歯間部の清掃が難しい。また、根分岐部や歯根形態の異常(裂溝、陥凹面)のために、器具の到達が困難である(Bower, 1979、Svädström & Wennström, 1988)[15,16]。こ

れら加えて、大臼歯部では器具操作そのものにも制約があり、歯肉縁下のスケーリング、ルートキュレッタージが難しく、歯周組織の管理が困難なため、歯周疾患が再発しやすい。とくに根分岐部では、非外科治療の効果は著しく制限され(Nordland ら, 1987、Loos ら, 1989、Kalkwarf ら, 1988)[17〜19]、たとえ外科的にアクセスを確保したとしても、根分岐部内の完全なスケーリングとルートキュレッタージは困難である(Matia ら, 1986、Fleischer ら, 1989、Parashis ら, 1993)[20〜22]。

しかし、Dannewitz ら(2006)[11]は平均8.9年(62〜145ヵ月)のメインテナンス期間中の大臼歯の歯の喪失は472歯中38歯(8.9%)であったと報告しており、歯周治療後に適切なメインテナンスを受けている患者の大臼歯の予後は良好で、メインテナンス中の患者が1年間で歯を喪失する割合は0.06歯/年と低い。

特別講演　天然歯保存へのチャレンジ―ペリオの立場、エンドの立場から―

再生療法による重度歯周疾患罹患歯の保存症例（症例2-a〜z）

初診および患者：1991年1月、36歳、女性　　主訴：|5の口蓋の歯ぐきが腫れて痛い。

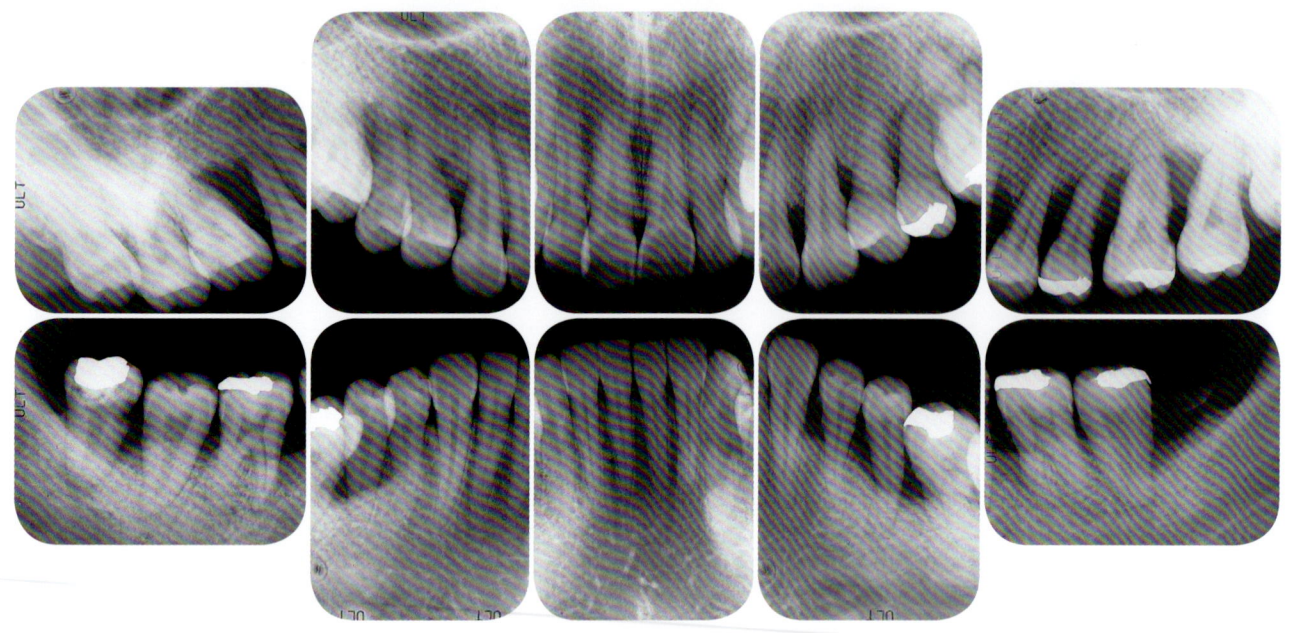

症例2-a①	症例2-a②	症例2-a③	症例2-a④	症例2-a⑤
症例2-a⑥	症例2-a⑦	症例2-a⑧	症例2-a⑨	症例2-a⑩

症例2-a①〜⑩　初診時デンタルX線写真10枚法。局所的に支持組織が50%以上喪失している。プロービング値は5〜14mmと深く、とくに6 4|6近心、|3 4 5 6 7 / 3 4 5、|7の遠心の骨吸収が高度で、|6の近心に根分岐部病変Ⅰ度、歯の病的動揺（1、2、3度）がみられた。

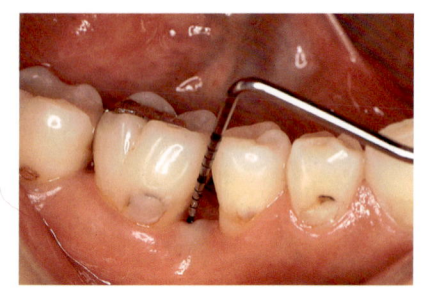

症例2-b　初診から8ヵ月（1991年9月）、|6プロービング値（BM：6 mm、LM：5 mm）。

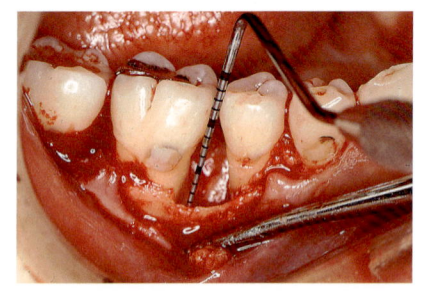

症例2-c	症例2-d

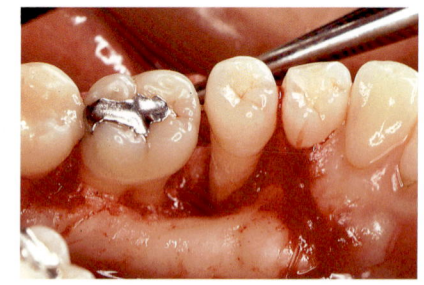

症例2-c、d　|6の近心歯間部に広く浅いクレーター状の2壁性骨縁下欠損を認め、骨欠損の深さは2〜3 mm。

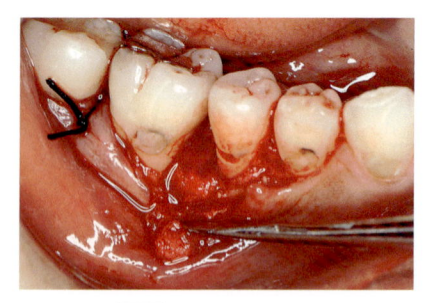

症例2-e　5 4|部の舌側の骨瘤から小さな骨片を採取し、欠損部に骨移植（osseous coagulum）。骨移植部を全層弁で完全に被覆。

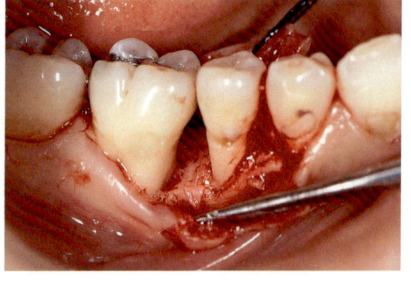

症例2-f	症例2-g

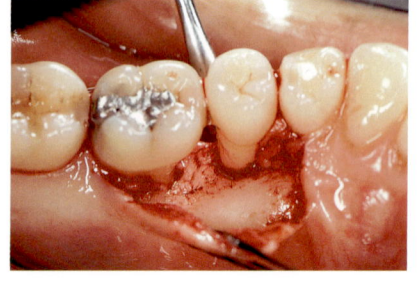

症例2-f、g　骨移植後2年2ヵ月（1993年11月）。広く浅い2壁性の骨欠損の消失を確認。

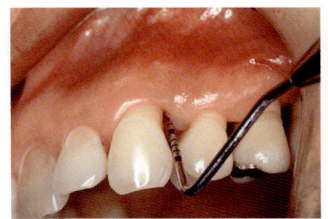

症例2-h　初診から10ヵ月（1991年11月）。プロービング値（3D；8mm、5M；8mm、4D；5mm）

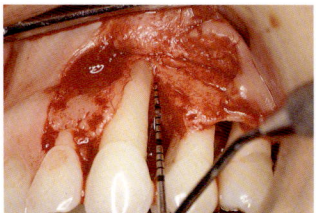

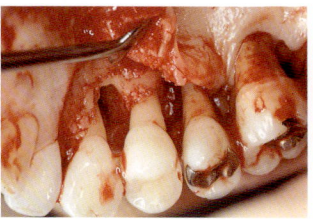

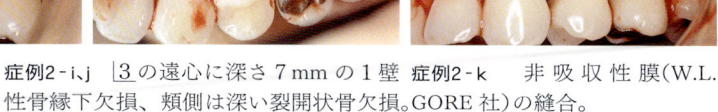

| 症例2-i | 症例2-j |

症例2-i,j　3の遠心に深さ7mmの1壁性骨縁下欠損、頰側は深い裂開状骨欠損。5歯間部に2〜3壁性の混合型骨縁下欠損、5近心の歯間部骨欠損の深さは6mm。

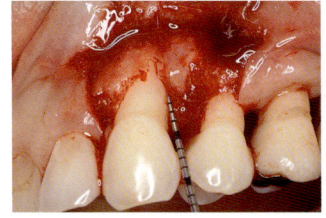

症例2-k　非吸収性膜（W.L.GORE社）の縫合。

症例2-l　術後40日。膜除後の新生組織。

| 症例2-m | 症例2-n | 症例2-o |

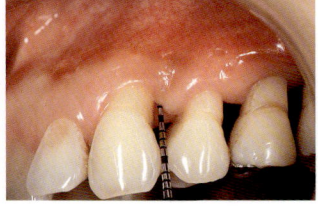

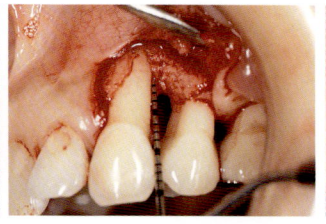

症例2-m〜o　GTR術後1年5ヵ月（1993年4月）。著明な骨再生。3頰側で約5mmの骨再生を確認する。

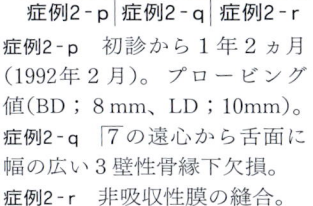

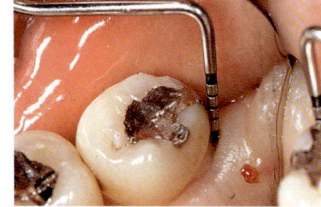

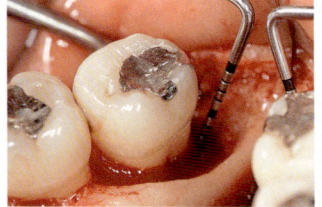

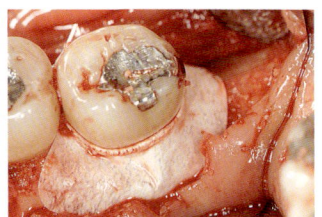

| 症例2-p | 症例2-q | 症例2-r |

症例2-p　初診から1年2ヵ月（1992年2月）。プロービング値（BD；8mm、LD；10mm）。
症例2-q　7の遠心から舌面に幅の広い3壁性骨縁下欠損。
症例2-r　非吸収性膜の縫合。

| 症例2-s | 症例2-t | 症例2-u |

症例2-s　術後2ヵ月、膜を除去。骨欠損部は完全に新生組織により満たされている。
症例2-t,u　GTR後1年1ヵ月（1993年3月）BD；7mm、LD；5.5mmの骨再生を確認。

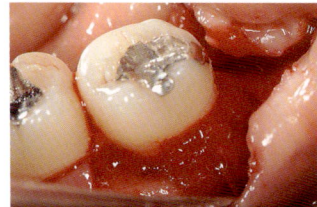

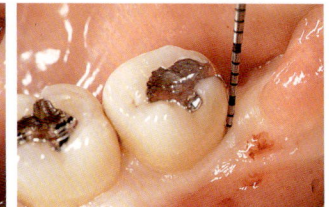

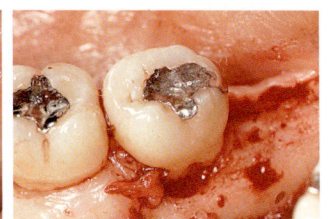

2．再生療法による重度歯周疾患罹患歯の保存

　歯を保存するためには、歯周組織の歯周支持、すなわち臨床的アタッチメントレベルおよび骨レベルの改善と維持することが前提となる。歯周再生療法は、歯周炎によって生じた付着の喪失と骨欠損を改善する治療技術である。再生療法の発展により、重度な歯周疾患罹患歯の保存する可能性が飛躍的に拡大した（Cortelliniら，1999、Cortellini & Tonetti, 2004、Stavropoulos & Karring, 2004、Heden & Wennström, 2006）[23〜26]。そして、高度の技術が求められるようになったが、その基本的な考え方やテクニックはこれまで培われてきた歯周外科をベースにしている。とくに、深い骨縁下欠損に対して高い予知性が実証されたことにより、深い骨縁下欠損に対しては、再生療法を第一選択することが一般的になった（症例2）。

　Cortellini & Tonetti（2004）[24]はGTRによる深い骨縁下欠損の処置を行った175名の患者（175歯）の歯の喪失とGTRによって獲得された臨床的アタッチメントレベルの長期安定性について観察結果を報告した。術後1年の評価から、平均8±3.4年にわたって2年ごとに定期的に診査された。

　その結果、GTR処置後10年以上の長期にわたって96％以上の歯が維持された。175歯中6歯が喪失したが、喪失した6歯の患者はすべて喫煙者で、そのうちの5歯は定期的なメインテナンスプログラムを受けなかった5

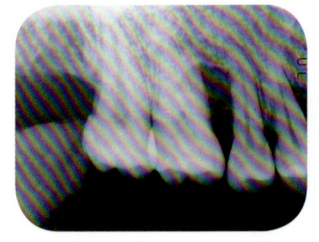

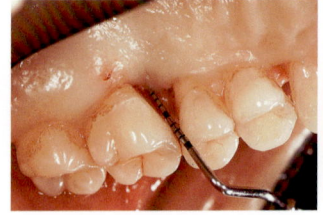

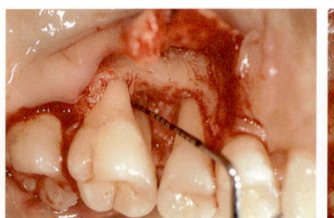

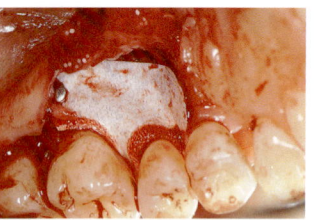

特別講演　天然歯保存へのチャレンジ—ペリオの立場、エンドの立場から—

症例2-v | 症例2-w　症例2-v、w　5|と|6 歯間部の重度骨喪失。|6 プロービング値（BM；8 mm、PM；5.5mm）|6 と|5 の間の歯間乳頭が喪失しており、GTR を行うための条件は良くない。

症例2-x① | 症例2-x②　症例2-x①、②　|6 近心の根分岐部病変 I 度、ラウンドバーで皮質骨を穿孔し骨欠損部の出血を促して骨移植後、非吸収性膜をチタン製の fixation screw と縫合糸を用いて CEJ 付近に固定。

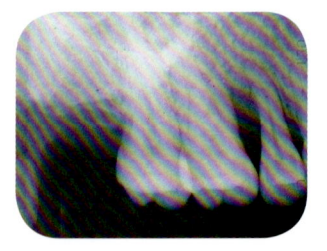

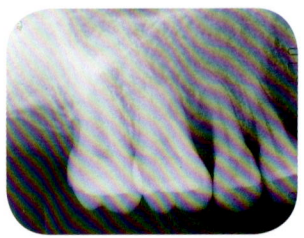

症例2-y① | 症例2-y②

症例2-y①　GTR から 4 ヵ月。

症例2-y②　GTR から 1 年10ヵ月後（1993年11月）。垂直的な骨添加が確められる。

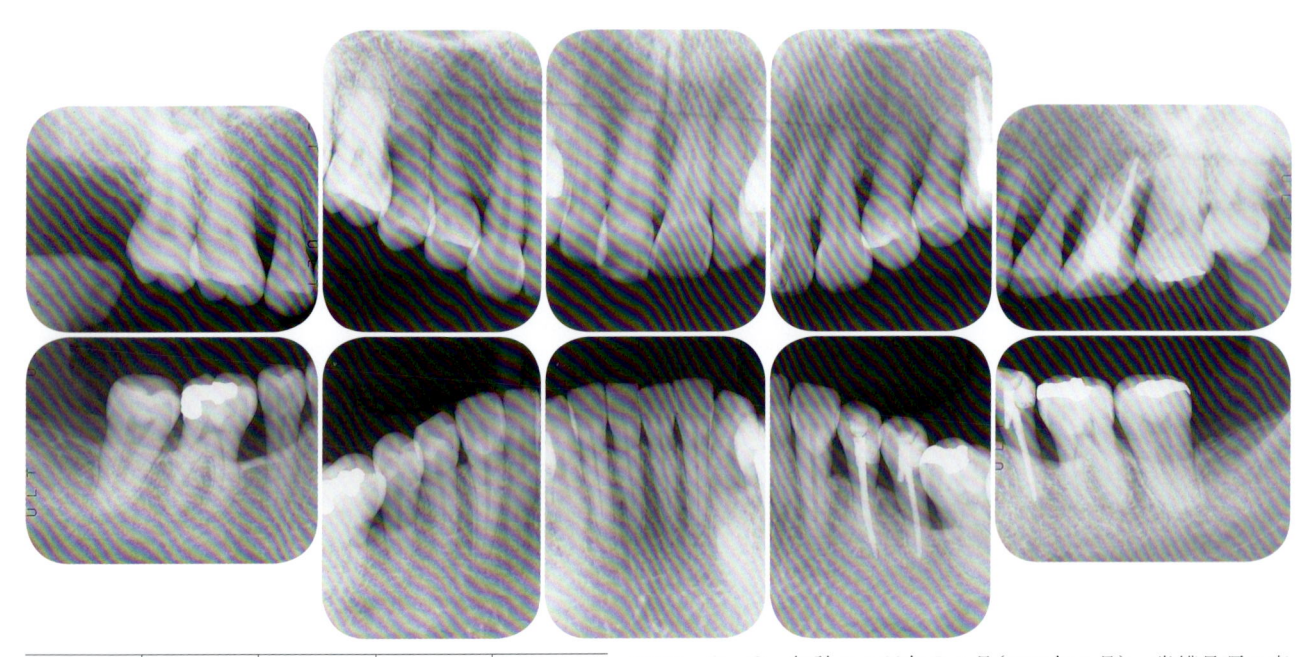

症例2-z① | 症例2-z② | 症例2-z③ | 症例2-z④ | 症例2-z⑤
症例2-z⑥ | 症例2-z⑦ | 症例2-z⑧ | 症例2-z⑨ | 症例2-z⑩

症例2-z①〜⑩　初診から20年 7 ヵ月（2011年 8 月）。歯槽骨頂の高さの喪失はなく、再生療法を行った部位では、明確な歯槽硬線の存在が認められる。すべての動揺歯は正常レベルまで改善された。離開していたコンタクトポイントは閉鎖している。重度歯周疾患罹患歯が再生療法と治療後のメインテナンス療法により歯を喪失することなく20年以上にわたって保存され、維持されている。

名の患者であった。ベースラインの臨床的アタッチメントレベルと比較して、GTR 処置後15年間経過観察したケースの92%で臨床的アタッチメントレベルが同等または歯冠側に維持された。

この研究から、プロービング値が 8 mm 以上の深い骨縁下欠損に対する GTR の処置は、著しい臨床的改善をもたらし、GTR によるアタッチメントレベルは、定期的なメインテナンス管理下では、長期間維持することが可能であり、重度の歯周疾患罹患歯が保存できることが示された。そのため、歯周組織の破壊が著しく保存が困難になっていた多くの歯が、再生療法により、長期間にわたって保存可能となっている（**症例 2**）。

重度な歯周疾患患者の歯の保存

根分岐部病変に対する歯根切除・ヘミセクションとその長期経過（症例3-a〜z）

初診および患者：1984年10月、49歳、男性。　　主訴：前歯（|2）が歯ブラシ時に出血する。

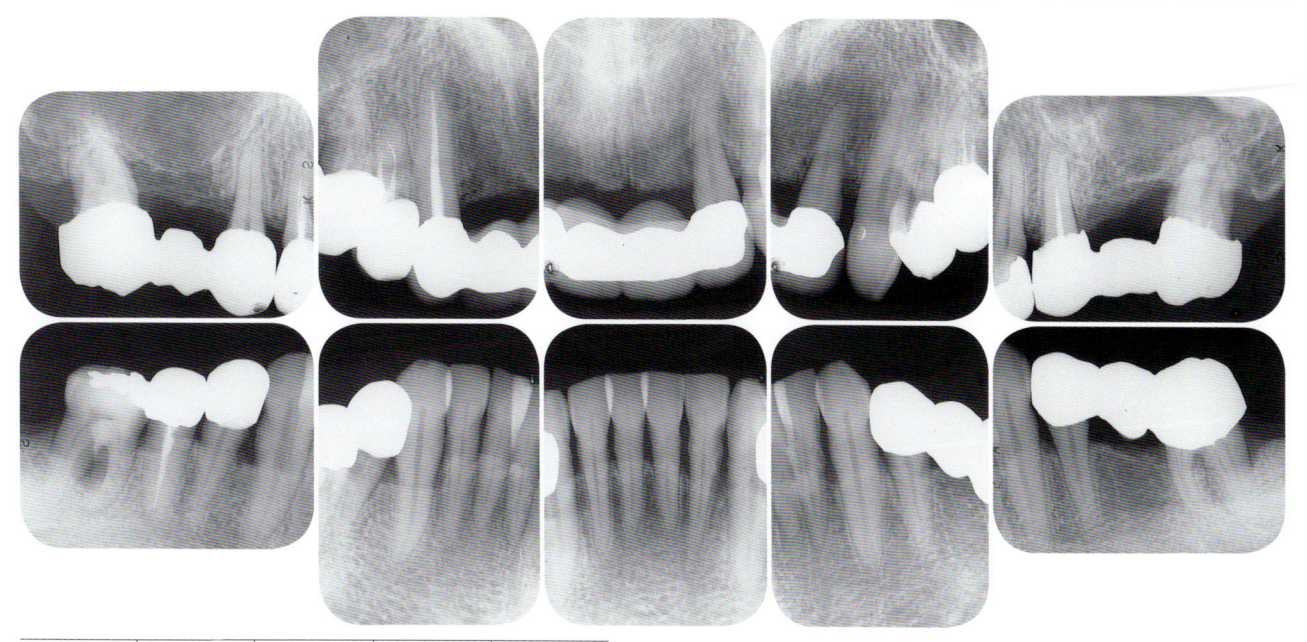

症例3-a①	症例3-a②	症例3-a③	症例3-a④	症例3-a⑤
症例3-a⑥	症例3-a⑦	症例3-a⑧	症例3-a⑨	症例3-a⑩

症例3-a　初診時デンタルX線写真10枚法（1984年10月）。歯周ポケットは8〜12mmと深い。歯列を維持し、咬合を回復するためには 7|7／6|6 の重度の骨喪失と根分岐部病変をどう解決するかが、この症例の鍵である。7|7 の歯根は癒着傾向にある。

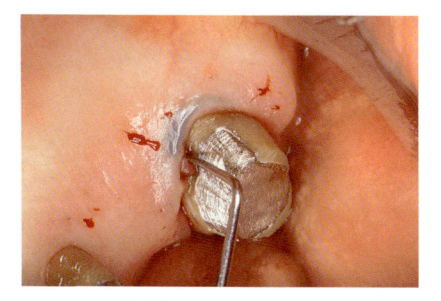

症例3-b　初診から4ヵ月（1985年2月）。8〜12mmのプロービング時、動揺度は3度。

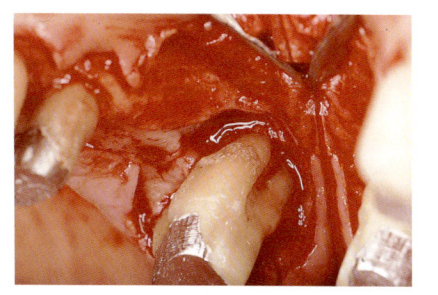

症例3-c	症例3-d

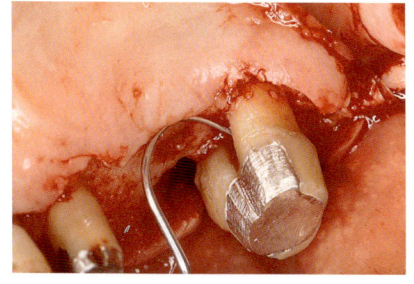

症例3-c,d　棚状の厚い歯槽骨壁をもった深い骨縁下欠損と歯根の凹面形態があり、頬側では根尖付近まで骨吸収。近遠心の根分岐はⅡ度で、分岐部の入口は狭い。

3．進行した根分岐部病変罹患歯の保存

　根分岐部病変を保存的に治療した長期間の後向きの研究（Hirschfield & Wasserman, 1978、Wood ら, 1989、Ross & Thompson, 1978、Goldman ら, 1986、Wang ら, 1994）[6,14,27,28]の報告は、単根歯や根分岐部病変のない大臼歯の治療経果と比較して、根分岐部病変をもった大臼歯の保存治療が、満足できるものではないことを教えている。また、メインテナンス療法の期間中の歯周疾患による喪失歯のほとんどは、根分岐部病変をともなった大臼歯であったことが明らかにされている。根分岐部病変の罹患歯はメインテナンス期間中に高い頻度で歯の喪失が起こりやすい（表2）。

　しかし、一方でこれらの15〜50年の長期研究は、たとえ根分岐部病変があっても、治療が問題なく行われ、適切なメインテナンス療法の継続によって、歯周疾患が原因の歯の喪失は少なく、たとえ進行した根分岐部病変罹患歯であっても保存的な治療で10年以上その歯を維持することが可能であることを示している。Svärdström &

表2 長期研究における大臼歯の喪失

Study	Number of subjects	Follow-up Mean (Range) years	口腔衛生指導、歯肉縁上縁下のスケーリングの他の処置	Intervals supportive periodontal therapy/ supportive periodontal care	Tooth mortality in molars With furcation involvement	Tooth mortality in molars Without furcation involvement
Ross & Thompson (1978)[27]	100	not available (5～24)	Supragingival scaling, curettage, occlusal adjustments, gingivoplasty, gingivectomy, apically positioned flap, no osseous surgery	3 months	46/387* 12%	Not available
Hirschfeld & Wasserman (1978)[5]	600	22(15～53)	gingivectomy, flap surgery, root amputation, hemisection, occlusal adjustments	not specified	460/1,455 32%	191/3,016 6%
McFall (1982)[6]	100	19(15～29)	occlusal adjustments, gingivectomy, gingivoplasty, ostectomy, osteoplasty	the majority 3～6 months	88/155 57%	46/600 8%
Goldman ら (1986)[7]	211	22.2(15～34)	gingivectomy, gingivoplasty, apically positioned flap, scaling, curettage, occlusal adjustments	3～6 months	270/630 43%	190/1,112 17%
Wood ら (1989)[14]	63	13.6(10～34)	Scaling and root planing, curettage, occlusal adjustments, gingivectomy, flap surgery, flap curettage, osseous grafting, root amputation	not specified	38/164 23%	36/261 14%

Surgical procedures in italics. *Only maxillary molars.　　　　　　　　　　　　　　Cattabriga ら(2000)を追加改変、佐藤(2006)から引用。

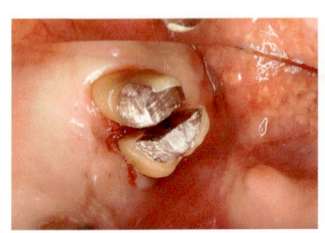

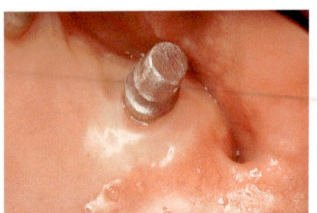

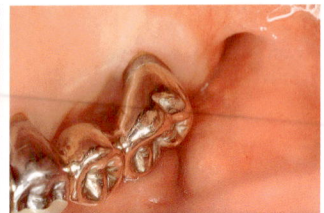

症例3-e｜症例3-f｜症例3-g

症例3-e 術後3ヵ月。歯根を分割し、頬側根を除去して全層弁を形成し、切断面を移行的に形態修正して口蓋根周囲のクレーター状骨欠損を除去。
症例3-f 歯根切除後5ヵ月。支台歯の平行関係の確保のため内冠装着。
症例3-g 最終補綴物装着(1985年12月)。

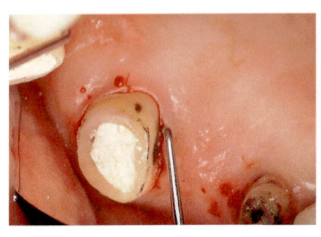

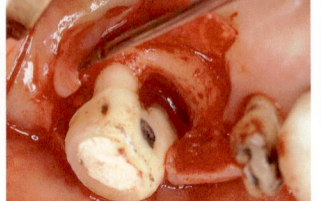

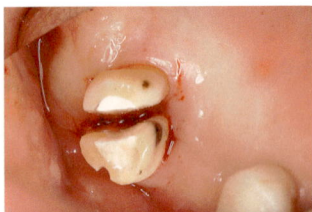

症例3-h｜症例3-i｜症例3-j

症例3-h 初診から4ヵ月(1985年2月)。初期治療後、プロービング値9～12mmの深い歯周ポケット。病的動揺2度。
症例3-i 頬側Ⅰ度。近心と遠心にⅡ度の根分岐部病変と深い骨縁下欠損。
症例3-j フラップキュレッタージ後3ヵ月。歯根を分離。

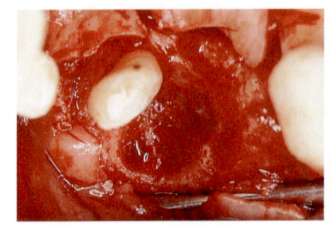

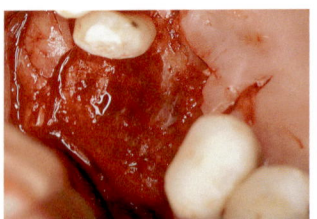

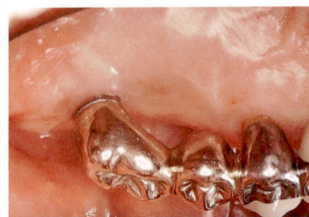

症例3-k｜症例3-l｜症例3-m

症例3-k 頬側根を除去後。
症例3-l 頬側の厚い棚状骨を骨整し、抜去歯槽窩の頬口蓋幅を減少させ、残存歯根周囲のクレーター状骨欠損を除去。
症例3-m 上顎最終補綴物装着(1985年12月)。⑦6⑤4③2 1|②③と④⑤6⑦のブリッジを|3の遠心のキーアンドキーウェイにより連結固定した。

症例3-n 初診から4ヵ月（1985年2月）。6┐は根分岐部病変Ⅲ度でプロービング値8〜10mm。
症例3-o 歯根を分離後、近心根の除去。
症例3-p ヘミセクションから4ヵ月（1985年6月）。

症例3-q 6┐の遠心根の近心面のクレーター状骨欠損。
症例3-r 骨欠損および歯槽堤の形態修正した。
症例3-s 最終補綴物装着後6ヵ月（1986年5月）。

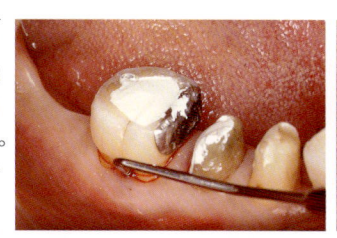

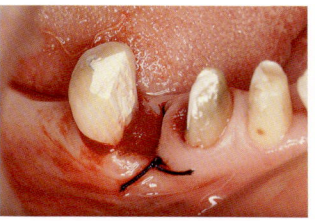

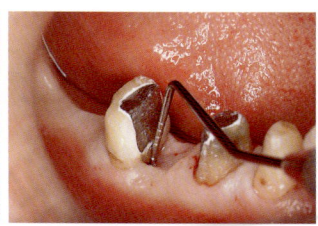

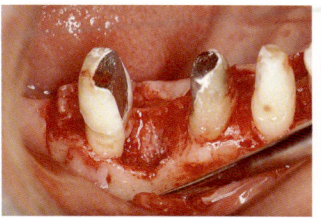

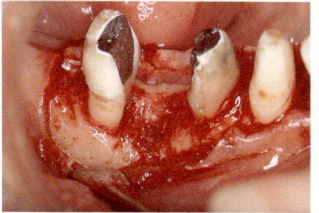

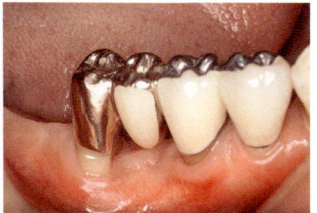

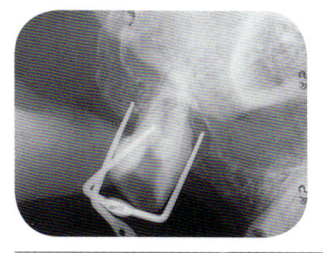

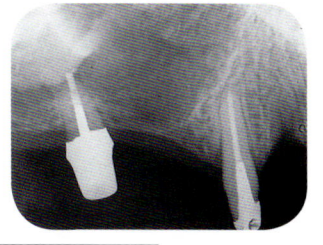

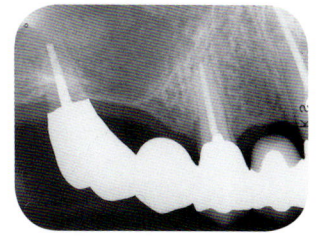

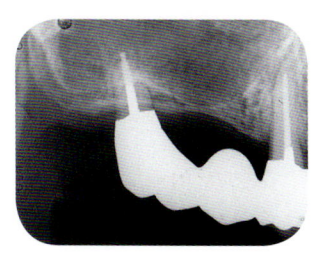

症例3-t①〜④ 7┐歯根切除の経過X線写真。1985年2月（症例3-t①）。1985年10月、内冠装着（t②）。1985年12月（t③）。2003年10月（t④）。

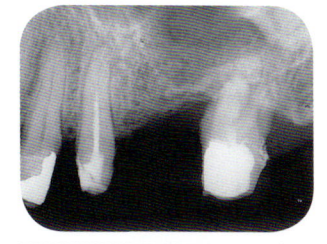

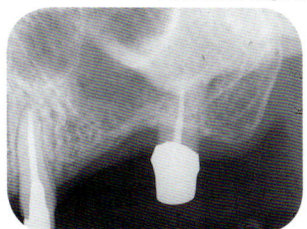

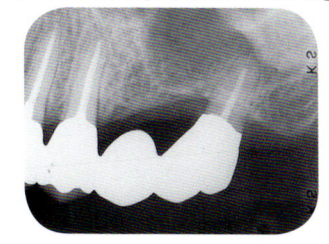

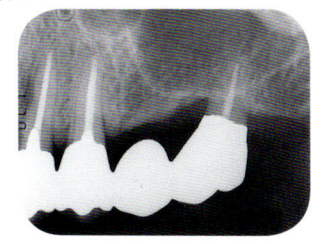

症例3-u①〜④ 7┐歯根切除の経過X線写真。1985年2月（症例3-u①）。1985年10月（u②）。1985年12月（u③）。2003年10月（u④）。

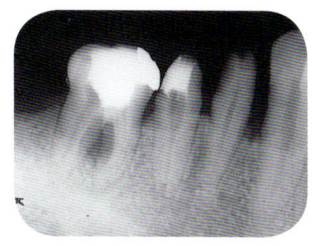

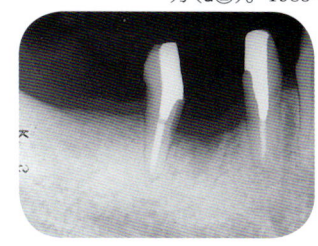

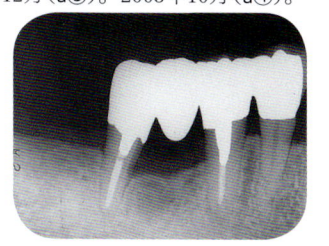

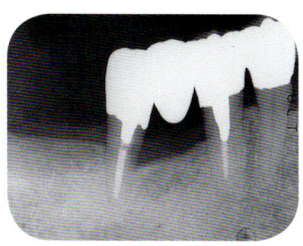

症例3-v①〜④ 6┐歯根切除の経過X線写真。1985年2月（症例3-v①）、1985年10月（v②）、1985年12月（v③）、2003年10月（v④）。

Wennström（2000）[29]は、222名の患者の根分岐部病変に罹患した1,313本の大臼歯の治療を行い、平均9.5年（8〜12年）のメインテナンス後の治療結果を報告した。外科的あるいは非外科的な保存的な治療によって処置された根分岐部病変をともなう大臼歯の歯の喪失は、685歯中29歯（4.9％）であったと報告している。これらの報告は、根分岐部病変について保存的な治療のもつ意義がきわめて大きいことを示しており、進行した根分岐部病変があるからといって、安易に歯根切除やヘミセクション、抜歯してインプラントに置き換えることへの警告と受けとめるべきであろう。

歯根切除やヘミセクションの目的は、いわゆる計画抜歯（Strategic extraction）と同様で、罹患した歯根面および分岐部を除去することによって、残存歯根の歯周組織を最大限に保存することにある。歯根切除やヘミセクションは、進行した根分岐部病変の処置としては症例に

特別講演　天然歯保存へのチャレンジ―ペリオの立場、エンドの立場から―

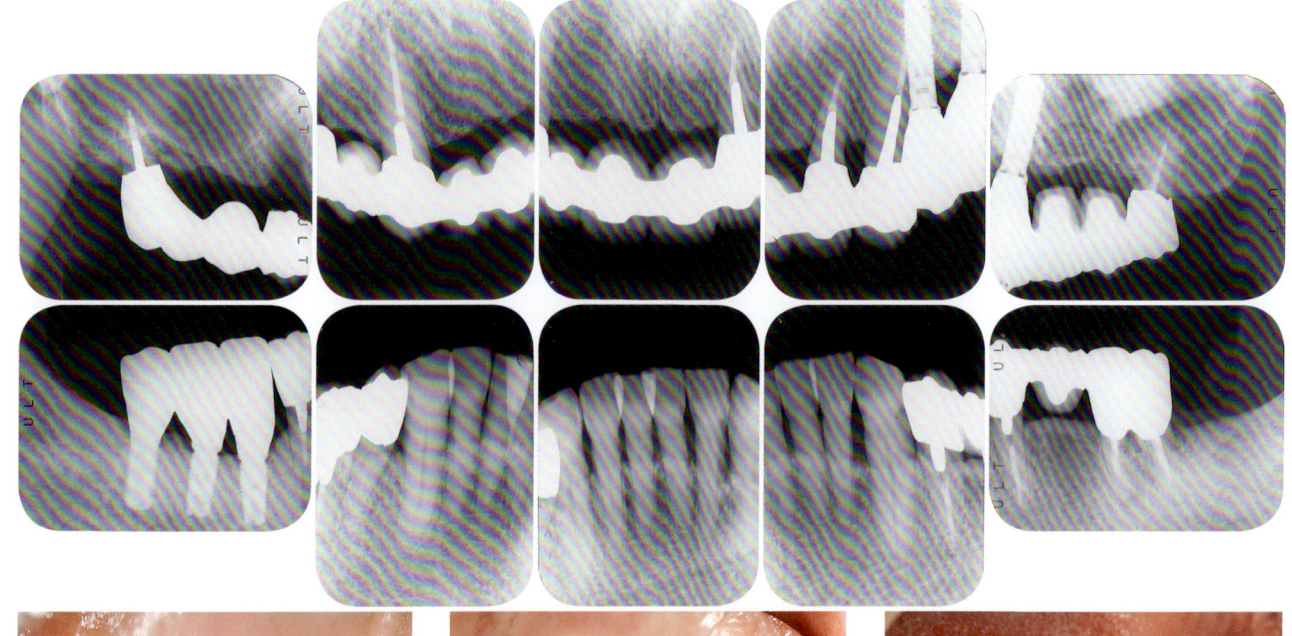

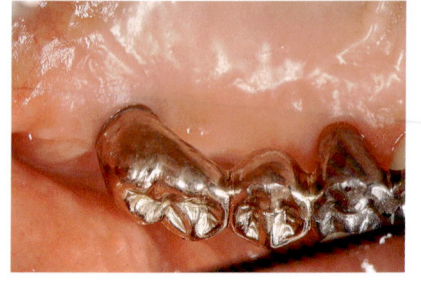

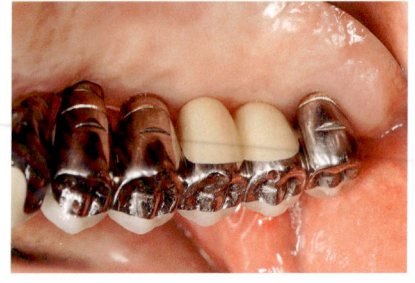

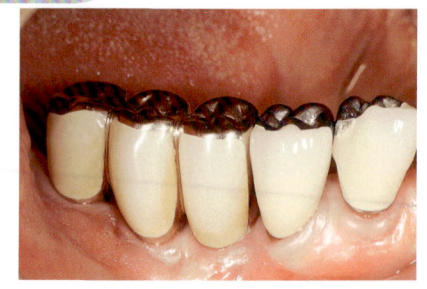

症例3-w①	症例3-w②	症例3-w③	症例3-w④	症例3-w⑤
症例3-w⑥	症例3-w⑦	症例3-w⑧	症例3-w⑨	症例3-w⑩
症例3-x		症例3-y		症例3-z

症例3-w～z　初診から26年10ヵ月（2011年8月）。ヘミセクション後19年4ヵ月（2004年6月）に6|の遠心根の抜去。上顎左側臼歯部にはインプラントを埋入し、インプラントと|7の口蓋根を支台歯としたブリッジと|7 6欠損部にはインプラント支持による補綴物を装着。歯周補綴後のメインテナンス患者においてインプラントを活用することにより補綴物再製作の範囲を最小限にした対応が可能になった。7|7の口蓋根は、歯根切除後26年3ヵ月。ブリッジの支台歯として機能している。

よっては非常に有効な方法となる。Carnevaleら（1998）[30]は、対照群を設定した10年間にわたる長期予後の前向き臨床研究を行った。この研究で歯根切除による根分岐部病変罹患歯の生存率は93％で、根分岐部病変がなく歯根切除を行わなかった歯周疾患罹患歯の生存率は95％であった。筆者の歯根切除・ヘミセクション処置歯の予後についての臨床的実感は、Carnevaleら（1998）[30]の長期結果と同程度である（症例3）。

日本人などのアジア系人種の大臼歯の歯根は歯根離開が小さく癒着傾向にあり、ルートトランクも長く歯根も短いため、歯根切除やヘミセクションに適さないことが多い（佐藤，1992，1997，2006）[31～33]。また、根分岐内を徹底した廓清後、根分岐部の開口部を歯肉で閉鎖することができれば、適切なメインテナンスを継続することによって、進行した根分岐部病変罹患歯を長期間保存することができる。そのため、フラップキュレッタージ後の経過がおもわしくなかったり、咬合上のキートゥースで修復・補綴上の支台歯の場合を除いて、歯根切除やヘミセクションを行うことを避けたい。進行した根分岐部病変（Ⅱ度 deep、Ⅲ度）に罹患した歯を積極的な処置によって保存する場合には、まず、フラップキュレッタージを行い、術後の再評価を踏まえて、さらなる処置をするか否かを判断する（佐藤，1992，2006）[31～33]。このフラップキュレッタージ後の術後経過を評価し、患者のプラーク能力を考慮し、進行した根分岐部病変の罹患歯が修復・補綴処置計画の重要な支台歯として必要かどうかを検討して、歯根切除やヘミセクションの適応であるかを判断する（症例3の7|7）。

可撤性テレスコープ義歯による二次固定経過（症例4‐a～z）

初診および患者：1990年3月、61歳、男性。　　　主訴：二次性咬合性外傷をともなった重度歯周炎の症例。

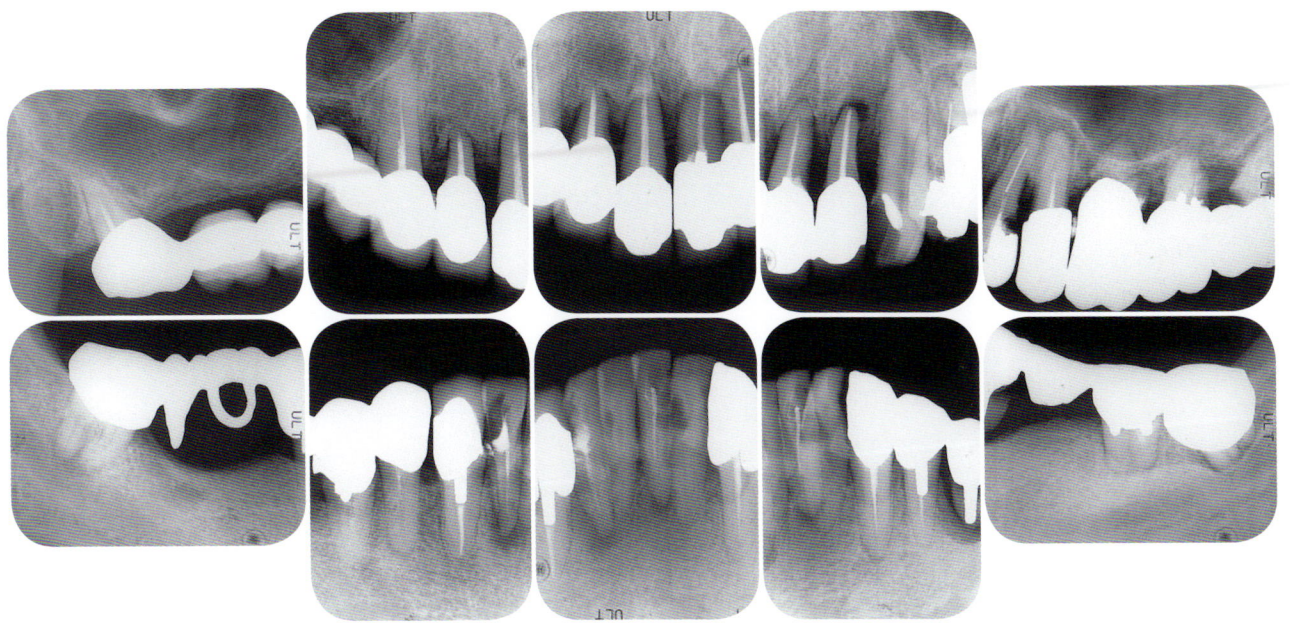

症例4-a①	症例4-a②	症例4-a③	症例4-a④	症例4-a⑤
症例4-a⑥	症例4-a⑦	症例4-a⑧	症例4-a⑨	症例4-a⑩

症例4-a①～⑩　重度の骨喪失、根尖病変、う蝕があり、プロービング値は4～12mmで、著しい病的動揺（1～3度）がみられた。二次性咬合性外傷を除去し、高度の動揺を防止し、歯列の機能的安定を得るために永久固定が必要である。

4．重度歯周炎患者の補綴処置（歯周補綴）

　全顎にわたって重度に進行した歯周疾患の症例では、残された歯‐歯周組織を保全し、長期間にわたって機能させるためには歯周環境を十分に考慮した補綴処置が必要になる。しかも多くの場合、臼歯部の咬合崩壊をともない、歯の病的な移動や欠損によって歯列は乱れ、下顎位も偏位し、安定した咬頭嵌合位も失われているので、全顎的な咬合の再構成が不可避となる。

　動揺歯の固定は、歯周組織の破壊が著しく、正常な咬合圧が負担の限界を越えて働き、この歯の動揺が咀嚼障害になったり、咬合および咀嚼時に疼痛を生じ、歯の動揺が患者の快適な咀嚼感あるいは咀嚼能力を障害するほど増大した場合に適応となる。また、歯の動揺が歯周支持の低下にともない外傷的に働き、治療後、進行性に増加し、病的移動や脱落、脱臼の危険性がある場合にも固定が必要となる。

　したがって、動揺歯の固定を必要とする症例は、①歯の動揺が進行して増大している。②患者の快適な咀嚼感が損なわれている。③歯の病的移動や動揺が進行している。④欠損歯をポンティックで補綴するために、複数の支台歯を補綴目的で連結する必要がある、などの症例である（症例1）。

　Yiら（1995）[34]は、歯周支持組織を著しく喪失した患者に、固定性クロスアーチブリッジを行い、10年間の予後観察期間中の支台歯の喪失は平均5％であったと報告している。

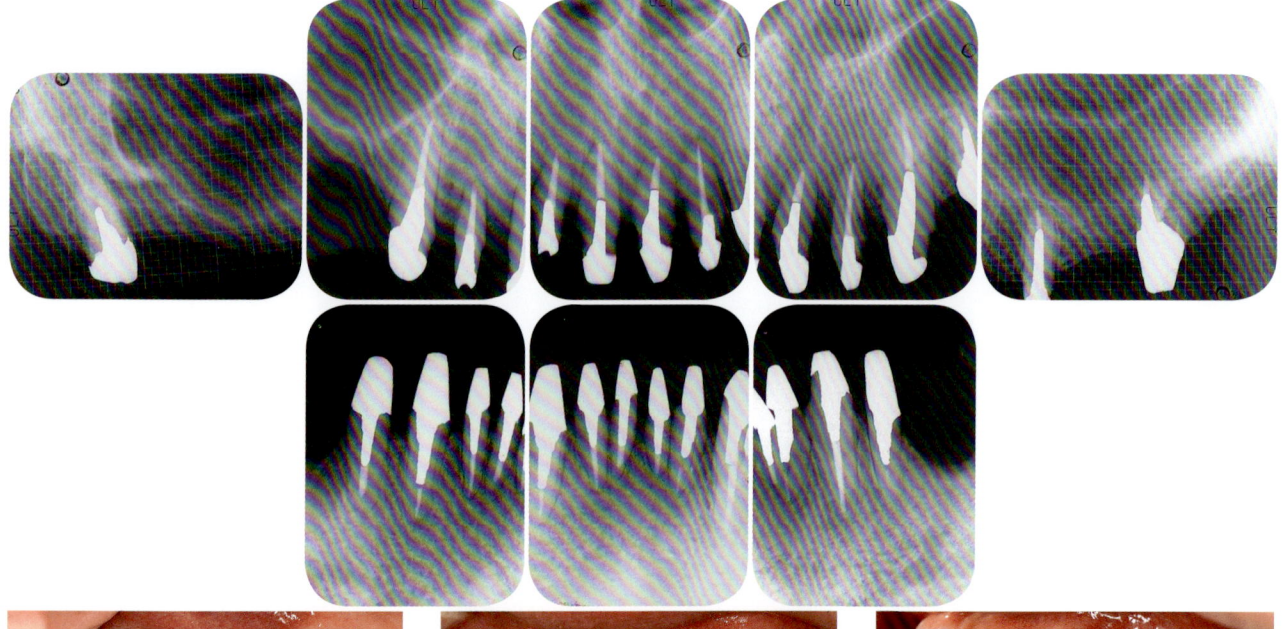

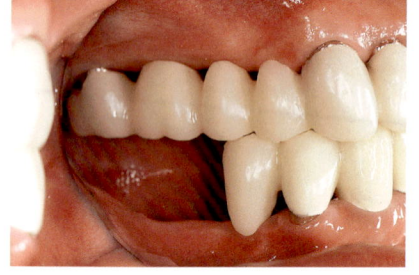

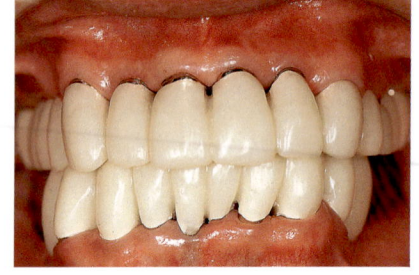

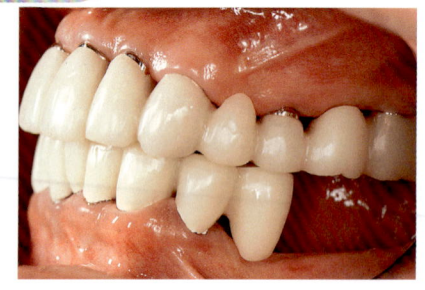

症例4-b①	症例4-b②	症例4-b③	症例4-b④	症例4-b⑤
	症例4-b⑥	症例4-b⑦	症例4-b⑧	
症例4-c		症例4-d		症例4-e

症例4-b〜e　初診から約1年2ヵ月(1991年5月)。4 6 8、7 5 | 5 7 8の抜歯。歯周治療(|7のフラップキュレッタージ以外はすべて非外科治療)。歯内療法およびプロビジョナルレストレーションによる暫間固定に加え、治療用義歯によって二次性外傷をコントロールした。上顎の支台歯にはコーヌスクローネの内冠が装着されているプロビジョナルレストレーション。

徹底した歯周治療と、補綴処置とメインテナンスにより、かなり良好な臨床成績を得ることは可能である。同時にメインテナンスが10年、20年と長期に及ぶと、さまざまな問題が生ずることは避けられないし、患者は加齢にもさらされ、全身的な疾病の頻度も高まる。そして、その都度、メインテナンスにおいて適切な対処が要求される。重度に進行した歯周疾患罹患歯を支台歯として用いる場合、この点から、メインテナンス中に全身の、あるいは支台歯のトラブルが生じた場合に、対処が容易な可撤性テレスコープによるパーシャルデンチャーの二次固定を活用する利点が認められる(佐藤，1992，2006)[31〜33](症例4-a〜n)。

まとめ

抜歯の診断がそのテクニックよりはるかに難しいものであることは、誰もが認めるだろう(佐藤；1992)[31]。適正な判断を下すには豊富な臨床経験が必要である。長期研究の結果は、歯周治療、補綴処置とメインテナンス療法の継続によって重度な歯周疾患罹患歯が長期間維持できることを示している。進行した歯周疾患を治療して、メインテナンスされている患者のメインテナンス期間中の歯の喪失は、2％(Lindhe & Nyman, 1984)[12]と5％(Yiら，1995、Karoussisら，2004)[34,35]、外科的あるいは非外科的な保存的な治療によって処置された根分岐部病変をともなう大臼歯の歯の喪失は、4.2％(Svärdström & Wennström, 2000)[29]、歯根切除・ヘミセクションによる

重度な歯周疾患患者の歯の保存

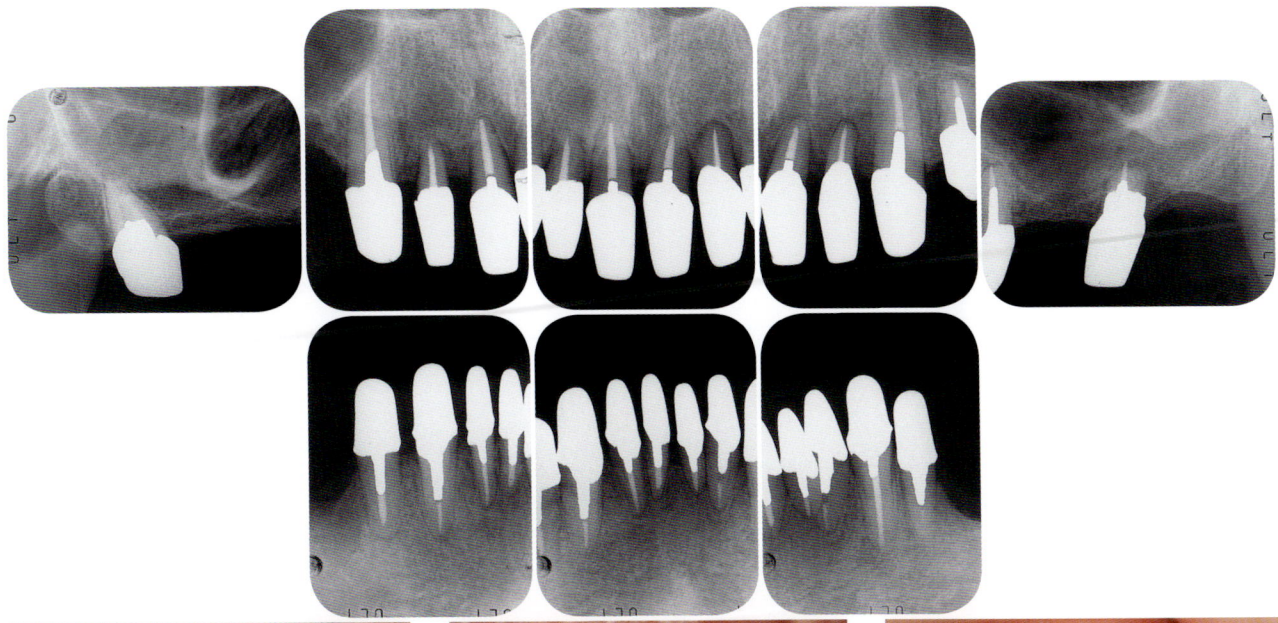

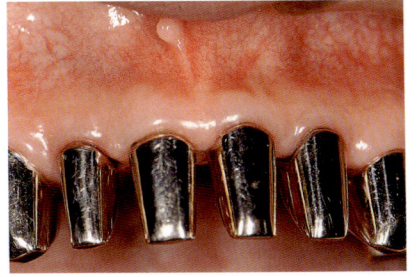

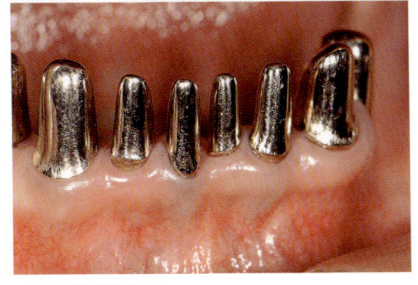

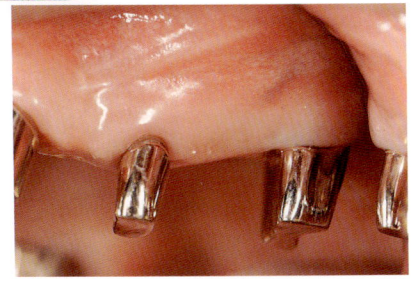

症例4-f①	症例4-f②	症例4-f③	症例4-f④	症例4-f⑤
	症例4-f⑥	症例4-f⑦	症例4-f⑧	
症例4-g		症例4-h		症例4-i

症例4-f〜i　初診から7年、可撤性テレスコープ義歯装着から約5年(1997年3月)。上顎は 7 3 2 1 | 1 2 3 5 7 を支台としたコーヌステレスコープ義歯。下顎は 4 3 2 1 | 1 2 3 4 支台のCSCテレスコープ義歯による二次固定により歯槽骨頂のレベルは維持され、進行性の動揺もない。

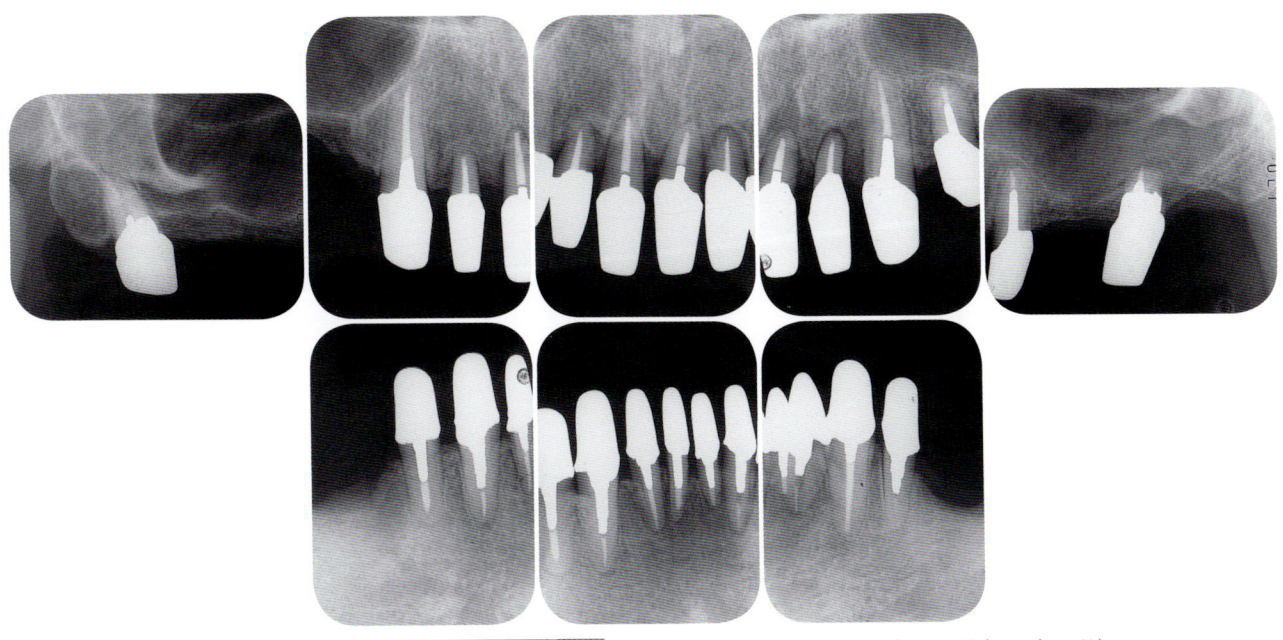

症例4-j①	症例4-j②	症例4-j③	症例4-j④	症例4-j⑤
	症例4-j⑥	症例4-j⑦	症例4-j⑧	

症例4-j①〜⑧　初診から15年1ヵ月(2005年4月)。

61

特別講演　天然歯保存へのチャレンジ―ペリオの立場、エンドの立場から―

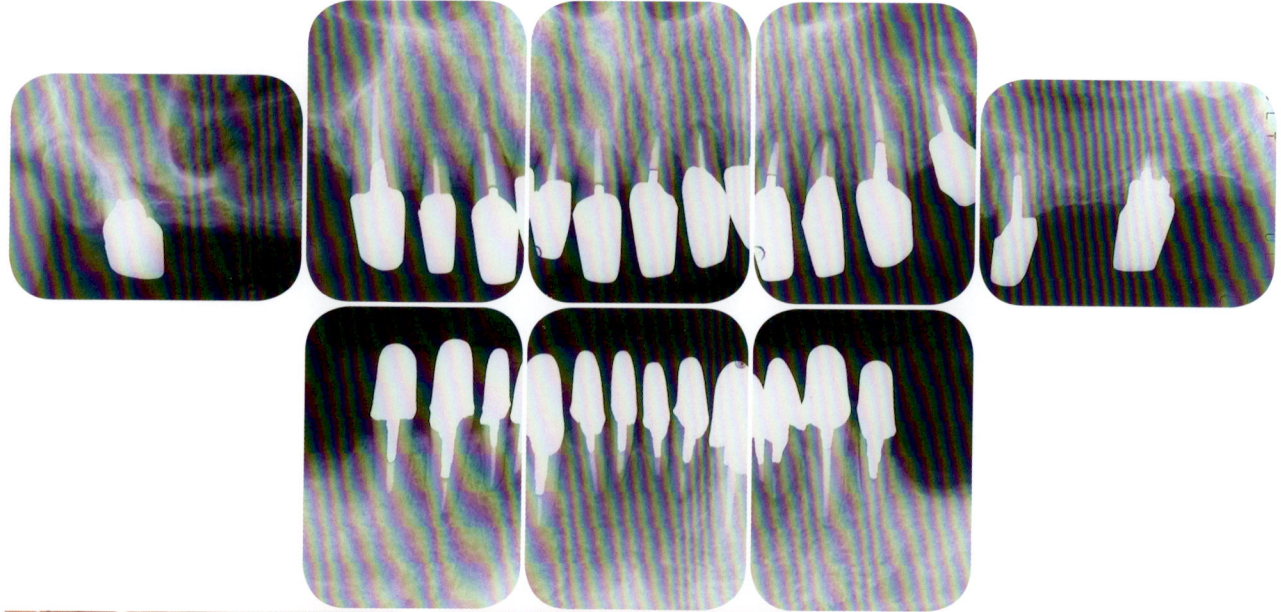

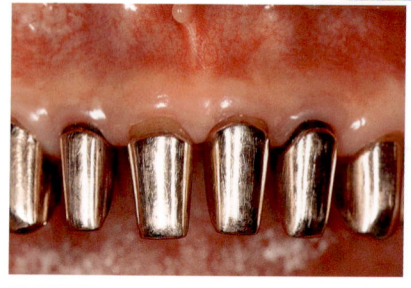

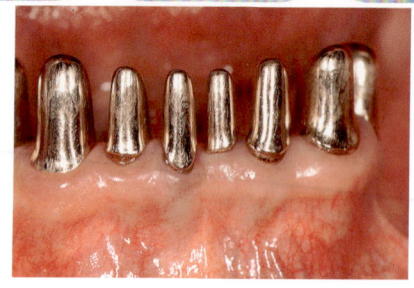

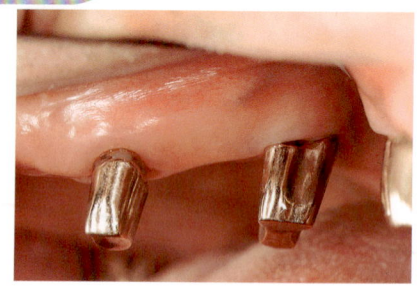

症例4-k①	症例4-k②	症例4-k③	症例4-k④	症例4-k⑤
	症例4-k⑥	症例4-k⑦	症例4-k⑧	
症例4-l		症例4-m		症例4-n

症例4-k～n　初診から21年4ヵ月（2011年4月）。2 1|1 2 は、依然として3度の動揺と歯根膜腔の拡大がみられるが、二次固定効果により進行性の歯の動揺や病的移動はない。なお、メインステンス時の歯肉縁下のインスツルメンテーションのために2 1|1 2 3 5 7の頬側歯肉辺縁が退縮し、露出歯根量が増加した。|5の根面う蝕には充填している。

　根分岐部病変罹患歯の10年間の生存率は93％（Carnevaleら，1998）30)、GTRによる再生療法処置後10年以上の長期にわたって96％以上の歯が維持（Cortellini & Tonetti, 2004）24)、など報告されている。歯周治療とメインテナンス療法によって、重度の歯周疾患罹患歯が長期間保存できる。

　深い歯周ポケット、重度の骨喪失、進行した根分岐部病変、著しい歯の動揺があるからといって、予後不良と決めつけ、機能している歯を簡単に抜歯すべきではない。オッセオインテグレーテッドインプラントによる重度に進行した歯周疾患をもつ歯の置換治療は、慎重にすべきである。抜歯してインプラントを埋入することは、長期的な観点からは、患者に対する最良の処置でないということが示唆される（佐藤，2006）33)。

参考文献

1. Hujoel PP, DeRouen TA. A survey of endpoint characteristics in periodontal clinical trials published 1988-1992, and implications for future studies. J Clin Periodontol 1995 ; 22 (5) : 397-407.
2. Page RC, Armitage GC, DeRouen TA, et al. : Desigen an conduct of clinical trials of products designed for the prevention, diagnosis and therapy of periodontitis. Chicago : American Academy of Periodontology ; 1995. p 1-54.
3. Fardal O, Johannessen AC, Linden GJ. Tooth loss during maintenance following periodontal treatment in a periodontal practice in Norway. J Clin Periodontol 2004 ; 31(7) : 550-555.
4. Van der Velden U, Schoo WH : Scientific basis for the treatment of periodontitis. In : Lindhe J, Karring T, Lang NP, editors. Clinical periodontology and implant dentistry. 3th ed. Copenhagen : Munksgaard ; 1997.
5. Hirschfeld L, Wasserman B. A long-term survey of tooth loss in 600 treated periodontal patients. J Periodontol 1978 ; 49(5) : 225-237.
6. McFall WT Jr, Hamrick SW. Clinical effectiveness of a dentifrice containing fluoride and a citrate buffer system for treatment of dentinal sensitivity. J Periodontol 1987 ; 58 (10) : 701-705.
7. Goldman MJ, Ross IF, Goteiner D. Effect of periodontal therapy on patients maintained for 15 years or longer. A retrospective study. J Periodontol 1986 ; 57(6) : 347-353.
8. McLeod DE, Lainson PA, Spivey JD. The effectiveness of periodontal treatment as measured by tooth loss. J Am Dent Assoc 1997 ; 128(3) : 316-324.
9. Checchi L, Montevecchi M, Gatto MR, Trombelli L. Retrospective study of tooth loss in 92 treated periodontal patients. J Clin Periodontol. 2002 ; 29(7) : 651-656.
10. König J, Plagmann HC, Ruhling A, Kocher T. Tooth loss and pocket probing depths in compliant periodontally treated patients : a retrospective analysis. J Clin Periodontol 2002 ; 29(12) : 1092-1100.
11. Dannewitz B, Krieger JK, Husing J, Eickholz P. Loss of molars in periodontally treated patients : a retrospective analysis five years or more after active periodontal treatment. J Clin Periodontol 2006 ; 33(1) : 53-61.
12. Lindhe J, Nyman S. Long-term maintenance of patients treated for advanced periodontal disease. J Clin Periodontol 1984 ; 11(8) : 504-514.
13. McGuire MK. Prognosis versus actual outcome : a long-term survey of 100 treated periodontal patients under maintenance care. J Periodontol 1991 ; 62(1) : 51-58.
14. Wood WR, Greco GW, McFall WT Jr. Tooth loss in patients with moderate periodontitis after treatment and long-term maintenance care. J Periodontol 1989 ; 60(9) : 516-520.
15. Bower RC. Furcation morphology relative to periodontal treatment. Furcation entrance architecture. J Periodontol 1979 ; 50(1) : 23-27.
16. Svärdström G, Wennström JL. Furcation topography of the maxillary and mandibular first molars. J Clin Periodontol 1988 ; 15(5) : 271-275.
17. Nordland P, Garrett S, Kiger R, Vanooteghem R, Hutchens LH, Egelberg J. The effect of plaque control and root debridement in molar teeth. J Clin Periodontol 1987 ; 14(4) : 231-236.
18. Loos B, Nylund K, Claffey N, Egelberg J. Clinical effects of root debridement in molar and non-molar teeth. A 2-year follow-up. J Clin Periodontol 1989 ; 16(8) : 498-504.
19. Kalkwarf KL, Kaldahl WB, Patil KD. Evaluation of furcation region response to periodontal therapy. J Periodontol 1988 ; 59(12) : 794-804.
20. Matia JI, Bissada NF, Maybury JE, Ricchetti P. Efficiency of scaling of the molar furcation area with and without surgical access. Int J Periodontics Restorative Dent 1986 ; 6 (6) : 24-35.
21. Fleischer HC, Mellonig JT, Brayer WK, Gray JL, Barnett JD. Scaling and root planing efficacy in multirooted teeth. J Periodontol 1989 ; 60(7) : 402-409.
22. Parashis AO, Anagnou-Vareltzides A, Demetriou N. Calculus removal from multirooted teeth with and without surgical access. (I). Efficacy on external and furcation surfaces in relation to probing depth. J Clin Periodontol 1993 ; 20 (1) : 63-68.
23. Cortellini P, Stalpers G, Pini Prato G, Tonetti MS. Long-term clinical outcomes of abutments treated with guided tissue regeneration. J Prosthet Dent 1999 ; 81(3) : 305-311.
24. Cortellini P, Tonetti MS. Long-term tooth survival following regenerative treatment of intrabony defects. J Periodontol 2004 ; 75(5) : 672-678.
25. Stavropoulos A, Karring T. Long-term stability of periodontal conditions achieved following guided tissue regeneration with bioresorbable membranes : case series results after 6-7 years. J Clin Periodontol 2004 ; 31(11) : 939-944.
26. Heden G, Wennstrom J, Lindhe J. Periodontal tissue alterations following Emdogain treatment of periodontal sites with angular bone defects. A series of case reports. J Clin Periodontol 1999 ; 26(12) : 855-860.
27. Ross IF, Thompson RH Jr. A long term study of root retention in the treatment of maxillary molars with furcation involvement. J Periodontol 1978 ; 49(5) : 238-244.
28. Wang HL, Burgett FG, Shyr Y, Ramfjord S. The influence of molar furcation involvement and mobility on future clinical periodontal attachment loss. J Periodontol 1994 ; 65 (1) : 25-29.
29. Svärdström G, Wennström JL. Periodontal treatment decisions for molars : an analysis of influencing factors and long-term outcome. J Periodontol 2000 ; 71(4) : 579-585.
30. Carnevale G, Pontoriero R, di Febo G. Long-term effects of root-resective therapy in furcation-involved molars. A 10-year longitudinal study. J Clin Periodontol 1998 ; 25(3) : 209-214.
31. 佐藤直志．歯周補綴の臨床と手技．東京：クインテッセンス出版，1992．
32. 佐藤直志．歯周外科の臨床とテクニック．東京：クインテッセンス出版，1997．
33. 佐藤直志．補綴のメインテナンス．東京：クインテッセンス出版，2006．
34. Yi SW, Ericsson I, Carlsson GE, Wennstrom JL. Long-term follow-up of cross-arch fixed partial dentures in patients with advanced periodontal destruction. Evaluation of the supporting tissues. Acta Odontol Scand 1995 ; 53(4) : 242-248.
35. Karoussis IK, Muller S, Salvi GE, Heitz-Mayfield LJ, Brägger U, Lang NP. Association between periodontal and peri-implant conditions : a 10-year prospective study. Clin Oral Implants Res 2004 ; 15(1) : 1-7.

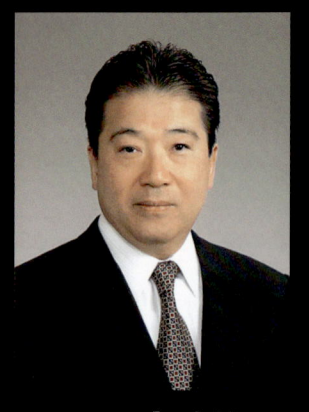

インプラント全盛時代における天然歯保存へのチャレンジ
—エンドの立場から—

岡口守雄
（岡口歯科クリニック）

● 略歴
1976年　明治大学政治経済学部経済学科卒業
1986年　岩手歯科大学歯学部卒業
1993年　東京都千代田区にて開業

● 所属団体
日本顎咬合学会指導医
S.J.C.D. 理事
S.J.C.D. マイクロコース　インストラクター

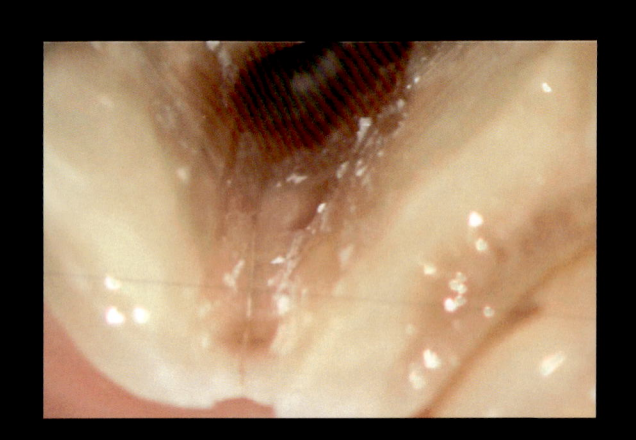

はじめに

　インプラント全盛の現代において、今、また天然歯保存の重要性が問われている。患者が求めているのは、自分の歯をより長く口腔内に保存し、機能させることである。そのために最善をつくすことはわれわれ歯科医師の使命であり、安易に抜歯をしてインプラントに移行することは慎まなければならない。

　抜歯に至る要因を歯内療法の側面から考えてみると、わが国の抜歯の原因調査[1]では抜去歯の約60％が根管充填済みの歯であり、また、根管治療が施された歯はされていない有髄歯よりも、高頻度に抜歯に至ることが報告されている。さらに、横断研究[2]では根管充填がなされた歯のうち約40％にX線上で根尖部透過像が観察されたと報告されている。つまり、根管治療のクオリティが歯の保存に大きく関与していることがわかる。

　従来、歯科治療において歯内療法は手探りの治療であった。現在は歯科用のマイクロスコープが使用されるようになり、根管内を明視野で観察できるようになってきた。それにより、根管内の様々な抜歯に至る要因を見ることができ、それを解決する方法が生み出されている。

　エンドにかかわる抜歯の要因として、筆者は7つの項目を挙げる（表1）。それについてOJ年次ミーティングでは一つ一つ症例を紹介したが、本稿では誌面の都合上、

表1　歯内療法の原因

1	不適切な根管の拡大・清掃
2	残髄炎
3	器具の根管内破折
4	根管壁の人工的穿孔
5	歯根吸収
6	歯内 - 歯周病変
7	歯根破折

表2 垂直性歯根破折の分類

分類	破折名	イラスト	破折状況	治療オプション
Class 1	Closed Fresh & Sound Fracture		新鮮で破折線が閉じていて、周囲の感染が少ない破折。破折と分類しているが、クラックやヒビとして発見されることが多い。このタイプの破折では、初めは自覚症状がないことも多い。Tamuseらによると破折歯の21%は無症状であると報告されている。	おもに口腔内法の根管内接着が適応される。
Class 2	Closed Colored & Infected Fracture		破折線は閉じているが、破折線が黒く、肉眼でも確認しやすい破折。ヘアラインクラックとも呼ばれる。破折周囲組織に感染が波及しはじめているケースである。	口腔内法の根管内接着が適応されることが多いが、周囲に感染が波及しはじめている場合は外科による根管外法も適応となる。
Class 3	Semi-Opened Colored & Infected Fracture		破折線がやや開き、感染源が破折線の中に認められ、さらに周囲組織に感染している破折。この場合は部分的な場合もあるが、歯根全体に波及しているケースが多い。	可能であれば、口腔内法による、接着修復治療がメインになるが、ケースによっては意図的再植を適応する場合もある。
Class 4	Full-Opened Colored & Infected Fracture		破折線が完全に離開している。破折線の中に肉芽組織が入り込んでおり、元に復位できない破折。	口腔外法による、抜歯再植が適応となる。しかし、破折や残存歯の状態により、抜歯が第一選択となる場合もある。

垂直性歯根破折の症例に的を絞って紹介したい。

まず、歯牙の破折の種類やそれにともなう治療法、治療オプションについて筆者の臨床経験による分類を紹介する。

垂直性歯根破折のタイプおよび分類

1）タイプ

垂直性破折には、近遠心方向に破折が起こるタイプと頰舌方向に起こるタイプがある。近遠心方向に破折が起こるケースは歯冠の咬合面から根尖方向に向かう破折が多く認められる。これは咬合による破折と考えられる。

また、頰舌方向に割れてくる歯根部の垂直性破折も失活歯に多く見られるパターンである。この破折のパターンは歯根から歯冠のほうに上行性に伸展していくケースが多い。原因としては、歯根の解剖学的なウィークポイントに、過度のストレスが加わったものと考えられる。

2）分類

Class 1（Closed Fresh & Sound Fracture）

この破折は、破折線が閉じていて新鮮であり、周囲の感染が少ないケースである。破折と分類しているが、発見されない場合も多く、クラックやヒビとして認められる。このタイプの破折では、初めは自覚症状がないことも多い。Tamuseらによると破折歯の21%は無症状であると報告されている[3]。

Class 2（Closed Colored & Infected Fracture）

破折線は閉じているが、黒く、肉眼でも確認できる破折である。ヘアラインクラックともよばれる。破折周囲組織に感染が波及し始めているケースである。

Class 3（Semi-Opened Colored & Infected Fracture）

破折線がやや開き、感染源が破折線の中に認められ、さらに周囲組織に感染が波及している破折である。このケースでは部分的な場合もあるが、歯根全体に波及している場合が多い。

Class 4（Full-Opened Colored & Infected Fracture）

破折線が完全に離開している。破折線の中に肉芽組織が入り込んでおり、元に復位できない破折である。

3）垂直性破折歯治療法の分類

垂直性破折歯の治療法としては大きく分けて口腔内法、口腔外法がある。まず、口腔内法は、根管内から接着する根管内法、あるいは、根管の外から外科的に修復する根管外法があり、さらに根管内法と根管外法を併用する場合もある。

口腔外法は、一度抜歯して破折部を接着して再植する方法である（表2）。

特別講演　天然歯保存へのチャレンジ―ペリオの立場、エンドの立場から―

Class 2 症例（症例1-a～l）

患者年齢および性別：26歳、女性
初診時：2011年11月
主訴：左下の奥歯を治療しているが、なかなか改善しない。
治療内容：左下第一大臼歯の根管治療を2年間行ったが、症状の改善が認められず、当院に紹介された患者である。デンタルX線で近心根管の根尖部に明らかな透過像が認められる。治療するにあたり、周囲の残存歯質が非常に薄く、クランプをかけることにより歯にストレスを加えることになるため、まず補強のため隔壁の処置が必要であった。

さらに、近心頬側部には初期の垂直性歯根破折が確認できた。その破折線は閉鎖している状態で、やや茶色がかった色をしており、陳旧性の破折線と思われる。つまり、Class 2 パーシャル、シングルに分類される。

まず、根管内法により、破折部の接着を行い、同日にコンポジットレジンによる隔壁を行った後、根管治療を開始した。根管治療開始後4回目でまず遠心根の根管充填を、MTAを用いて行った。その後、近心根管は、デンタルX線で根尖部の透過像が縮小し、病変が治癒傾向にあることを確認した後に、MTAを用いて根管充填を行った。さらに、根尖部の透過像が縮小しているのを確認した後、グラスファイバーを用いたレジン支台築造を行った。

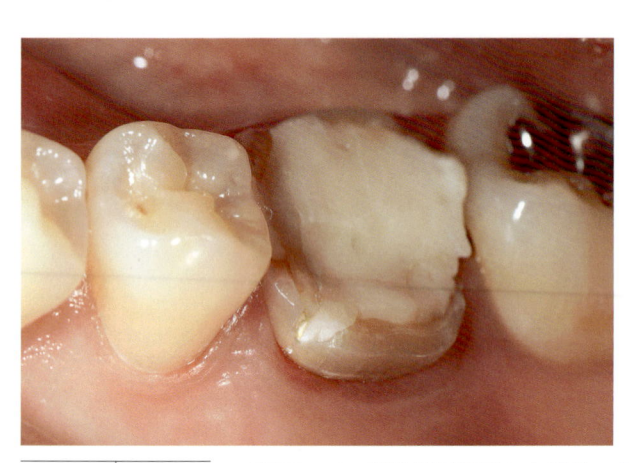

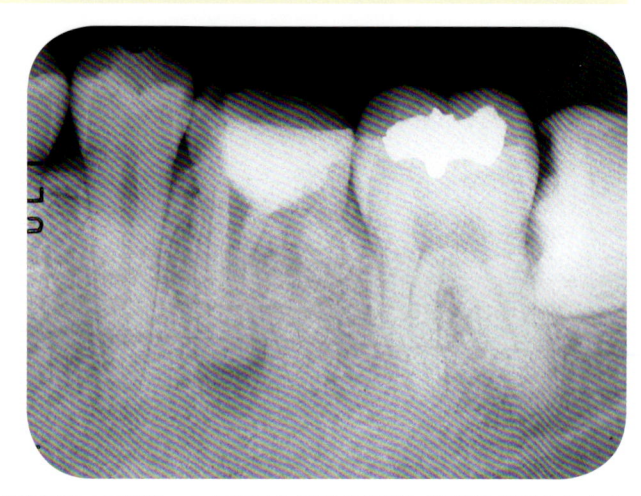

症例1-a｜症例1-b　症例1-a、b　初診時口腔内およびデンタルX線写真。下顎第一大臼歯近心根根尖周囲に透過像が認められる。

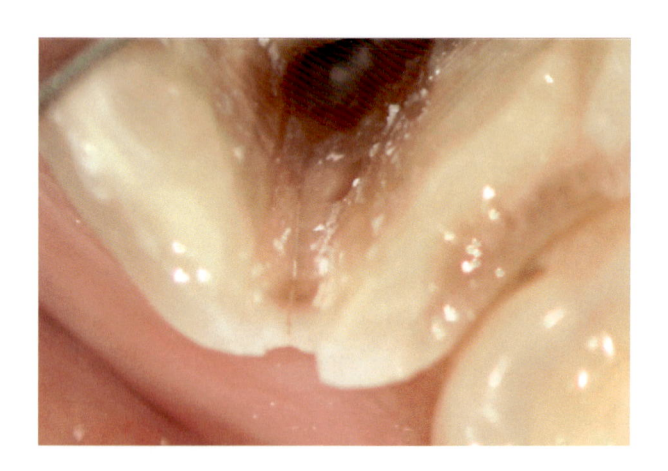

症例1-c　マイクロスコープ下において近心頬側部の破折線を発見した。破折部を可及的にカットした後、コンポジットレジンを用いて接着補強するとともに隔壁とした。

インプラント全盛時代における天然歯保存へのチャレンジ―エンドの立場から―

症例1-d　エンドアクセスバーNo.1（ヨシダ社製）にて破折部を一層削除。破折線を根管内からカットし、感染源を除去する。

症例1-e　細い超音波スケーラーにてさらに破折線を一層追っているところ。超音波スケーラーを用いて、破折線内に残る感染源をさらに除去する。

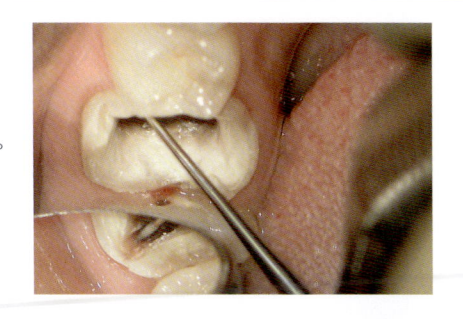

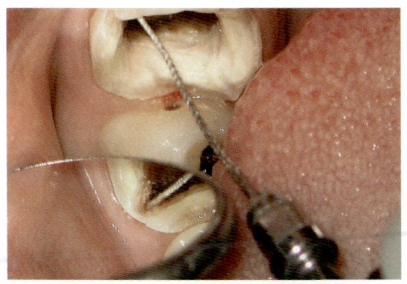

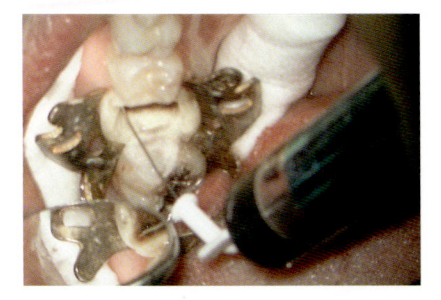

症例1-f　破折線をカットした後に、ボンディングを行い、フロアブルレジンを細いチップを用いて流し込む。

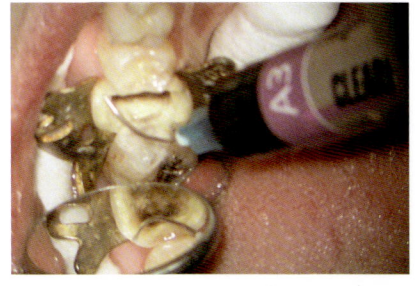

症例1-g　さらに、少し太いシリンジにてフロアブルレジンを流し、歯冠形態を作り、ラバーダム防湿のための隔壁とする。

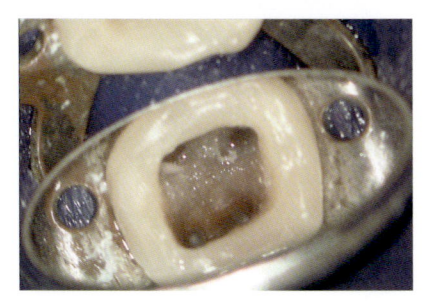

症例1-h　隔壁製作後、ラバーダム防湿にて感染根管治療を始める。

症例1-i　数回に渡る治療によりガッタパーチャ感染源除去を進めると根尖部のX線透過度は縮小傾向を示した。

症例1-j　MTAを用いた根管充填時の近心根管内のマイクロスコープ画像。

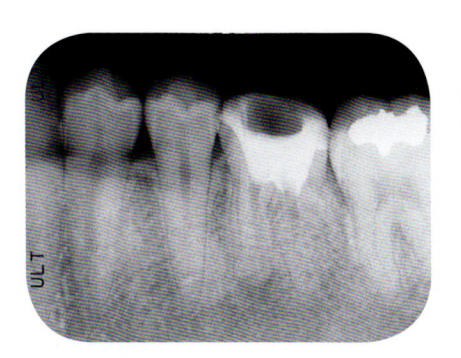

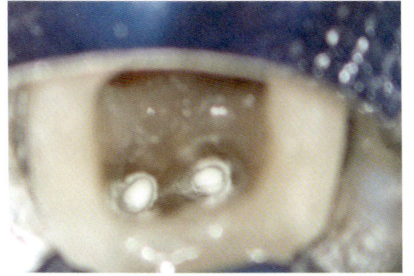

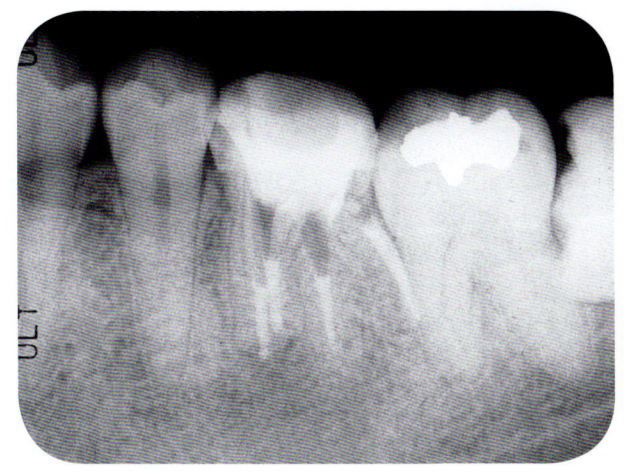

症例1-k　臨床症状の消退を確認しMTAセメントによる根管充填を行った。

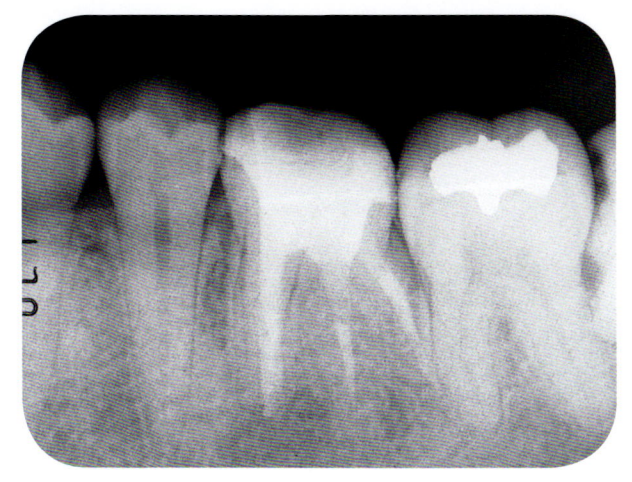

症例1-l　ファイバーコアを用いたレジン支台築造を行ったのち、歯冠部をCRにて修復した。根尖部透過像はほぼ消失した。

Class 4 症例（症例2-a～u）

患者年齢および性別：30歳、女性
初診時：2008年6月
主訴：食事中に左上の前歯が欠けた、鼻の下を押すと痛い。
治療内容：左上中切歯歯冠遠心部が破折し、根尖相当部歯肉に腫脹が認められる。デンタルX線写真上で根尖部に透過像を確認した。まず、応急処置として破折部をウェッジにて寄せ、破折部を一層削除した後、コンポジットレジンを用いて接着し、歯冠部の形態を修復した。

その後、感染根管治療を開始し、ガッタパーチャの除去を行ったが、マイクロスコープで根管内を観察したところ、破折線は根尖に到達していることが確認された。数回にわたる根管治療で日常生活に支障がない程度に症状は回復したが、その後、子育てのため継続した治療が困難となり、約1年来院が途絶え治療は中断した。

1年後に根尖部の腫脹を訴え再来院したが、破折線は完全に離開しており根管内接着では治癒が見込めないと判断し、意図的再植を行い、口腔外にて接着を行うこととした。抜歯を行うと歯は歯根で唇舌的に完全に離断していた。破折部の不良肉芽を掻爬、洗浄後、スーパーボンドにて接着を行い抜歯窩に戻した。さらに、スーパーボンドにて隣在歯との固定を行った。

その後、約半年経過を追ったが、根尖部の透過像は消失し、歯根膜腔の拡大を認めず、動揺もないため治癒傾向にあると判断し、現在3年間、経過観察を続けている。

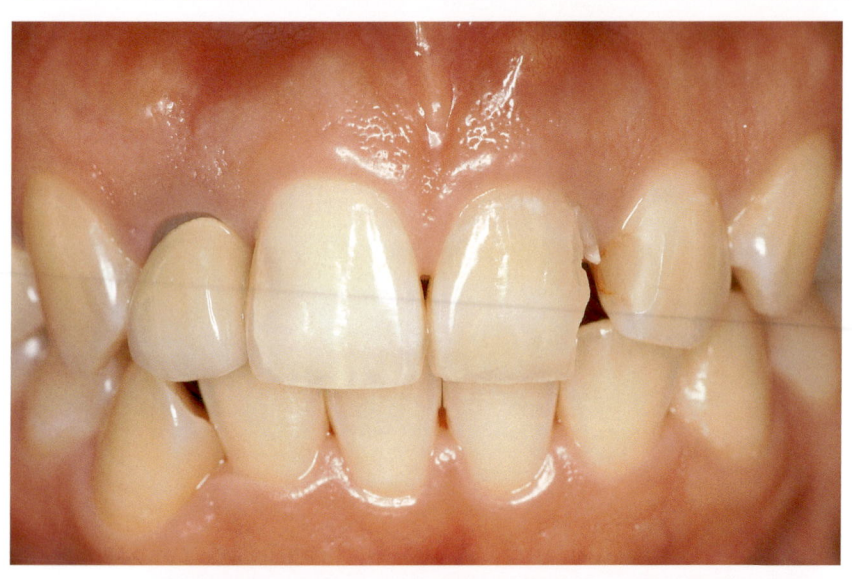

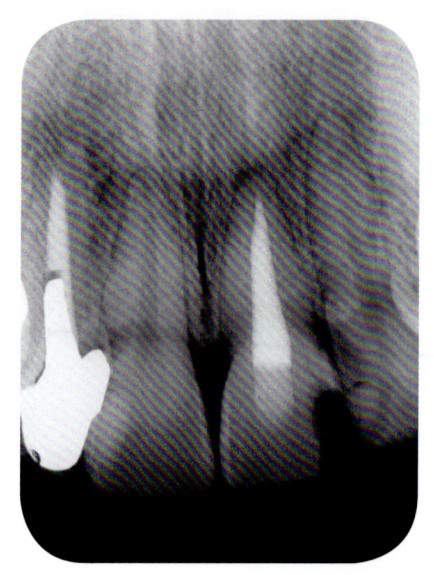

症例2-b　初診時デンタルX線写真。歯頸部遠心付近に破折線を疑わせる細い透過像が認められ、また根尖部に透過像が確認できる。

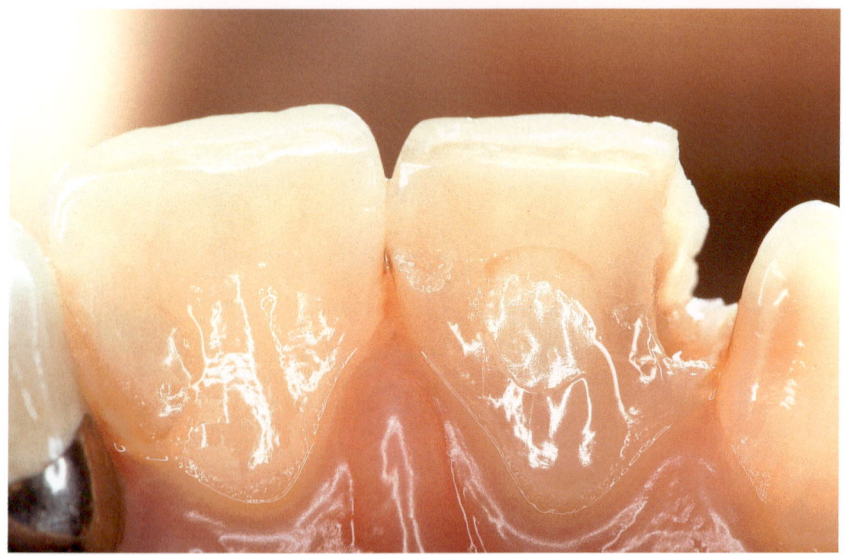

症例2-a①、②　初診時口腔内写真。左上中切歯遠心部が破折しており、さらに根尖相当部歯肉に腫脹が認められる。本歯牙は、当院にて1997年（11年前）に根管充填し、アクセスオープニングした舌側部をコンポジットレジンにて修復している。なお、遠心隣接部のコンポジットレジンはそのままにしており、当部位より破折が起こっている。

インプラント全盛時代における天然歯保存へのチャレンジ—エンドの立場から—

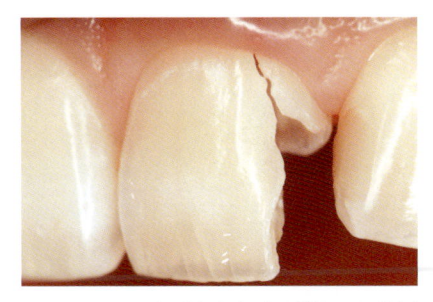

症例2-c① 唇面遠心部歯頸部より破折が歯根部に波及している。破折面はやや開いている。

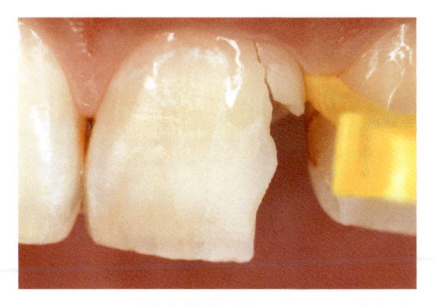

症例2-c② 遠心隣接面にウエッジを入れ、開いている破折部を閉じている。

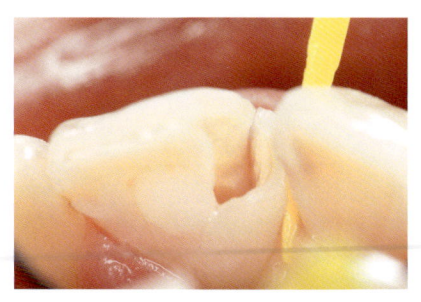

症例2-c③ 咬合面より破折部を一層カットし、接着スペースを作る。

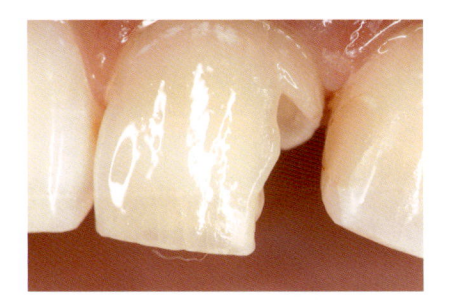

症例2-c④ まず根管部よりコンポジットレジンを用いて接着し、歯冠部へと築成する。

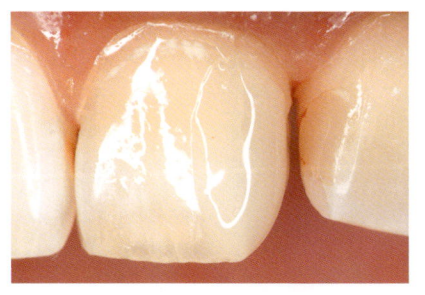

症例2-c⑤ デンティン部に濃い目のデンティン色をエナメル部に透明感のあるエナメル色を用いて歯冠形態を作る。

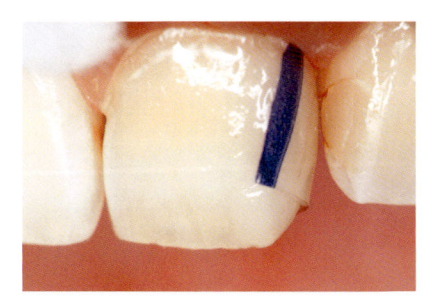

症例2-c⑥ 隣接部はトランスペアレントマトリックスのブルーを用いてコンタクト部の形態を作る。

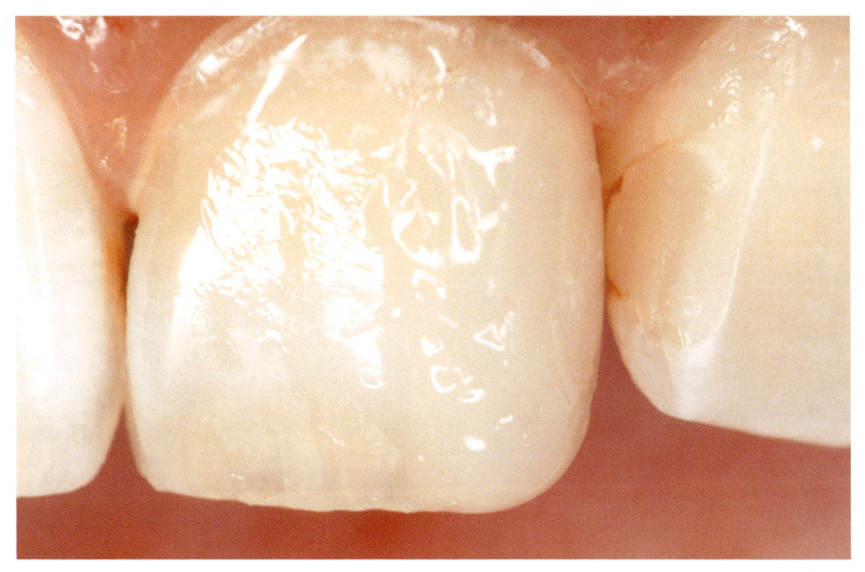

症例2-c⑦ コンポジットレジンを用いたダイレクトボンディングの築盛直後。築盛において三次元的な形態を整えることが大切である。

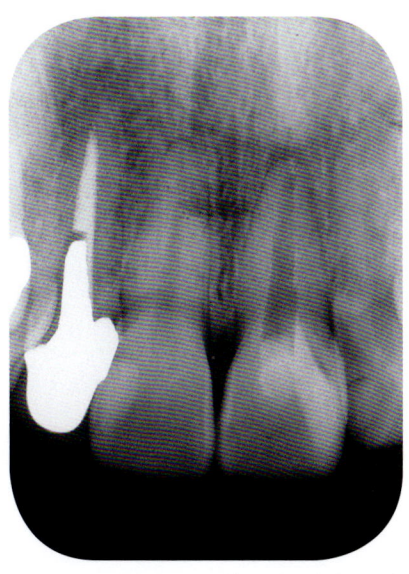

症例2-d 破折部処置後、感染根管治療を開始しガッタパーチャの除去後デンタルX線写真を撮影した。

特別講演　天然歯保存へのチャレンジ―ペリオの立場、エンドの立場から―

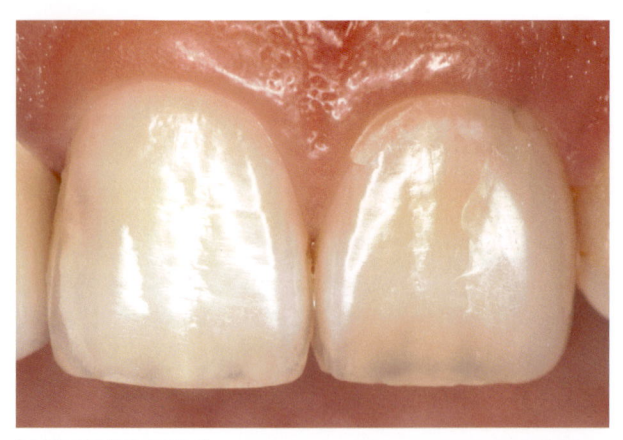

症例2-e、f　数回にわたる根管治療により、破折線内、根尖孔外のガッタパーチャ、感染源の除去を行い日常生活には支障がない程度に症状は回復したが、その後治療は中断する。

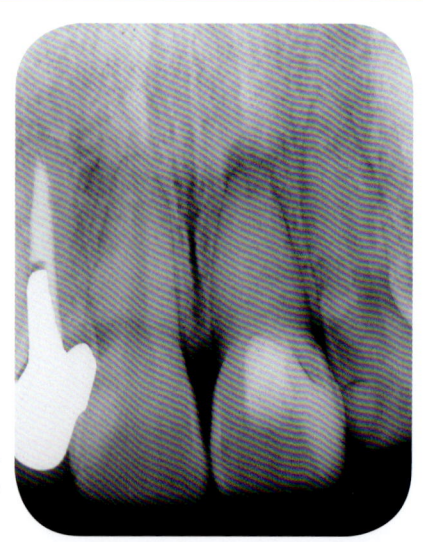

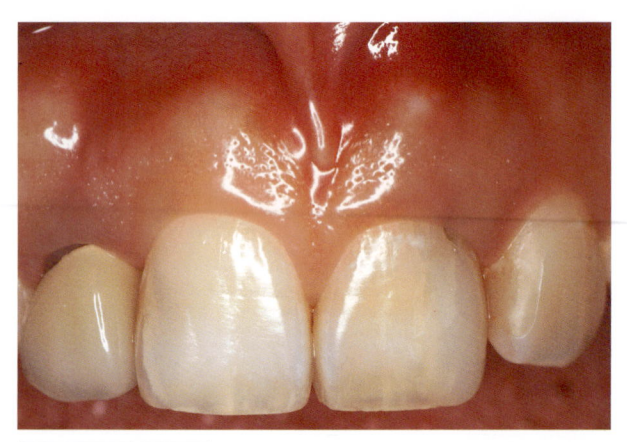

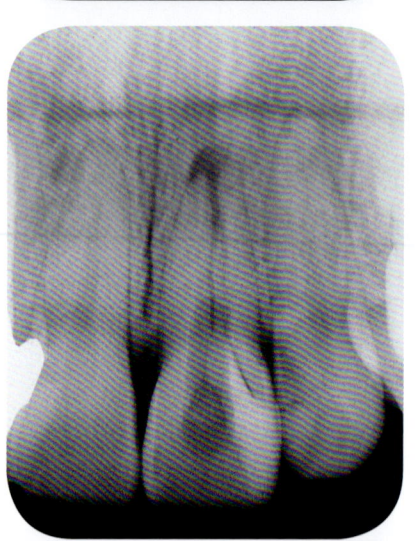

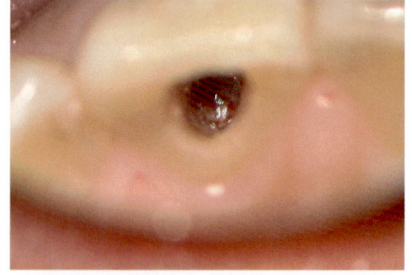

症例2-g、h　約1年後根尖部の腫脹を訴え再来院した。デンタルX線上で破折線の離開を認める。この段階では根管外法を適応とし、意図的再植による口腔外での接着を行うこととした。

症例2-i、j　根管内より唇側の破折線アップ。マイクロスコープにて唇舌的に完全に破折していることを確認した。

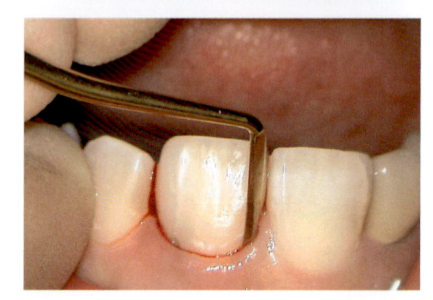

症例2-k　ペリオトームを用いて歯根膜を離断し、歯牙を脱臼しやすい状態にしてから鉗子を用いて抜歯を行う。

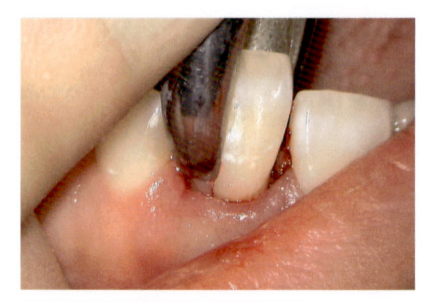

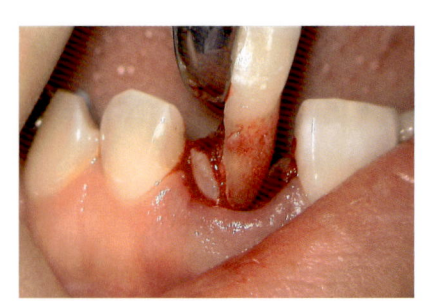

症例2-l〜n　鉗子を用いて周囲組織を傷つけないよう慎重に破折した歯根を抜歯する。

インプラント全盛時代における天然歯保存へのチャレンジ―エンドの立場から―

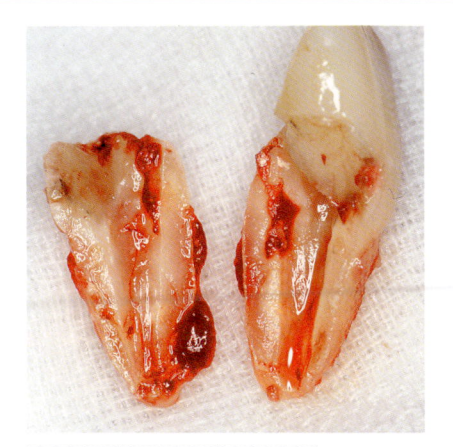

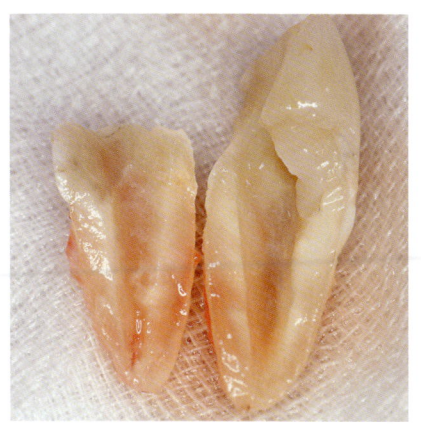

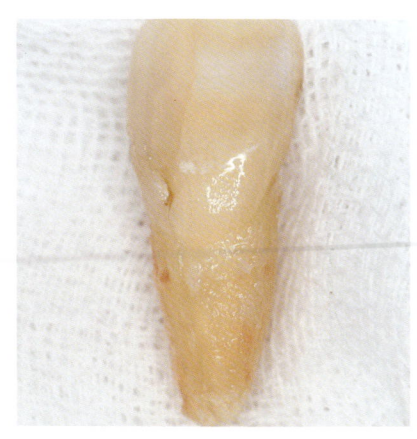

症例2-o | 症例2-p | 症例2-q　症例2-o〜q　抜歯した破折歯の破折面を超音波スケーラーにてクリーニングし、キュレットを用いて根面周囲の肉芽を除去する。その後、破折面をスーパーボンドのクリアにて接着する。

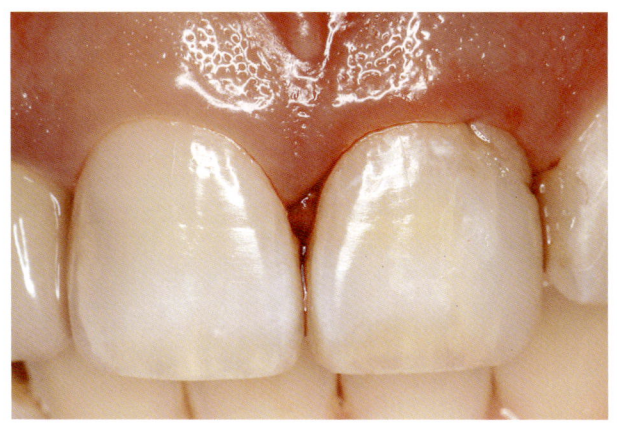

症例2-r | 症例2-s　症例2-r、s　接着した破折歯を抜歯窩に戻し、スーパーボンドにて隣在歯との固定を行った。術直後のデンタルX線写真。

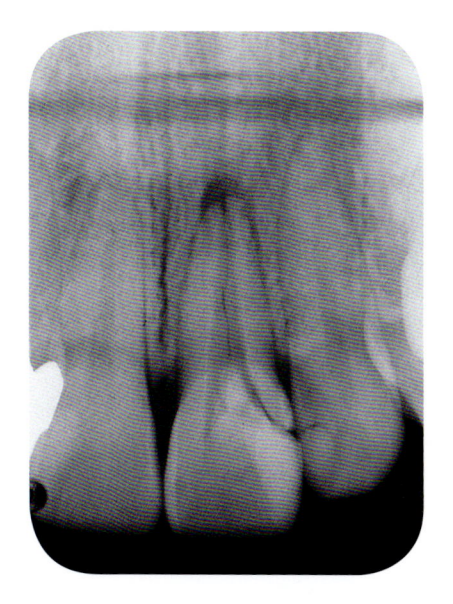

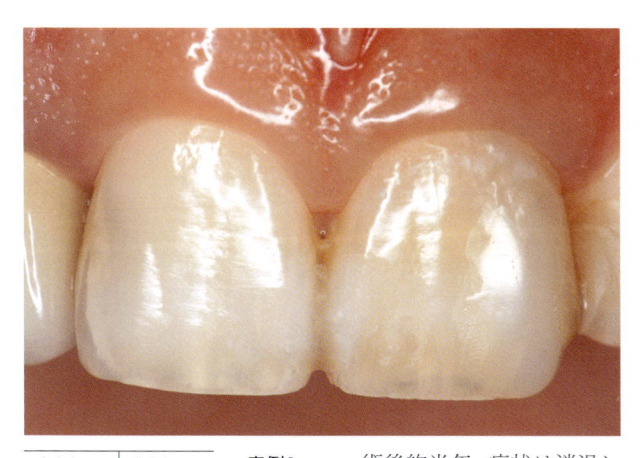

症例2-t | 症例2-u　症例2-t、u　術後約半年。症状は消退し、周囲歯周組織も安定している。歯頸部の接着時によるステップをコンポジットレジンにて修正し、歯冠部の審美性も保たれている。現在、術後3年間の経過観察中である。

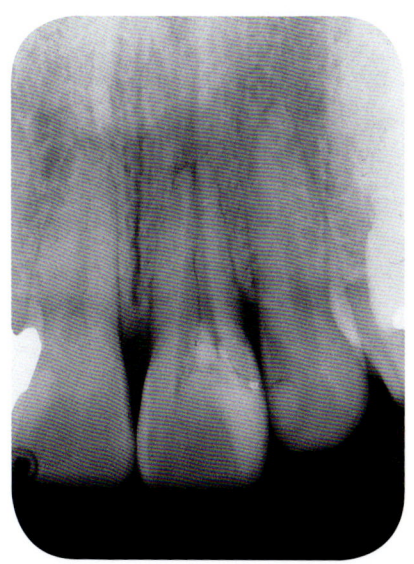

おわりに

　現在、われわれ歯科医師が日々行う根管治療のほとんどは感染根管治療である。そして、マイクロスコープを用いて再治療を行うと多くの根管内に何らかの破折が認められることがわかる。

　治療に際しては、破折の状況を患者に正確に伝え、患者の要望をもとに治療計画を立てなければならない。さらに、根管の複雑な解剖学的形態の中に破折があり、それをいかに見つけ、そこに存在する感染源を除去することが破折歯の治療のキーポイントとなる。

　また、破折においては小さな破折であっても適切に処置していくことで歯の長期保存につながる。Class 1、2 程度の破折であれば根管内接着を行えば筆者の症例では長期の保存が可能となっている。また、完全に破折部が離断してしまった場合においても、根管内法根管外法さらに口腔外法により、保存ができる症例も少なからず存在する。患者の希望と同意が得られれば、チャレンジしてみる価値はある。

　インプラント全盛の時代、抜歯の基準は歯科医師により大きく異なるが、まずは歯牙の保存を第一に考え、そのためのテクニックやノウハウの習得に対する努力を惜しんではならない。

参考文献

1. 安藤雄一，相田　潤，森田　学，ほか：抜歯の原因調査報告書，(財)8020推進財団，東京，2005：18.
2. Tsuneishi M, Yamamoto T, Yamanaka R, Tamaki N, Sakamoto T, Tsuji K, Watanabe T. Radiographic evaluation of periapical status and prevalence of endodontic treatment in an adult Japanese population. Oral Surg Oral Med Oral Pathol Oral Radiol Endod 2005；100(5)：631-635.
3. Tamse A. Iatrogenic vertical root fractures in endodontically treated teeth. Endod Dent Traumatol 1988；4(5)：190-196.

OJ正会員講演
骨造成へのチャレンジ
── Bone Graft、GBR

成瀬啓一
鍋島弘充

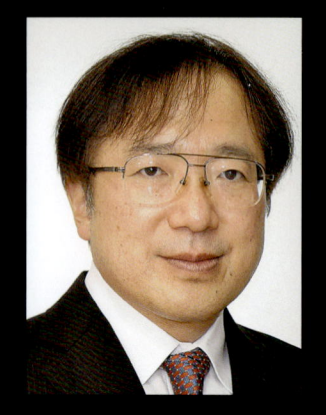

下顎における骨吸収の分類とその造成法の考え方
—隣接歯周病罹患歯の戦略的抜歯を考慮して—

成瀬啓一
（山形ペリオ・インプラントセンター）

●略歴
1984年　松本歯科大学卒業
1989年　山形市 成瀬歯科クリニック開業
2009年　山形ペリオ・インプラントセンター開設
2011年　歯学博士取得
2012年　松本歯科大学インプラントセンター臨床教授
現在、日本口腔インプラント学会専門医、ICOI（国際口腔インプラント学会）指導医、DGZI（ドイツインプラント学会）指導医、ADIA（American Dental Implant Association）指導医、日本顎咬合学会認定医、AAP会員、成瀬再生医療研究会主宰

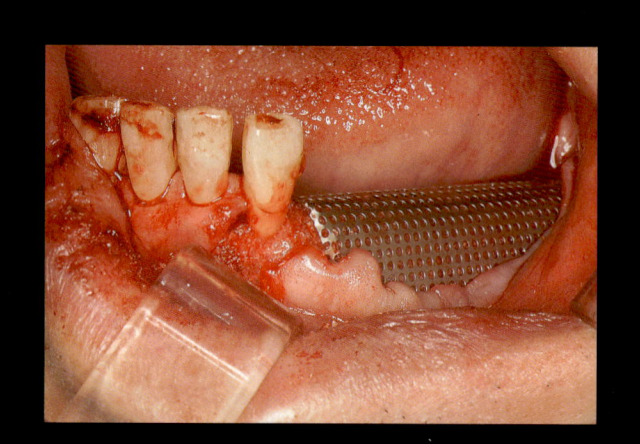

はじめに

　下顎臼歯部の著しく欠損・吸収した顎堤のインプラント症例において、インプラント埋入に対し注視しなければならないのが下顎管とオトガイ孔である。高度に垂直的な骨吸収がある場合には、インプラント埋入時に麻痺などの大きな障害を引き起こす可能性がある。また、顎舌骨筋線の陥凹部位をドリリング時に誤って穿孔しやすく、動脈の損傷を起こす可能性が大きくなり、死に至らしめるような重篤な合併症を引き起こす場合もある。

　このような高度に骨吸収した顎堤にインプラントを埋入するためには、GBRあるいは骨移植などの顎骨再建が必要になる場合が多い。さらに顎骨再建を複雑にする要素として、骨欠損に隣接する歯の歯周病罹患が考えられる。歯周病罹患歯の再生療法を行い保存するか、あるいは戦略的に抜歯するかは、術者の治療方針や治療期間、患者の要望により変わってくる。

　そこで本稿では、これらの骨の欠損形態と隣接する歯の歯槽骨頂の吸収状態により戦略的抜歯を行うかどうかを分類し、その各々における骨造成の考え方を解説する。

骨造成のさまざまな手法

　1965年に無歯顎患者に対し、オッセオインテグレーションの原理に従ったインプラント治療が行われてから半世紀近く経つ[1]。当初は骨があるところにインプラントを埋入する外科主導型治療であったが、現在では、審美性、永続性、機能性、清掃性などを回復するために、骨欠損が存在する場合には骨造成が行われ、補綴主導型インプラント治療も行われている。

　これまで顎堤欠損患者への垂直的骨造成術は、多くの臨床家がさまざまなマテリアルを使用し報告している。

腸骨移植とチタンメッシュトレーを使った方法[2]、自家骨ブロック移植材料を受容骨へスクリューを用いて固定する方法[3〜9]、仮骨延長術[10〜14]、骨補填材料とバリアメンブレンを使用した方法[15,16]、骨補填材料とチタンメッシュを使用した方法[17〜20]、また、最近ではリコンビナントヒト血小板由来成長因子を使用した骨造成も行われている[21〜24]。

これまで、骨造成においては自家骨移植が最適な方法と考えられてきた。自家骨は骨形成能、誘導能、伝導能があるため、最適な移植材料であるが、自家骨採取のために手術部位が増え、患者に対する外科的侵襲が多い割には、採取骨量の限界、採取部位に感染の恐れがある。さらに、自家骨単独使用による垂直的骨造成の症例では造成骨が術後に16.3〜25％吸収した報告もある[25〜27]。そのため、自家骨単独ではなく、自家骨に脱タンパクウシ骨を1：1で混合した方法[28]、あるいは数種類の骨補填材料を混合して使用した報告があり、予後は良好である[17〜20]。

なお、本稿の症例では、患者さんの外科的侵襲を軽減するために、複合骨補填材料のみで垂直的骨造成を行っている。

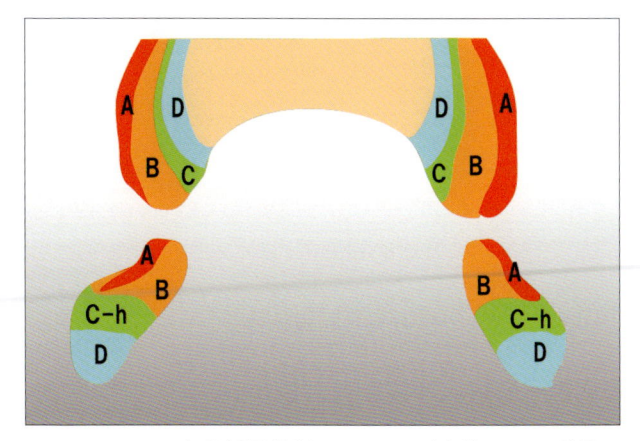

図1 Mischの臼歯部冠状断のイラスト（文献40より引用・改変）。臼歯部における顎骨の吸収パターンを示している。吸収はAからDへと進行する。

15mmの骨吸収があってもさほど難しくないが、3番もしくは2番から欠損がある場合には歯列弓と同じようにU字歯列弓にし、三次元的に骨造成をしなければならないため難易度は高くなる（図3）。

歯を喪失することによる顎堤の変化

抜歯による、歯槽堤の生理的吸収に対する研究は、1960年代から現在まで多くの報告がある[29〜38]。1988年にCawoodとHowellは骨の経年的吸収について、無歯顎の300のdried skullsを調査し、A classification of the edentulous jawについて報告した[39]。また、Mischは歯を喪失することによる骨の吸収についての報告をした（図1）[40]。他にも、抜歯により豊富な血管網を持つ歯根膜を喪失するため、血流不足により骨が吸収するという信藤らの報告がある[41,42]。

欠損部位による難易度の違い

欠損部位によって骨造成は変わってくる。下顎の５６７番欠損、または４５６７番欠損の場合には骨造成の形態は直線的になるため（図2）、仮に垂直的に10〜

垂直的骨造成のゴール

垂直的にどこまで骨造成を行うかにより上部構造の形態に違いが出る（図4）。すなわち、

・パターン1：術者のスキルに応じた高さまで骨造成を行い、ショートインプラントを埋入する。
・パターン2：隣在歯の歯槽骨頂の高さまで垂直的に骨造成を行う。
・パターン3：パターン2に加え、さらにインプラント間に高さ2〜3mmの垂直的骨造成を行う。

という3つのゴールが考えられる。

どの方法でも咀嚼という機能を回復できるが、パターン1の場合は、天然歯との連続性がないため審美性、清掃性の他に歯冠-インプラント比に問題が生じる。また、パターン2とパターン3の違いは、インプラント間乳頭様組織を再建するかどうかの違いである。筆者はインプラント間乳頭様組織を再建するパターン3を行うことが多い。

また、インプラントネック部の骨および歯肉の維持のため、プラットフォームスイッチングのインプラントを使用することを推奨する。

| 図2-a | 図2-b | 図2-c |

図2-a〜c 6 7 欠損症例。7は垂直的に15mmの骨欠損。骨造成の形態は直線的になるため、チタンメッシュを用いた。

| 図3-a | 図3-b | 図3-c |

図3-a〜c 3 4 5 6 7 欠損。三次元的な骨造成を行うためにGore-Texメンブレンを2枚使用し、U字歯列弓を再現した。

パターン1
術者のスキルに応じた高さまで骨造成を行いショートインプラントを埋入

パターン2
隣在歯の歯槽骨頂の高さまで垂直的に骨造成を行う

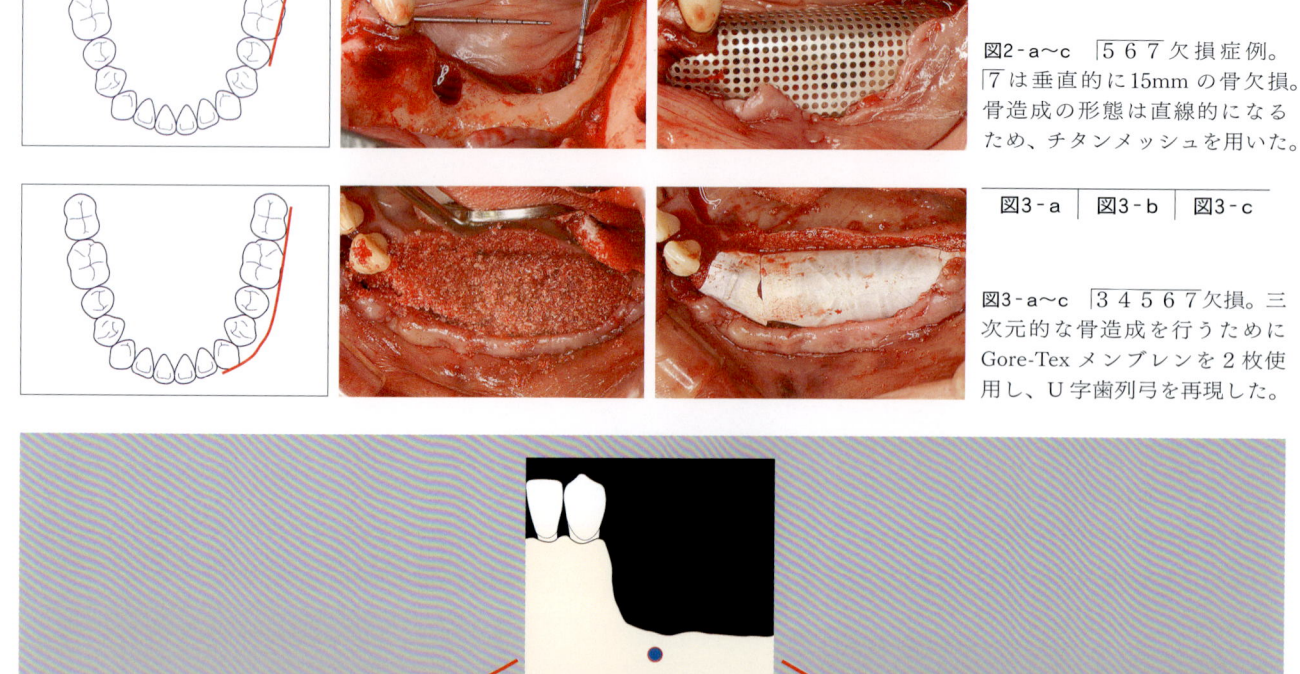

パターン3
パターン2に加えインプラント間に高さ2〜3mmの垂直的骨造成を行う

図4 垂直的骨造成のゴール設定。筆者は可能な限り隣在歯の歯槽骨頂のレベルまで骨造成を行い、審美性・清掃性を高める歯間乳頭様組織の再建を図るパターン3の骨造成を行っている。

下顎の骨欠損の分類

筆者はインプラント治療が必要と考えられる下顎骨欠損を大きく3つに分類し、さらに、隣接する歯の歯槽骨頂の高さを考慮して治療法を2つに分類した(表1)。

この分類では、最小で直径4mm、長さ10mmのレギュラーインプラントを使用することを前提にしている。10mm以上の長さのインプラントは予知性が高いことが数多くの研究で報告されている[43〜49]。現在は、長さ8mm以下のショートインプラントも予知性が高いと言わ

表1 筆者が提唱する下顎の骨欠損の分類および治療法

骨欠損レベル		特徴	治療法	骨造成前の状態	骨造成後の状態
Class 1		骨吸収がない：インプラント埋入のために十分な骨がある ・歯槽頂が少なくとも下顎管から12mm以上で、欠損部位の隣在歯の歯槽骨の吸収がない。	インプラントは通常埋入が可能である。		
Class 2		軽度の骨吸収がある：インプラント埋入のために可能な骨がある ・歯槽頂が少なくとも下顎管から10mm以上で、欠損部位の隣在歯の歯槽骨の吸収がないか、あっても軽度である。	ショートインプラントを選択し8mmの埋入が可能である。あるいはインプラント埋入と同時に小規模なGBRを行い、10mm以上のインプラントを埋入する。		
Class 3	Type 1	高度な骨吸収がある：インプラント埋入を行うには骨が不十分である ・骨欠損部に隣接する残存歯の歯槽骨に吸収がない。	残存歯の歯槽骨頂まで骨造成が可能である。		
	Type 2	高度な骨吸収がある：インプラント埋入を行うには骨が不十分である ・骨欠損部に隣接する残存歯の歯槽骨に吸収がある。	治療法A：残存歯の歯周組織再生療法を行い骨造成を行う ・残存歯の頬側あるいは舌側の歯槽骨が存在していることが必要条件になる。 ・残存している歯槽骨の高さまで骨造成が可能である。 ・頬側よりも舌側に骨が残存しているほうが手術の難易度は格段に低くなる。 ・残存歯の歯根面のルートプレーニング後にEDTAで脱灰しエムドゲインを塗布し自家骨移植を行う。その後骨補填材料を使用し、通法に従いGBRを行う。		
			治療法B：残存歯の戦略的抜歯を行い、隣接する歯の健全な歯槽骨の高さまで骨造成を行う ・残存歯の戦略的抜歯を行うことによりType 1になる。		

れているが[50〜52]、骨造成を前提としているため、長さ10mmのインプラントを基準とした。また臼歯部への埋入が前提であるため、直径が大きいほど安定していることを考え、直径は4mmを最低の太さとした。さらに神経麻痺を回避するためには、インプラントの先端が下顎管から2mm以上上方へ保つことを考慮している。

歯を喪失すると個人差はあるが、欠損部の顎骨は垂直的吸収だけでなく、水平的にも著しく吸収する。垂直的に骨造成を行うと必然的に水平的にも幅の造成が行われるが、水平的な骨造成も十分に考慮することが必須である。本稿で提唱する骨欠損の分類は、インプラントの埋入方向、位置、対合歯との咬合関係に制約を受けないインプラント義歯ではなく、上部構造を機能的にも審美的にも良好な天然歯と同様なクラウン形態とし、補綴することを前提にしている。

なお、本稿の以下で紹介する3つの症例（症例1〜3）は、通常埋入ができるClass 1およびClass 2ではなく、高度に骨吸収があるClass 3の症例である。

症例1：Class 3 Type 1のケース（症例1-a～f）

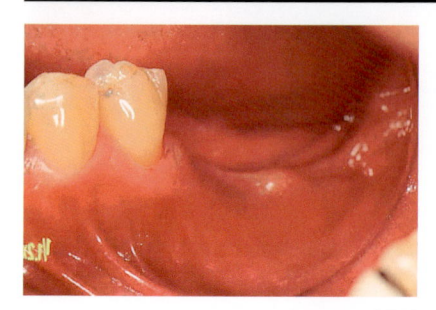

症例1-a　左下臼歯部の側方面観。|6 7 欠損部位は垂直的に重度に吸収しているのが確認できる。

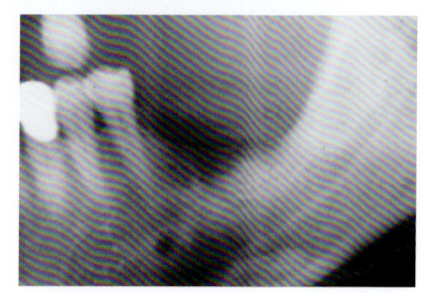

症例1-b　術前のパノラマX写真。|5の遠心歯槽骨頂の位置は高いところにある。歯槽骨の吸収は認められない。

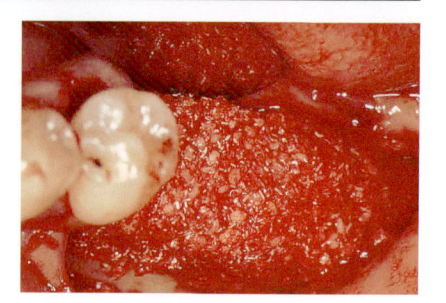

症例1-c　骨補填材料を隣在天然歯の骨レベルまで垂直的に13mm骨造成した。骨補填材料の操作性と形態付与を容易にするためPRPを使用している。

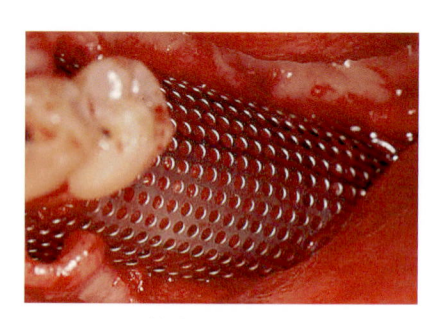

症例1-d　骨補填材料の形態維持のためチタンマイクロメッシュで被覆した。減張切開を加え頬側歯肉を25mm牽引し縫合した。

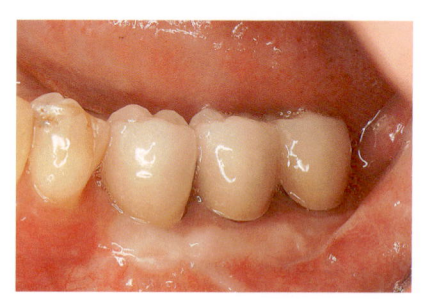

症例1-e　|6 7 8最終補綴物装着時の側方面観。インプラント周囲にはFGGを用い角化歯肉が獲得されている。骨造成をインプラントのプラットフォームより上方3mmまでビルドアップさせたことにより、歯間乳頭が形成された。

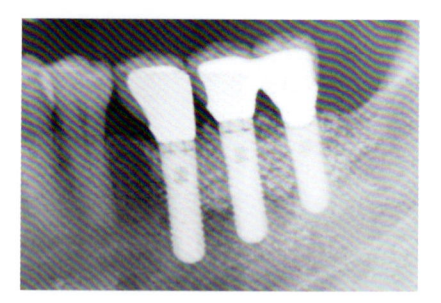

症例1-f　骨造成後9年2ヵ月のX線写真。骨の吸収は認められない。

症例2：Class 3、Type 2のケース①（症例2-a～i）

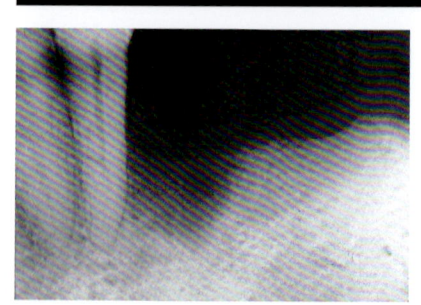

症例2-a　術前X線写真。|5部に骨欠損が認められる。|4遠心歯槽骨頂は根尖近くまで吸収している。

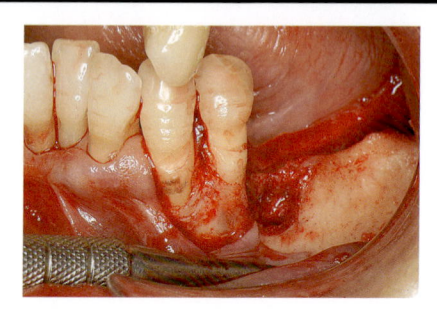

症例2-b　粘膜切開剥離後の口腔内写真。|5部に骨欠損があり、|3 4歯根には縁下歯石の沈着が見られる。

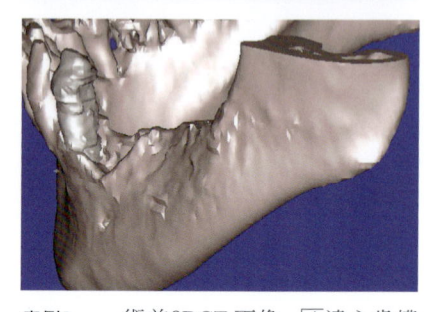

症例2-c　術前3DCT画像。|4遠心歯槽骨および頬側の歯槽骨は吸収しているが、舌側の歯槽骨は吸収が比較的少ないため、高い位置まで歯槽骨が残存していた。この舌側歯槽骨の高さまで骨造成は可能となる（製作協力：株式会社マテリアライズデンタルジャパン・梶本浩美氏）。

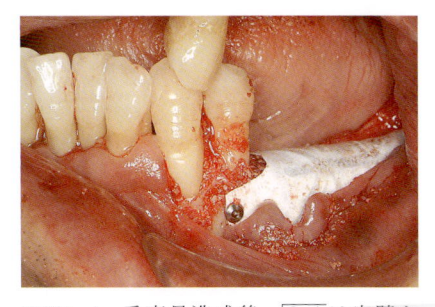

下顎における骨吸収の分類とその造成法の考え方―隣接歯周病罹患歯の戦略的抜歯を考慮して―

症例2-d　垂直骨造成後。|3 4は完璧なルートプレーニング後、根面処理を行い、エムドゲインを塗布し、残存している|4遠心舌側の歯槽骨頂に合わせ、その高さまで垂直的に骨造成を行った。

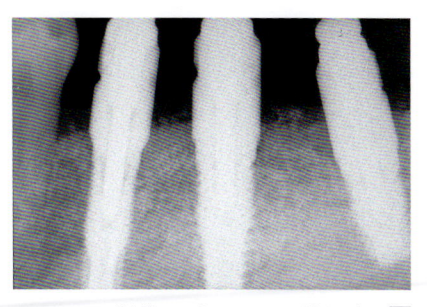

症例2-e　術後のデンタルX線写真。|4遠心歯槽骨および|5部の骨欠損部には垂直的に骨の再生が確認できる。|5から13mm、13mm、10mmの長さのインプラントを埋入した。

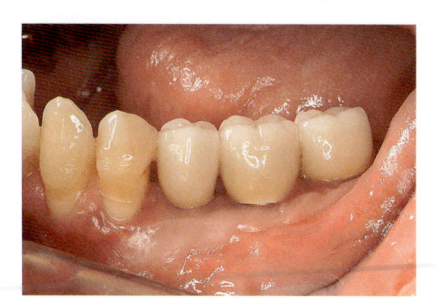

症例2-f　上部構造装着後の口腔内写真。

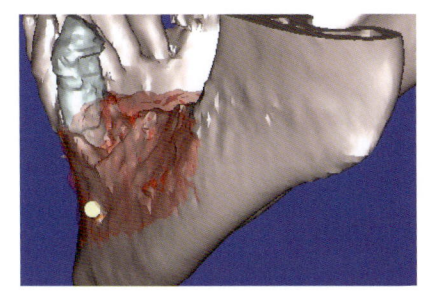

症例2-g　骨造成部を透過できるようにコンピュータ上で処理を施した。|4舌側歯槽骨頂の高い位置まで骨の造成ができている。

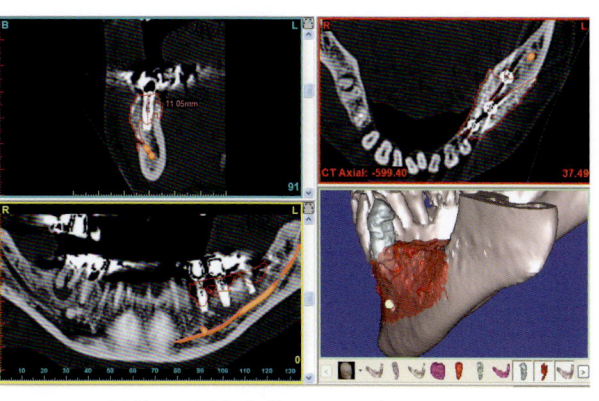

症例2-h　術前と骨造成後を重ね合わせたCT画像をSimPlant®で解析した。

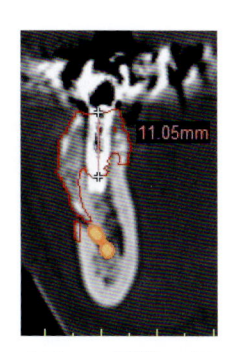

症例2-i　|5部のCT画像。垂直的に11.05mmの垂直的骨造成ができている。

症例3：Class 3、Type 2のケース②（症例3-a〜o）

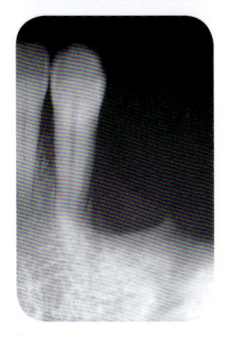

症例3-a　|3デンタルX線写真。|3近心歯槽骨頂は骨の吸収は認められないが、遠心歯槽骨頂は垂直的に根尖近くまで吸収している。|3を抜歯しない場合、|4から後方の骨欠損部の垂直的骨造成は難しい。しかし、|3を抜歯すれば近心歯槽骨頂の位置まで垂直的に骨造成することは可能である。

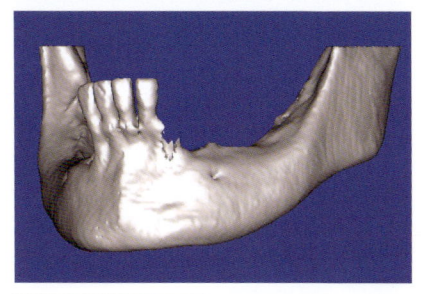

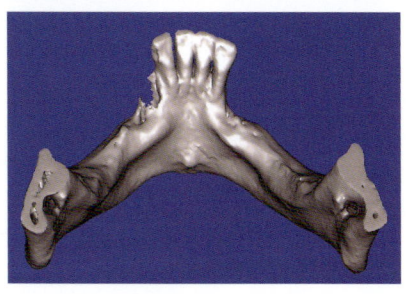

図3-b　図3-c　症例3-b,c　|3抜歯後の3DCT画像。|2遠心歯槽骨頂は高い位置にあるが、|3遠心歯槽骨頂は低い位置にある（製作協力：株式会社マテリアライズデンタルジャパン・梶本浩美氏）。

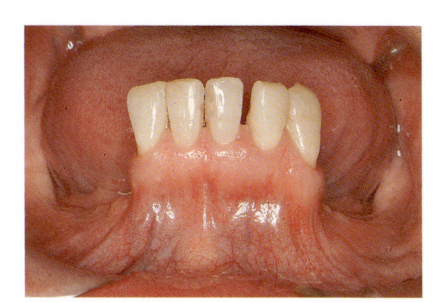

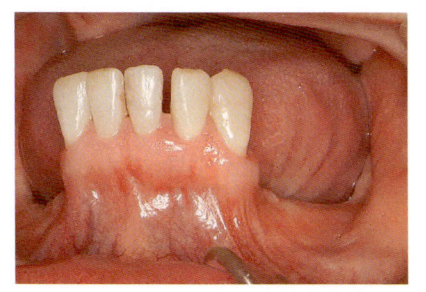

図3-d　図3-e　症例3-d、e　術前口腔内写真。臼歯部に垂直的骨欠損を認める。

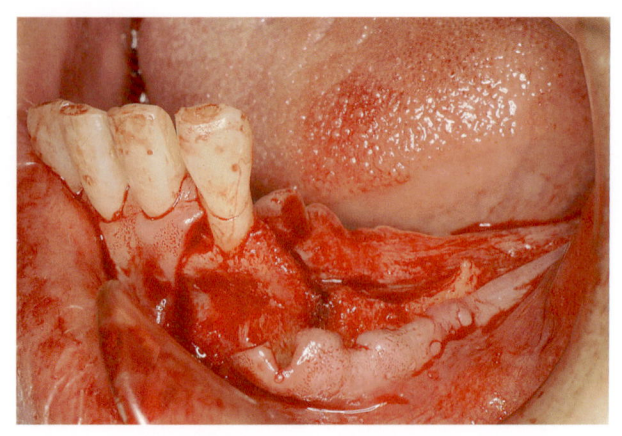

OJ 正会員講演　骨造成へのチャレンジ— Bone Graft、GBR

症例3-f　粘膜切開剥離を行い、③を抜歯した。②遠心歯槽骨頂は歯周病に罹患していないため、高い位置に存在している。

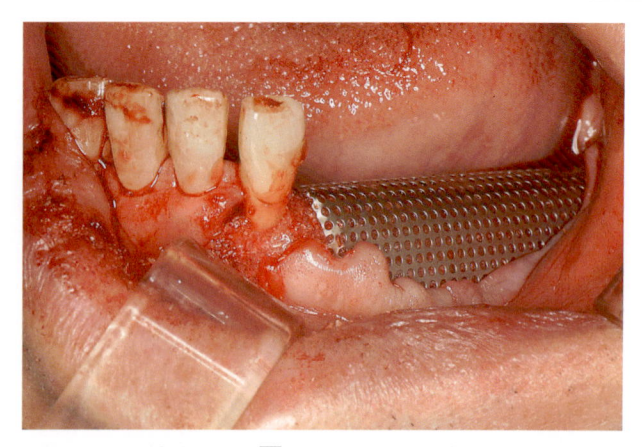

症例3-g　骨補填材料を②遠心歯槽骨頂の高さまで盛り上げ、チタンマイクロメッシュで被覆した。その後上方へ40mm牽引し、縫合した。

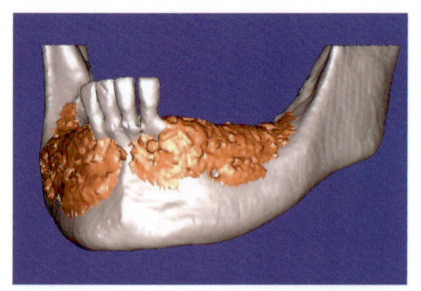

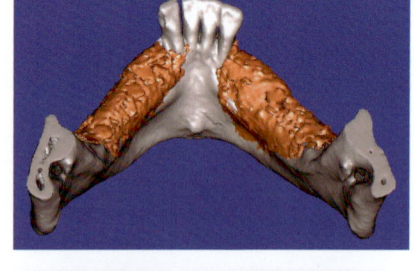

図3-h　図3-i

症例3-h, i　③から⑦までの垂直的骨造成後の3DCT画像、前側方面観。②遠心歯槽骨頂の高い位置まで垂直的に骨造成を行った（製作協力：株式会社マテリアライズデンタルジャパン・梶本浩美氏）。

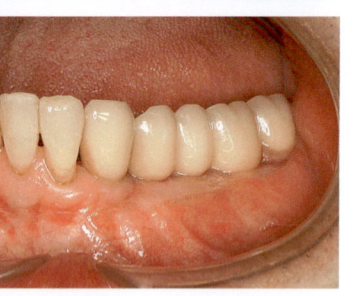

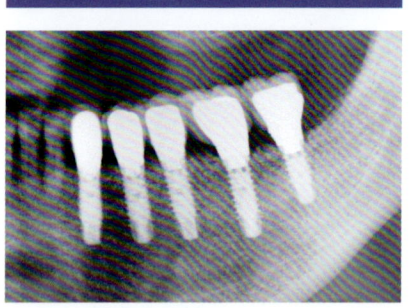

症例3-j　上部構造装着後の口腔内写真。審美的な上部構造が装着された。

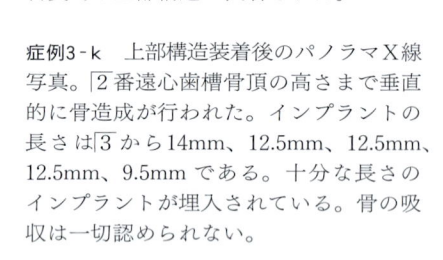

症例3-k　上部構造装着後のパノラマX線写真。②番遠心歯槽骨頂の高さまで垂直的に骨造成が行われた。インプラントの長さは③から14mm、12.5mm、12.5mm、12.5mm、9.5mmである。十分な長さのインプラントが埋入されている。骨の吸収は一切認められない。

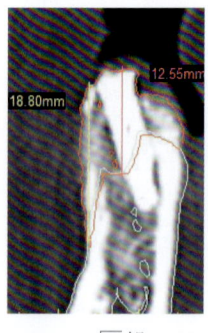

図3-j　図3-k

症例3-l　③部のCT画像。垂直的骨造成量は歯槽頂中央部で12.55mm、頬側で18.80mmである。天然歯と同じ歯軸にインプラントを埋入するため高さだけでなく幅に対しても十分な骨造成を行った。

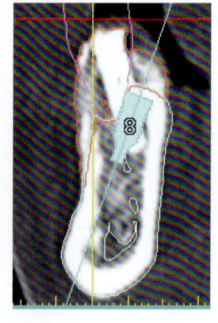

症例3-m　仮に術前の既存骨にインプラントを埋入した場合には、インプラントの軸は舌側に倒れこみ、対合歯と咬合させるのは難しくなる。

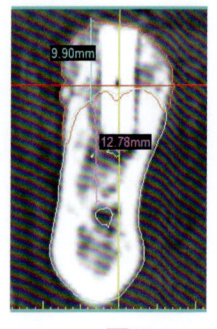

症例3-n　④部のCT画像。垂直的骨造成量は9.90mm 術前の既存骨と下顎管との距離は12.78mm。

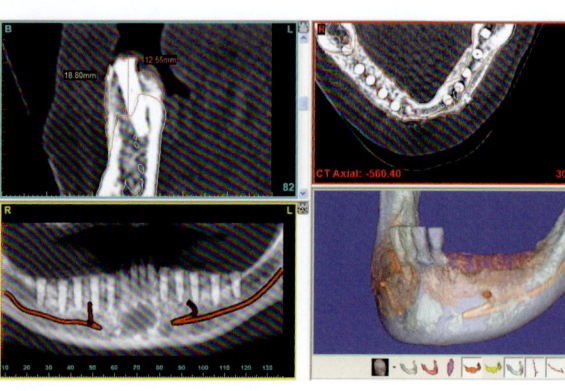

症例3-o　術前と骨造成後を重ね合わせたCT画像をSimPlant®で解析した。下顎管の位置をCTに投影している。

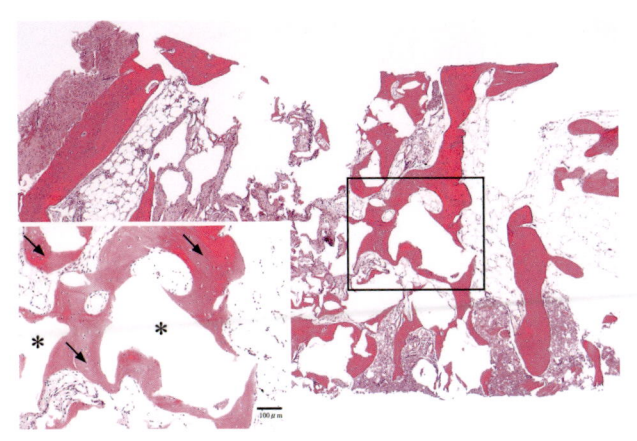

図5 垂直的骨造成後、|3 4 5|にインプラント埋入した症例の組織標本評価。埋入した骨補填材料の周囲に新生骨の形成があり、新生骨は脂肪髄をともなった比較的に成熟した梁状骨で、骨補填材料の表面から連続的に形成されていた。

表2 垂直的骨造成を成功に導くためのポイント

①診断 ・骨欠損の分類	⑤遮蔽 ・吸収性メンブレン ・非吸収性メンブレン ・非吸収性強化型チタンメンブレン ・チタンマイクロメッシュ
②フラップデザイン	
③初期固定 ・骨質	
④スペースメイキング	⑥軟組織のマネジメント ・減張切開 ・縫合テクニック
	⑦成長因子

骨造成部の組織学的所見

垂直的骨造成を行った症例において、|3 4 5|のインプラント床形成部位の3箇所から、直径3mmのトレフィンバーで新生骨様組織を採取した。摘出した組織はEDTA脱灰の後、通法によりHE染色とし、病理組織学的に検討した。標本を観察したところ、埋入した骨補填材料の周囲に新生骨の形成があった。新生骨は脂肪髄をともなった比較的に成熟した梁状骨で、骨補填材料の表面から連続的に形成されていた(図5)。

骨補填材料のみの使用で垂直的骨造成を成功させるために

骨補填材料のみで垂直的骨造成が可能な理由について考察する。垂直的骨造成を自家骨のみで行った場合には、造成された骨はその後、経時的に吸収してしまうことが報告されている[25～27]。骨の再生においては、骨の形成と同じスピードで骨補填材料が吸収され、骨に置換されるのが理想である[53～55]。しかしながら、骨補填材料の吸収が骨形成に比較して著しく早い場合には、望ましい骨の形態を維持するのが困難となる。つまり、一定期間吸収されずにその部位に存在し、骨の形態を維持する骨補填材料が必要になってくる。

そこで、本稿で提示した症例のように、非吸収性と吸収性の骨補填材料を混ぜることにより、骨形成を目指す局所において、適切な足場、骨芽細胞に分化する未分化間葉系細胞、そして血液中に存在する各種増殖因子・サイトカインの三者[56～60]が存在する状況を構築すると、従来不可能であると考えられてきた垂直的骨造成は可能となる。これらの骨補填材料の具備すべき条件としては、多孔性が挙げられる。その多孔質の部分に各種増殖因子・サイトカインおよび骨芽細胞などが侵入し、骨補填材料の内外に骨が形成されれば、正常な形態を維持している生きた骨組織が再生することになる。

インプラント埋入時の骨造成には、前述の骨補填材料にドリリング法により採取した骨様硬組織を加えたものを使用した。ドリリング法とは、インプラントを植立させる手術部位をドリリングする時に、低速度で鋭利なドリルを用い、あえて注水せずに行うことにより、細片された骨組織と内在する細胞を採取する方法である[61]。本稿の症例は、1回目の骨造成後にインプラント埋入予定部にドリリングを行い、新生骨を採取した。既に、6～9ヵ月経過した骨補填材料は新生骨に置換しており、その部位には骨芽細胞や血液中にある増殖因子やサイトカインが豊富に存在していると考えられる。これらの採取した新生骨を利用することにより、細胞増殖の場となり骨補填材料のみを使用するより、確実に骨の再生が期待できる。

なお、筆者が考える垂直的骨造成を成功させるためのポイントを、表2に挙げておく。このなかで特に重要と考えているのは、フラップデザイン、スペースメイキング、軟組織のマネジメントの3つである。

まとめ

筆者は過去5回OJで垂直的骨造成の講演を行った。チタンメッシュや骨補填材料、成長因子を使用しての垂

直的骨造成は確立された術式である。ブロック骨移植や仮骨延長術に比較すると患者にとって外科的侵襲が少なく、術者にとっても外科の基本的術式をマスターしていれば比較的に容易に行うことができる手術であるが、骨の垂直的骨造成を行う前に、カリエスで失ったのか、歯周病で失ったのかなどの歯の喪失の原因をよく精査する必要がある。歯周病の場合にはスケーリング、ルートプレーニングはもちろん歯周病原菌の同定を行い、除菌する必要がある。垂直的骨造成を成功させるためには、歯を喪失した原因、骨欠損に隣接する残存歯の歯槽骨の高さ、骨欠損の大きさなど総合的に精査する必要がある。

本稿では、下顎臼歯部の欠損顎堤と残存歯の歯槽骨頂の吸収状態に対する治療計画に必要な新しい分類を提唱し、下顎臼歯部のインプラント埋入に必要な骨造成について解説した。適切な治療を臨床家が行えるようなシンプルな分類である。

参考文献

1. Brånemark P-I, Zarb GA, Albrektsson T. Tissue-Integrated Prostheses：Osseointegration in Clinical Dentistry. Chicago：Quintessence, 1985.
2. Boyne PJ. Osseous grafts and implants in the restoration of large oral defects. J Periodontol 1974；45（5）：378-384.
3. Buser D, Brägger U, Lang NP, Nyman S. Regeneration and enlargement of jaw bone using guided tissue regeneration. Clin Oral Implants Res 1990；1（1）：22-32.
4. Buser D, Dula K, Belser U, Hirt HP, Berthold H. Localized ridge augmentation using guided bone regeneration. 1. Surgical procedure in the maxilla. Int J Periodontics Restorative Dent 1993；13（1）：29-45.
5. Buser D, Dula K, Belser UC, Hirt HP, Berthold H. Localized ridge augmentation using guided bone regeneration. II. Surgical procedure in the mandible. Int J Periodontics Restorative Dent 1995；15（1）：10-29.
6. Collins TA, Nunn W. Autogenous veneer grafting for improved esthetics with dental implants. Compendium 1994；15（3）：370, 372-4, 376.
7. Proussaefs P, Lozada J, Kleinman A, Rohrer MD. The use of ramus autogenous block grafts for vertical alveolar ridge augmentation and implant placement：a pilot study. Int J Oral Maxillofac Implant 2002；17（2）：238-248.
8. Bahat O, Fontanessi RV. Efficacy of implant placement after bone grafting for three-dimensional reconstruction of the posterior jaw. Int J Periodontics Restorative Dent 2001；21（3）：220-231.
9. Bahat O, Fontanessi RV. Implant placement in three-dimensional grafts in the anterior jaw. Int J Periodontics Restorative Dent 2001；21（4）：357-365.
10. Chin M, Toth BA. Distraction osteogenesis in maxillofacial surgery using internal devices：review of five cases. J Oral Maxillofac Surg 1996；54（1）：45-53；discussion 54.
11. Chin M, Toth BA. Le Fort III advancement with gradual distraction using internal devices. Plast Reconstr Surg 1997；100（4）：819-830；discussion 831-832.
12. Jensen OT, Cockrell R, Kuhike L, Reed C. Anterior maxillary alveolar distraction osteogenesis：a prospective 5-year clinical study. Int J Oral Maxillofac Implants 2002；17（1）：52-68.
13. Chiapasco M, Romeo E, Casentini P, Rimondini L. Alveolar distraction osteogenesis vs. vertical guided bone regeneration for the correction of vertically deficient edentulous ridges：a 1-3-year prospective study on humans. Clin Oral Implants Res 2004；15（1）：82-95.
14. McAllister BS, Gaffaney TE. Distraction osteogenesis for vertical bone augmentation prior to oral implant reconstruction. Periodontol 2000 2003；33：54-66.
15. Simion M, Jovanovic SA, Tinti C, Benfenati SP. Long-term evaluation of osseointegrated implants inserted at the time or after vertical ridge augmentation. A retrospective study on 123 implants with 1-5 year follow-up. Clin Oral Implants Res 2001；12（1）：35-45.
16. Parma-Benfenati S, Tinti C, Albrektsson T, Johansson C. Histologic evaluation of guided vertical ridge augmentation around implants in humans Int J Periodontics Restorative Dent 1999；19（5）：424-437.
17. Naruse K, Fukuda M, Hasegawa H, Yagami K, Udagawa N. Advanced alveolar bone resorption treated with implants, guided bone regeneration, and synthetic grafting：a case report. Implant Dent 2010；19（6）：460-467.
18. 成瀬啓一．インプラント治療に必用な骨造成とソフトティッシュマネージメント．In：木原敏裕（編）．別冊 Quintessence DENTAL Implantology より確実なインプラント治療を求めて OJ 6th ミーティング抄録集 2008；34-39.
19. 成瀬啓一．残存歯保護のためのインプラント治療．5部位の欠損部顎堤に水平・垂直的骨造成を行った症例．日本臨床歯周病学会会誌 2008；26：50-56.
20. 成瀬啓一．予後を診る ケースプレゼンテーションによるインプラントの経年的評価 Quintessence DENT Implantol 2009；16（5）：51-62.
21. Simion M, Rocchietta I, Kim D, Nevins M, Fiorellini J. Vertical ridge augmentation by means of deproteinized bovine bone block and recombinant human platelet-derived growth factor-BB：a histologic study in a dog model. Int J Periodontics Restorative Dent 2006；26（5）：415-423.
22. Simion M, Rocchietta I, Dellavia C. Three-dimensional ridge augmentation with xenograft and recombinant human platelet-derived growth factor-BB in humans：report of two cases. Int J Periodontics Restorative Dent 2007；27（2）：109-115.
23. Simion M, Rocchietta I, Monforte M, Maschera E. Three-dimensional alveolar bone reconstruction with a combination of recombinant human platelet-derived growth factor BB and guided bone regeneration：a case report. Int J Periodontics Restorative Dent 2008；28（3）：239-243.
24. Fagan MC, Miller RE, Lynch SE, Kao RT. Simultaneous augmentation of hard and soft tissues for implant site preparation using recombinant human platelet-derived growth factor：a human case report. Int J Periodontics Restorative Dent 2008；28（1）：37-43.
25. Proussaefs P, Lozada J, Kleinman A, Rohrer MD. The use of ramus autogenous block grafts for vertical alveolar ridge augmentation and implant placement：a pilot study. Int J Oral Maxillofac Implants 2002；17（2）：238-248.
26. Widmark G, Andersson B, Ivanoff CJ. Mandibular bone graft in the anterior maxilla for single-tooth implants. Presentation of surgical method. Int J Oral Maxillofac Surg 1997；26（2）：106-109.
27. Artzi Z, Dayan D, Alpern Y, Nemcovsky CE. Vertical ridge augmentation using xenogenic material supported by a configured titanium mesh：clinicohistopathologic and histochemical study. Int J Oral Maxillofac Implants 2003；18（3）：440-446.

28. Proussaefs P, Lozada J. Use of titanium mesh for staged localized alveolar ridge augmentation : clinical and histologic-histomorphometric evaluation. J Oral Implantol 2006 ; 32(5) : 237-247.
29. Pietrokovski J.massler M. Alveolar ridge resorption following tooth extraction. J Prosthet Dent 1967 ; 17(1) : 21-27.
30. Johnson K. A study of the dimensional changes occurring in the maxxilla following closed face immediate denture treatment. Aust Dent J 1969 ; 14(6) : 370-376.
31. Lam RV. Contour change of the alveolar process following extraction Jrosthe Dent 1960 ; 10 : 25-32.
32. Cardaropoli G, Araújo M, Lindhe J. Dynamics of bone tissue formation in tooth extraction sites. An experimental study in dogs. J Clin Periodontol 2003 ; 30(9) : 809-818.
33. Schropp L. Wenzel A, Kostopoulos L, Karring T. Bone healing and soft-tissue contour changes following single-tooth extraction : a clinical and radiographic 12-month prospective study. Int J Periodontics Restorative Dent 2003 ; 23(4) : 313-323.
34. Araújo MG, Lindhe J. Dimensional ridge alterations following tooth extraction. An experimental study in the dog. J Clin Periodontol 2005 ; 32(2) : 212-218.
35. Lekovic V. Kenney EB, Weinlaender M, Han T, Klokkevold P, Nedic M, Orsini M. A bone regenerative approach to alveolar ridge maintenance following tooth extraction. Report of 10 cases. J Periodontol 1997 ; 68(6) : 563-570.
36. Lekovic V, Camargo PM, Klokkevold PR, Weinlaender M, Kenney EB, Dimitrijevic B, Nedic M. Preservation of alveolar bone in extraction sockets using bioabsorbable membranes. J Periodontol 1998 ; 69(9) : 1044-1049.
37. Nevins M, Camelo M, De Paoli S, Friedland B, Schenk RK, Parma-BenfenatS, Simion M, Tinti C, Wagenberg B. A study of the fate of the buccal wall of extraction sockets of teeth with prominent roots. Int J Periodontics Restorative Dent 2006 ; 26(1) : 19-29.
38. Iasella JM, Greenwell H, Miller RL, Hill M, Drisko C, Bohra AA, Scheetz JP. Ridge preservation with freezedried bone allograft and a collagen membrane compared to extraction alone for implant site development : a clincal and histologic study in humans. J Periodontol 2003 ; 74(7) : 990-999.
39. Cawood JI, Howell RA. A classification of the edentulous jaws. Int J Oral Maxillofac Surg 1988 ; 17(4) : 232-236.
40. Misch CE. Dental Implant Prosthetics. St. Louis : Mosby ; 2004.
41. Nobuto T, Yanagihara K, Teranishi Y, Minamibayashi S, Imai H, Yamaoka A. Periosteal microvasculature in the dog alveolar process. Department of Periodontology, Osaka Dental University, Japan 1989 ; 60(12) : 709-715.
42. Nobuto T, Imai H, Suwa F, Kono T, Suga H, Jyoshi K, Obayashi K. Microvascular response in the periodontal ligament following mucoperiosteal flap surgery. J Periodontol 2003 ; 74(4) : 521-528.
43. Winkler S, Morris HF, Ochi S. Implant survival to 36 months as related to length and diameter. Ann Periodontol 2000 ; 5(1) : 22-31.
44. Schwartz-Arad D, Yaniv Y, Levin L, Kaffe I. A radiographic evaluation of cervical bone loss associated with immediate and delayed implants placed for fixed restorations in edentulous jaws. J Periodontol 2004 ; 75(5) : 652-657.
45. Elkhoury JS, McGlumphy EA, Tatakis DN, Beck FM. Clinical parameters associated with success and failure of single-tooth titanium plasma-sprayed cylindric implants under stricter criteria : a 5-year retrospective study. Int J Oral Maxillofac Implants 2005 ; 20(5) : 687-694.
46. Artzi Z, Carmeli G, Kozlovsky A. A distinguishable observation between survival and success rate outcome of hydroxy-apatite-coated implants in 5-10 years in function. Clin Oral Implants Res 2006 ; 17(1) : 85-93.
47. DeLuca S, Habsha E, Zarb GA. The effect of smoking on osseointegrated dental implants. Part I : implant survival. Int J Prosthodont 2006 ; 19(5) : 491-498.
48. Degidi M, Piattelli A, Iezzi G, Carinci F. Immediately loaded short implants : analysis of a case series of 133 implants. Quintessence Int 2007 ; 38(3) : 193-201.
49. Degidi M, Piattelli A, Iezzi G, Carinci F. Wide-diameter implants : analysis of clinical outcome of 304 fixtures. J Periodontol 2007 ; 78(1) : 52-58.
50. De Santis D, Cucchi A, Longhi C, Vincenzo B. Short threaded implants with an oxidized surface to restore posterior teeth : 1- to 3-year results of a prospective study. Int J Oral Maxillofac Implants 2011 ; 26(2) : 393-403.
51. Grant BT, Pancko FX, Kraut RA. Outcomes of placing short dental implants in the posterior mandible : a retrospective study of 124 cases. J Oral Maxxillofac Surg 2009 ; 67(4) : 713-717.
52. Renouard F, Nisand D. Impact of implant length and diameter on survival rates. Clin Oral Implants Res 2006 ; 17 Suppl 2 : 35-51.
53. Nakamura M, Udagawa N, Matsuura S, Mogi M, Nakamura H, Horiuchi H, Saito N, Hiraoka BY, Kobayashi Y, Takaoka K, Ozawa H, Miyazawa H, Takahashi N. Osteoprotegerin regulates bone formation through a coupling mechanism with bone resorption. Endocrinology 2003 ; 144 : 5441-5449.
54. Nakamichi Y, Udagawa N, Kobayashi Y, Nakamura M, Yamamoto Y, Yamashita T, Mizoguchi T, Sato M, Mogi M, Penninger JM, Takahashi N. Osteoprotegerin reduces the serum level of receptor activator of NF-B ligad derived from osteoblasts. J Immunol 2007 ; 178 : 192-200.
55. Udagawa N, Yamamoto Y, Nakamichi Y, Nakamura M, Takahashi N. Osteoblasts play important roles in osteoclastogenesis through offering the critical microenvironment for the action of RANKL. Dentistry in Japan 2007 ; 43 : 195-200.
56. Narita N, Kobayashi Y, Nakamura H, Maeda K, Ishihara A, Mizoguchi T, Usui Y, Aoki K, Simizu M, Kato H, Ozawa H, Udagawa N, Endo M, Takahashi N, Saito N. Multiwalled carbon nanotubes specifically inhibit osteoclast differentiation and function. Nano Lett 2009 ; 9 : 1406-1413.
57. Asami A, Nakamura M, Takauchi M, Nakayama A, Nakamura H, Yoshida T, Nagasawa S, Hiraoka BY, Ito M, Udagawa N, Miyazawa H. Effects of heat treatment of hydroxyapatite on osteoblast differentiation. J Hard Tissue Biol 2008 ; 17 : 37-46.
58. Takahashi N, Udagawa N, Kobayashi Y, Takami M, Martin TJ, Suda T. Osteoclast Generation. In : Bilezikian JP, Raisz LG, Rodan GA (eds). Principles of Bone Biology (Third edition) San Diego : Academic Press 2008 : 173-190.
59. Itoh S, Udagawa N, Takahashi N, Yoshitake F, Narita H, Ebisu S, Ishihara K. A critical role for interleukin-6 family-mediated Stat3 activation in osteoblast differentiation and bone formation. Bone 2006 ; 39 : 505-512.
60. Sato N, Takahashi N, Suda K, Nakamura M, Yamaki M, Ninomiya T, Kobayashi K, Takada H, Shibata K, Yamamoto M, Takeda K, Akira S, Noguchi T, Udagawa N. MyD88 but not TRIF is essential for osteoclastogenesis induced by lipopolysaccharide, diacyl lipopeptide and IL-1. J Exp Med 2004 ; 200 : 601-611.
61. Anitua E, Carda C, Andia I. A novel drilling procedure and subsequent bone autograft preparation : a technical note. Int J Oral Maxillofac Implants 2007 ; 22(1) : 138-145.

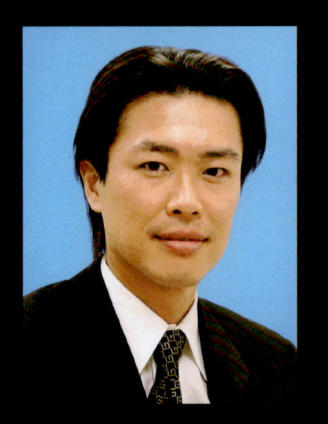

骨造成へのチャレンジ
―Bone Graft について―

鍋島弘充
（ひばりが岡歯科医院）

●略歴
1995年　愛知学院大学歯学部卒業
1999年　歯学博士取得
2000年　米国ロマリンダ大学歯学部インプラントセンター留学
2001年　50th Aniversary The American Academy of implant Dentistry 優秀賞受賞
2010年　ひばりが岡歯科医院 開業（2012年 日本顎顔面インプラント学会認定研修施設）
日本口腔外科学会 認定医、日本顎顔面インプラント学会 指導医、日本口腔インプラント学会 認定医

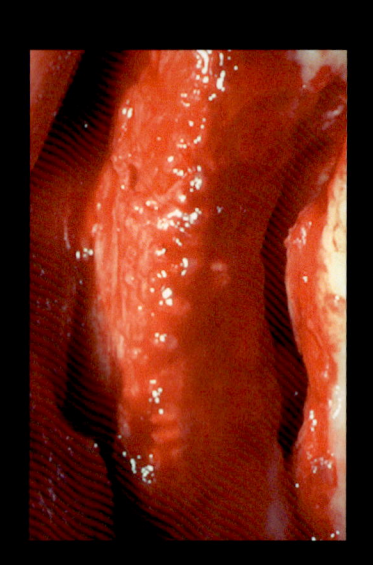

はじめに

　インプラント治療において顎堤の骨量の問題に直面することは多く、補綴学的に理想とする位置にインプラント埋入するための骨造成が必要となる症例は少なくない。自家骨移植は、確実に安定した結果が得られるため予知性の高い方法の一つとして用いられている[1,2]（図1）。そのなかで広範囲な骨欠損症例において満足のゆく結果を得るためには、術前の欠損部における診査・診断を行い、適正な口腔内環境の整備や適切な術式の選択を行う必要がある。

　今回、筆者らは高度に骨吸収した2症例に対して自家骨移植を行い、良好な結果を得たため報告するとともに、CTによる骨移植部の長期的骨形態評価を行ったので概説する。

症例供覧1

　患者は70歳、女性。局所麻酔下に顎堤再建のための脛骨自家骨移植を施行し、最終的に必要量の約5gの海綿骨を容易に獲得することが可能であった。自家骨移植では、粘膜骨膜弁を剥離し術前に予想された骨欠損が確認された（症例1-a）。顎堤再建には、欠損部の骨鋭縁を調整した後に脛骨から採取した開窓部の皮質骨を頬側にオンレーグラフトとし、海綿骨をインレーグラフトとして骨移植を行った。加えて、脛骨からの採取した海綿骨をチタンメッシュ（症例1-b）内に適量を詰め、あらかじめ設定した理想的な位置に移植した（症例1-c、d）。術後4ヵ月のチタンメッシュ除去時に、インプラント埋入が可能な顎堤の再建が確認できた（症例1-e）[3]。

骨造成へのチャレンジ ― Bone Graft について ―

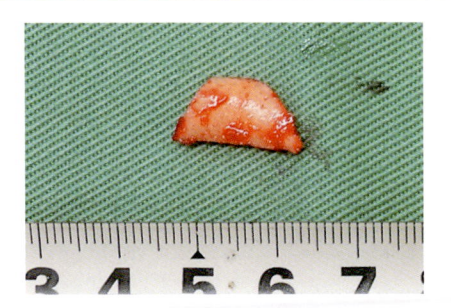

図1-a 一歯欠損症例での採取骨。

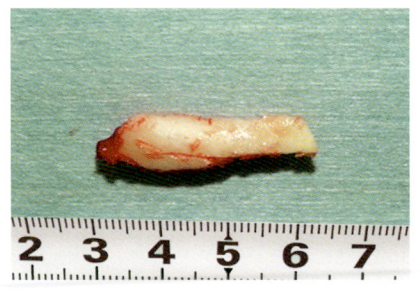

図1-b 二歯欠損症例での採取骨。

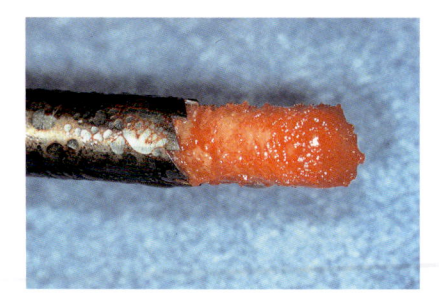

図1-c インレーグラフトの際の海綿骨。

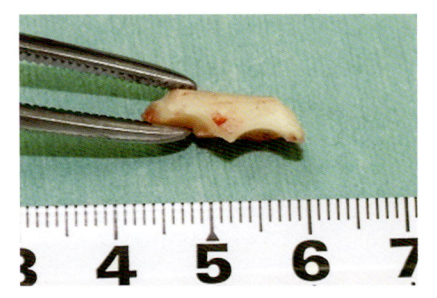

図1-d 上顎前歯二歯欠損症例への採取骨。

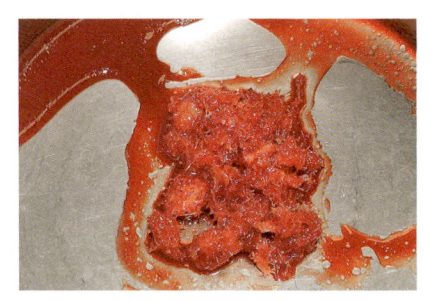

図1-e サイナスグラフトの際の採取骨。

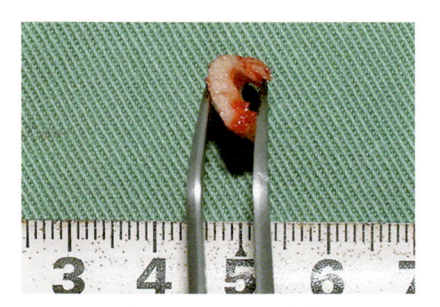

図1-f 垂直的・水平的骨移植の際に用いるサドルグラフト。

チタンメッシュを用いた自家骨移植にて顎堤再建した上顎欠損症例（症例1-a〜e）

患者年齢および性別：70歳、女性
初診日：1998年6月8日
主訴：骨膜下インプラントによる咀嚼障害

現病歴：1978年、他院にて骨膜下インプラント治療を受け、翌年最終補綴物装着した。15年程経過良好であったものの、上顎右側インプラント周囲の違和感と動揺を自覚し、来院して摘出術を受けた。

症例1-a 術前に予想された骨欠損が確認された。

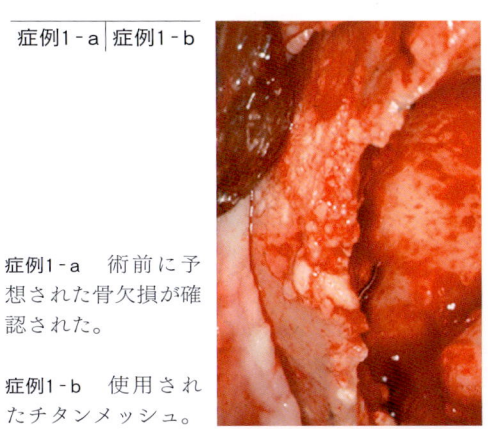

症例1-b 使用されたチタンメッシュ。

症例1-c,d チタンメッシュ内に海綿骨を適量を詰め、理想的な位置に移植した。

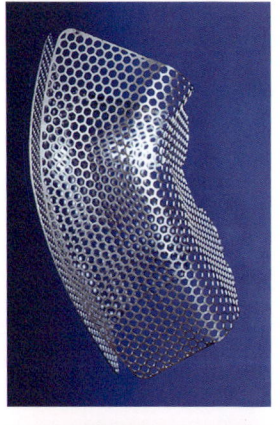

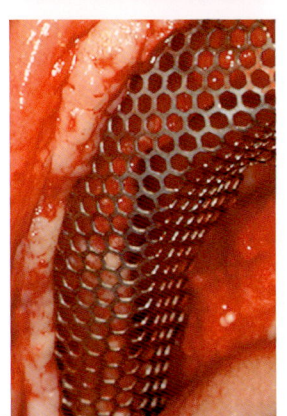

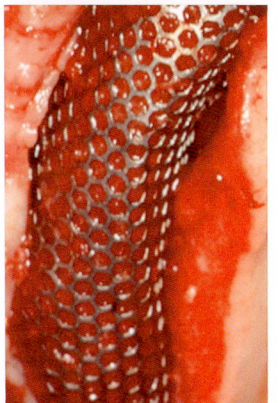

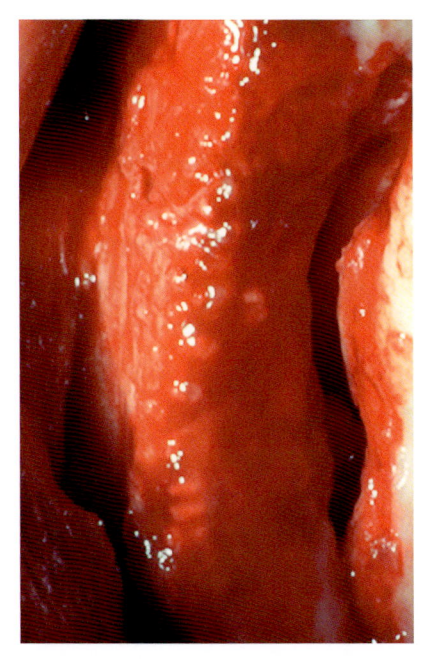

症例1-e インプラント埋入が可能な顎堤が再建された。

チタンメッシュを用いた自家骨移植によって顎堤再建した下顎欠損症例（症例2-a～q）

患者年齢および性別：50歳、男性
初診日：2000年9月1日
主訴：咀嚼障害

現病歴：右側下顎歯肉に軽度腫脹を認めたため、近在口腔外科を受診した。パノラマＸ線所見にて右側下顎犬歯部から第一大臼歯部において囊胞様透過像を認め、右側下顎犬歯から第一大臼歯の抜歯および摘出術を受けた。

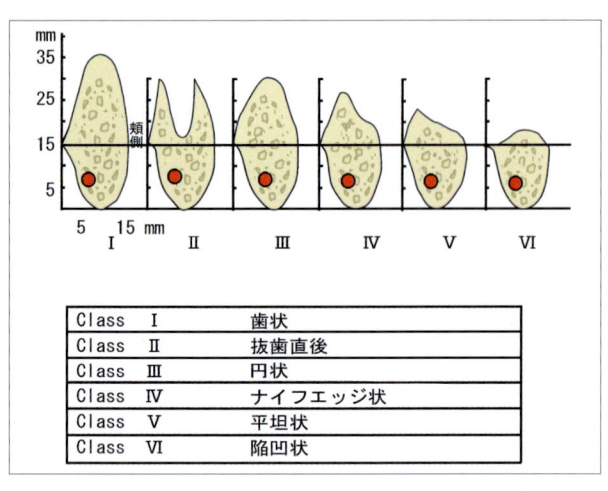

図2 下顎臼歯部の骨吸収の分類（Cawoodら論文[4]から引用・改編）。

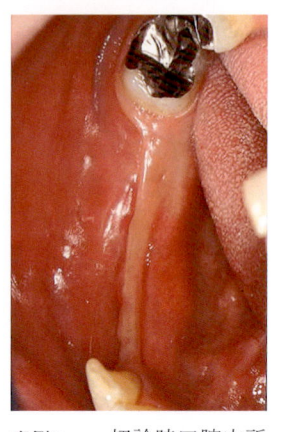

Class I	歯状
Class II	抜歯直後
Class III	円状
Class IV	ナイフエッジ状
Class V	平坦状
Class VI	陥凹状

症例2-a 初診時口腔内所見。下顎右側犬歯から臼歯部の高度骨吸収を認めた。

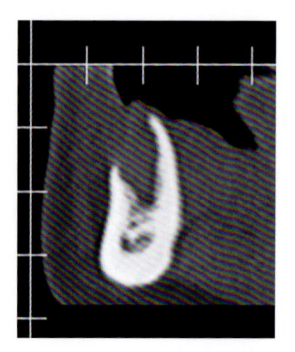

症例2-b 初診時CT所見。著明な欠損を認め下歯槽管に近接している。

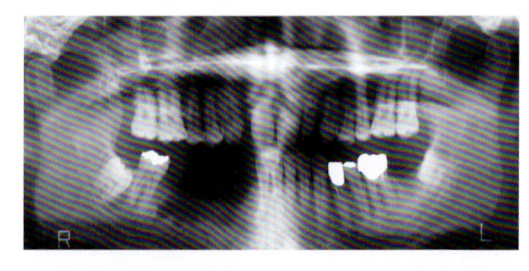

症例2-c 初診時のパノラマＸ線写真。Ｘ線所見では、犬歯から臼歯部の高度骨吸収を認めた。

症例供覧2

患者は50歳、男性。既往歴、家族歴、現症、全身所見は特記事項なし。口腔内所見では、下顎右側犬歯から第一大臼歯部の下顎右側顎堤の著明な骨欠損を認めた（症例2-a）。Ｘ線所見では、パノラマＸ線所見およびCT所見にて右側下顎犬歯部から第一大臼歯部において、高度骨吸収を認めた（症例2-b、c）。図2の分類にてClass V～VIの骨吸収であった[4]。臨床診断は右側下顎犬歯から第一大臼歯部における高度骨吸収であった。

2002年12月11日、全身麻酔下に顎堤再建のための脛骨自家骨移植を施行した。最終的に必要量の約6ｇの海綿骨を容易に獲得することが可能であった（症例2-d、e）。

術中においては、術前に予想された骨欠損が確認された。顎堤再建には、欠損部の骨鋭縁を調整した後に脛骨から採取した開窓部の皮質骨を頬側にオンレーグラフトとし、海綿骨をインレーグラフトとして骨移植を行った。

さらに、海綿骨をチタンメッシュ内に適量を詰め、理想的な位置に移植した（症例2-f）。創部の閉鎖は、十分な減張切開を行い縫合した。術後6ヵ月のチタンメッシュ除去時に、インプラント埋入が可能な顎堤の再建が確認できた（症例2-g）。

インプラント一次手術の際（症例2-h）、埋入位置の決定は術前に作製した手術用テンプレートを参考とした。インプラント体は（φ4.1×13mm、Straumann社製）を使用し、初期固定を獲得した（症例2-i）。術後3ヵ月で最終補綴物のための印象採得を行い、暫間補綴物を装着した（症例2-j）。上部構造装着後Ｘ線所見では、インプラント周囲組織は安定していた（症例2-k）。

術後5年での右側下顎犬歯部から第一大臼歯部における軟組織は安定し、経過良好であった（症例2-l）。パノラマＸ線所見およびCT所見にて、下顎右側犬歯部から第一大臼歯部においても経過良好であった（症例2-m、n）。

骨造成へのチャレンジ ─ Bone Graft について─

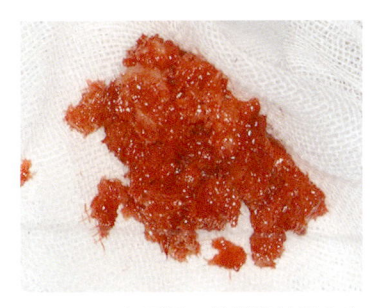

症例2-d　必要量の骨髄海綿骨を容易に獲得できた。

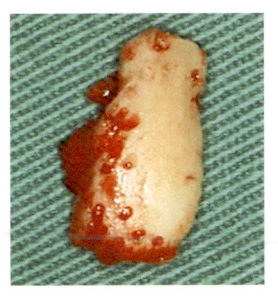

症例2-e　採取した皮質骨。十分な骨量の採取が可能であった。

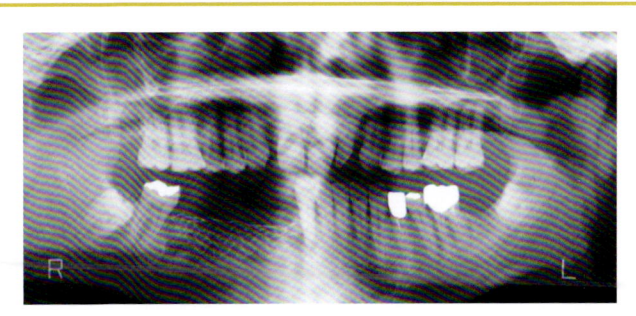

症例2-f　骨移植後のパノラマX線写真。チタンメッシュを用いて骨幅、骨高の獲得を行った。

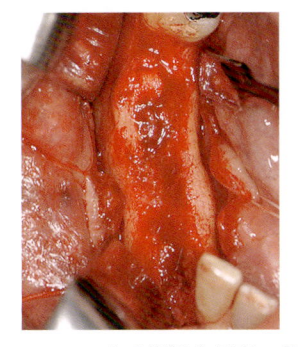

症例2-g　一次手術中写真。骨幅6mm、骨高13mmとインプラント埋入が確実な顎堤が再現された。

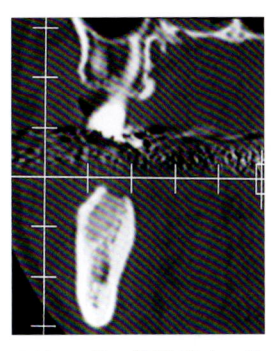

症例2-h①　骨移植4ヵ月後のCT所見。困難な皮質骨を確実に生着させた。

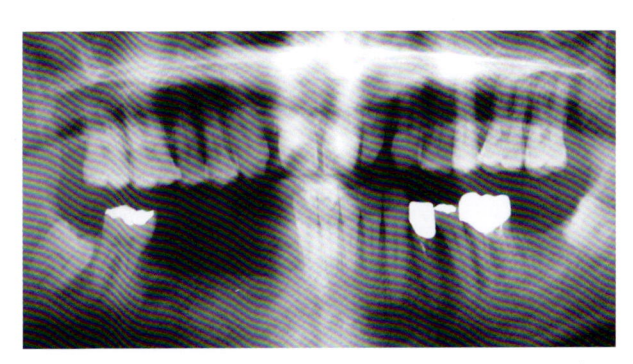

症例2-h②　同パノラマX線写真。垂直的に13mmの骨高、水平的に6mmの骨幅を獲得した。

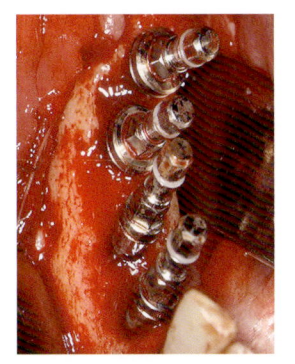

症例2-i　一次手術時所見。インプラントが4本確実に埋入された。

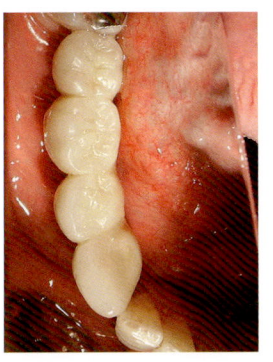

症例2-j　術後口腔内写真。最終補綴物装着時所見。

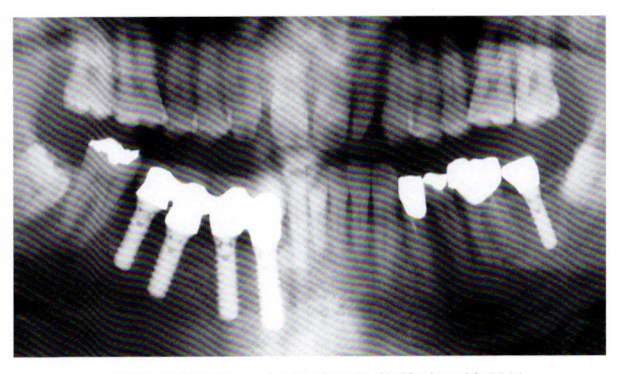

症例2-k　術後X線写真。最終補綴物装着時X線所見。

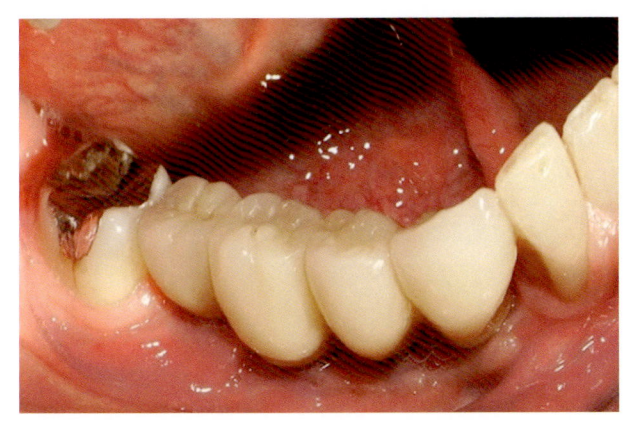

症例2-l　術後5年時所見。移植部は、骨形成がなされており軟組織も安定し経過良好であった。

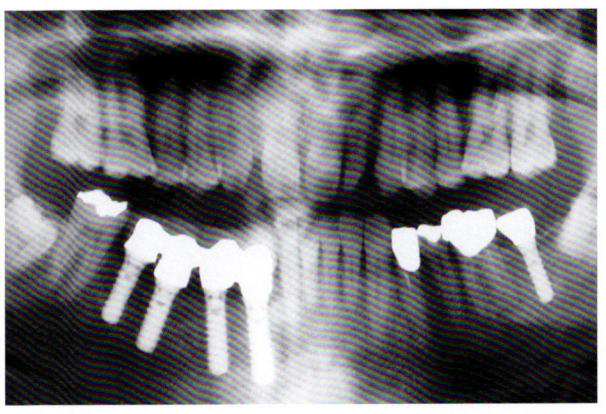

症例2-m　同パノラマX線所見。右側下顎犬歯部から第一大臼歯部においても骨吸収を認めず経過良好であった。

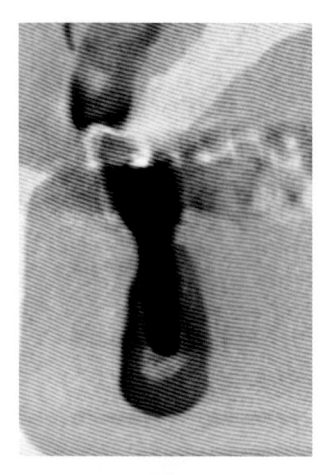

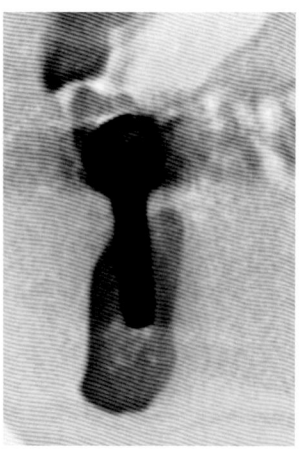

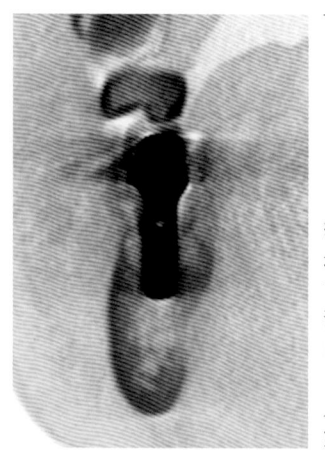

症例2-n①〜③ 術後CT写真。長期的な移植骨の形態変化を示す。①：犬歯埋入インプラント部における骨形態。②：第一小臼歯埋入インプラント部における骨形態。③：第一大臼歯埋入インプラント部における骨形態。

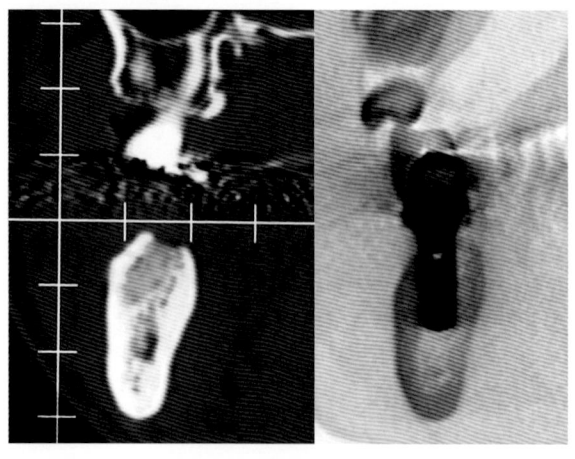

症例2-o 自家骨を用いた顎堤再建のCTによる比較検討。術直後（左）、最終補綴物装着5年後（右）。

前）、最終補綴物装着5年後の下顎右側インプラント埋入部における骨形態変化を示す。

骨形態変化の検討部位は、
（1）下顎右側犬歯埋入インプラント部（症例2-p①）
（2）下顎右側第一小臼歯埋入インプラント部（症例2-p②）
（3）下顎右側第二小臼歯埋入インプラント部（症例2-p③）
（4）下顎右側第一大臼歯埋入インプラント部（症例2-p④）
である。

臨床的評価

術後5年での右側下顎犬歯部から第一大臼歯部での各部位におけるインプラント周囲軟組織は、出血などの異常所見を認めず安定し、予後良好であった。そこで、以下の検討を行った。

CTを用いた長期的な移植骨の形態計測法

各移植部位における長期的な移植骨の形態変化を検討するため、2つの方法により検討を行った。
1. 下顎骨での骨移植部位の全体的な骨形態の計測
2. インプラント周囲における頬側骨幅（上條ら[5]）が行った計測法に準じて3点の計測を行った）（表1）

骨移植部位における下顎骨の骨形態の変化

症例2-oに骨移植術後3ヵ月（インプラント一次手術

形態計測法

移植骨体積の計測方法は、CTを用いたアキシャル画像上の移植骨部面積をフリーROIにより求め、各部位における移植骨の面積を算出し骨移植術後3ヵ月、最終補綴物装着5年後の下顎右側インプラント埋入部における骨形態の計測を行った。また、インプラントのアーチファクトを軽減するために反転画像を用いた。

それぞれの骨形態変化吸収率は、
（1）犬歯埋入インプラント部20%（症例2-q①）
（2）第一小臼歯犬歯埋入インプラント部12%（症例2-q②）
（3）第二小臼歯歯埋入インプラント部17%（症例2-q③）
（4）第一大臼歯埋入インプラント部18%（症例2-q④）
であった。移植部位における平均吸収率は16.7%であった（表2）[6]。これらの結果は、Jemtら[7]の報告している自家骨の長期的検討と近似していた。

骨造成へのチャレンジ ― Bone Graft について―

表1 各歯部における計測部位別頬側骨幅

部位	犬歯部	第一小臼歯部	第二小臼歯部	第一大臼歯部
先端(mm)	1.89	1.96	2.01	2.26
中央(mm)	2.38	3.52	3.63	3.18
基部(mm)	4.20	5.31	5.63	6.44

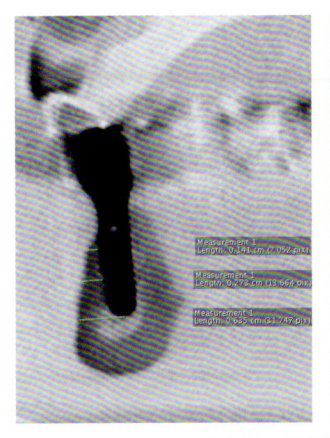

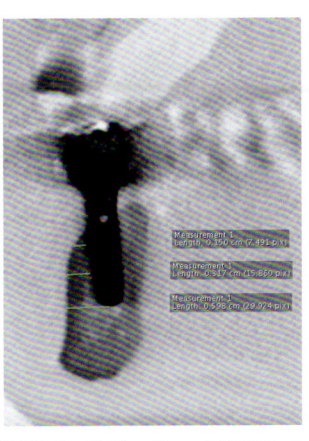

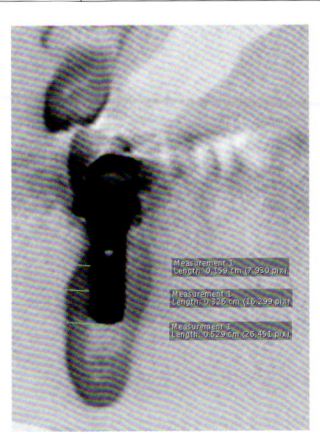

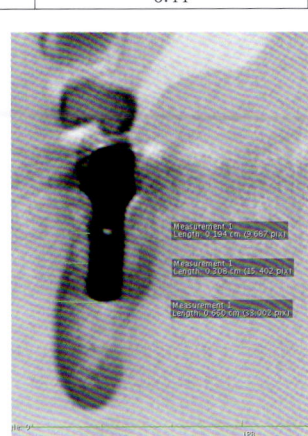

症例2-p①〜④　下顎右側の頬側骨骨幅の計測。①：犬歯埋入インプラント部。②：第一小臼歯埋入インプラント部。③：第二小臼歯埋入インプラント部④：第一大臼歯埋入インプラント部。

表2 長期的な移植骨の骨形態変化

	犬歯部	第一小臼歯部	第二小臼歯部	第一大臼歯部	平均
骨移植術後(cm²)	2.65	2.49	2.49	3.14	2.69
最終補綴物装着5年後(cm²)	2.12	2.20	2.09	2.58	2.25
吸収率(%)	20	12	17	18	16.7

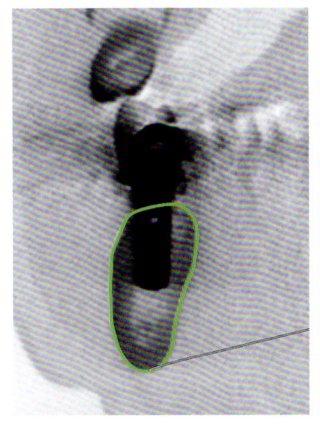

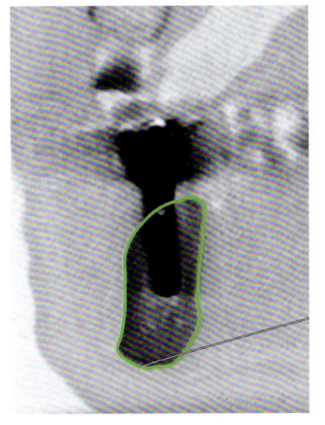

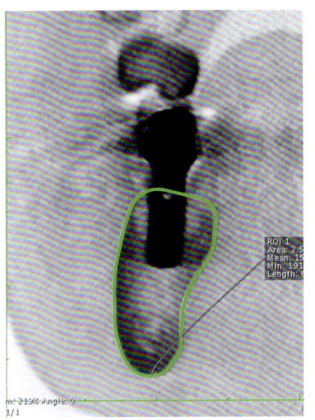

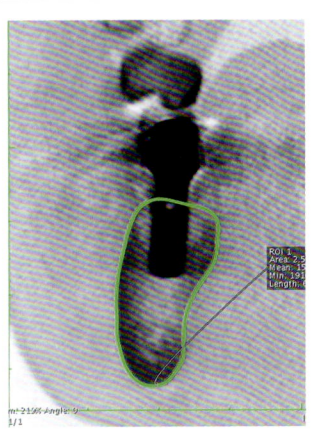

症例2-q①〜④　長期的な移植骨の形態計測による骨形態変化。①：犬歯埋入インプラント部。②：第一小臼歯埋入インプラント部。③：第二小臼歯埋入インプラント部。④：第一大臼歯埋入インプラント部。

考察

　下顎の高度骨吸収症例に対するインプラント治療は困難な治療の一つであり、確実な顎堤再建のうえにインプラント埋入を行う必要がある。そのためには、再建方法、移植材料、インプラントの確実な埋入など、多くの要因を考慮する必要がある[8,9]。高度骨吸収症例に対する骨移植方法には多くの手法があるが、一般的に欠損部の骨状態に応じてオンレーグラフト、インレーグラフトなどによる顎堤再建が頻用されている[10〜12]。なかでも、骨幅・骨高の獲得は特に難しい手法の一つであるが、広範囲な骨造成の際に有用とされる顎堤再建方法にチタンメッシュを用いたものがあり、Roccuzzoら[13]は高度骨吸収症例に対しチタンメッシュを応用し、有用な結果を報告

している。自験例では、嚢胞術後により高度骨吸収を認め、通常用いられている部分的な顎堤再建では対応不可能と判断し、本法を用い良好な結果を得た。

移植材料としての自家骨移植術は、欠損部において顎堤再建することで歯列弓の安定を図り、必要な咀嚼機能を獲得することが目的とされる[14～16]。それには確実な歯槽堤の再建を行う必要があり、移植骨の確実な造成のための速やかな血液供給、血管再構築、新生骨への置換という点を考慮すると、新鮮自家骨移植が第一選択と考えられている[16]。そのため、当科でこれまでに他疾患においても用いられている脛骨をドナーサイトとした[17,18]。また、術前にあらかじめ欠損部の欠損状態をCTにて把握し、移植必要骨量の把握を行った。

自家骨移植の吸収率については術後1年でもっとも著明に認められ、3年以降では比較的少ない傾向とされる報告がある[7]。初期段階での骨吸収は移植術後より起こるため、手術の際には生着過程における骨吸収を考慮して理想的な顎堤再建を行う。今回、インプラント埋入部位には脛骨自家海綿骨により対応し、頬側の実質欠損部には皮質骨を用いた。内部の骨造成には、海綿骨を用いてインプラント埋入のために有用な顎堤形態を再現した。

今後の展望として、高度骨吸収症例への顎堤再建の際の顎骨の形態変化を回避するための対応策として、自家骨以外の骨移植材料で安定した骨基質が長期的に獲得可能なLayered Bone Graftなどによるコンビネーショングラフトも選択肢の一つとして考慮する必要がある。

結語

今回、筆者らは、チタンメッシュを用いた自家海綿骨による骨移植の長期的検討を行い良好な結果を得た。また、CTを用いた骨移植部の骨形態評価の検討において骨形態変化は平均吸収率16.7％となり[5]、高度骨吸収症例へ顎堤再建に有用であり、長期的に安定した方法であった。

参考文献

1. Chiapasco M, Colletti G, Romeo E, Zaniboni M, Brusati R. Long-term results of mandibular reconstruction with autogenous bone grafts and oral implants after tumor resection. Clin Oral Implants Res 2008；(10)：1074-1080.
2. Yerit KC, Posch M, Hainich S, Turhani D, Klug C, Wanschitz F, Wagner A, Watzinger F, Ewers R. Long-term implant survival in the grafted maxilla : results of a 12-year retrospective study. Clin Oral Implants Res 2004；15(6)：693-699.
3. 鍋島弘充, Grageda E, Lozanda J, Punjabi AP, 福田幸太, 栗田賢一. 顎堤再建のための脛骨からの骨採取法：顎骨高度吸収症例に対するインプラント補綴前外科に応用した1例. 日本口腔外科学会雑誌 2002；48(8)：435-438.
4. Cawood JI, Howell RA. A classification of the edentulous jaws. Int J Oral Maxillofac Surg 1988；17(4)：232-236.
5. 上條擁彦. 図説 腔解剖学1骨学(頭蓋学) 第二版. 141-224. 東京：アナトーム社, 1989.
6. 鍋島弘充, 竹田愛, 今井隆生, 中山健彦, 森悟, 中塚健介, 栗田賢一, 内藤宗右. チタンメッシュを用いた脛骨自家海綿骨による顎堤再建の1例：5年後の骨移植部の骨形態変化について. 日本口腔インプラント学会誌 2010；23(1)：35-41.
7. Jemt T, Patterson P. A 3-year follow up study on single implant treatment. J Dent 1993；21(4)：203-208.
8. Catone GA, Reimer BL, McNeir D, Ray R. Tibial autogenous cancellous bone as an alternative donor site in maxillofacial surgery : a preliminary report. J Oral Maxillofac Surg 1992；50(12)：1258-1263.
9. Sadove AM, Nelson CL, Eppley BL, Nguyen B. An evaluation of calvarial versus iliac donor sites in alveolar cleft grafting. Cleft Palate J 1990；27(3)：225-228.
10. Carlsson GE, Bergman B, Hedegård B. Changes in contor of the maxillary alveolar process under immediate dentures. A longitudinal clinical and X-ray cephametric study covering 5 years. Acta Odontol Scand 1967；25(1)：45-75.
11. Nyström E, Ahlqvist J, Kahnberg KE, Rosenquist JB. Autogenous onlay bone grafts fixed with screw implants for the treatment of severely resorbed maxillae. Radiographic evaluation of preoperative bone dimensions, postoperative bone loss, and changes in soft-tissue profile. Int J Oral Maxillofac Surg 1996；25(5)：351-359.
12. Seibert JS. Reconstruction of deformed, partially edentulous ridges, using full thickness onlay grafts. Part I. Technique and wound healing. Compend Contin Educ Dent 1983；4(5)：437-453.
13. Roccuzzo M, Ramieri G, Bunino M, Berrone S. Autogenous bone graft alone or associated with titanium mesh for vertical alveolar ridge augmentation : a controlled clinical trial. Clin Oral Implants Res 2007；18(3)：286-294.
14. Kline RM Jr, Wolfe SA. Complications associated with the harvesting of cranial bone grafts. Plast Reconstr Surg 1995；95(1)：5-13.
15. Boyne PJ, James RA. Grafting of the maxillary sinus floor with autogenous marrow and bone. J Oral Surg 1980；38(8)：613-616.
16. Krekmanov L, Heimdahl A. Bone grafting to the maxillary sinus from the lateral side of the mandible. Br J Oral Maxillofac Surg 2000；38(6)：617-619.
17. 鍋島弘充, Lozada J, Punjabi AP, 福田幸太, 伊藤康弘, 栗田賢一. 顎堤再建のための脛骨からの骨採取法. Quintessence Dental Implantology 2002；9(6) 47-55.
18. 鍋島弘充, 水野真木, 中野雅哉, 黒岩裕一朗, 栗田賢一. インプラント補綴前外科としての顎堤再建のための脛骨らの骨採取法：術前術後の管理および術式を中心に. 顎顔面インプラント学会誌 2005；48(8)：435-438.

シンポジウム
日本のインプラント教育におけるスタディグループの役割

Club22
白鳥清人／石川明寛／工藤淳一

デンタルコンセプト21
三好敬三／西山　敦／川島一哲

SJCD
土屋賢司／松尾幸一／本多浩二

5-D Japan
北島　一／藍　浩之／吉田健二

九州グループ
水上哲也／金成雅彦／中島稔博

JIADS
佐分利清信／岩田光弘／小野晴彦

Club 22
インプラント治療の過去、現在、未来

白鳥清人（白鳥歯科インプラントセンター）
石川明寛（田園調布インプラントセンター）
工藤淳一（十和田インプラントセンター）

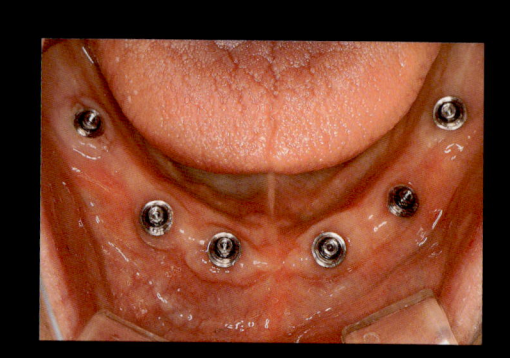

Club22の過去、現在、未来
（工藤淳一）

　インプラント療法は有力な選択肢の一つと認知されてきたが、本来、求められるべき歯科医療従事者の知識・技術ならびに姿勢よりもインプラント業界の思惑に影響され、その結果、多くの問題点が露呈しつつある。医療は科学であり、医療従事者の自己満足よりも長年月にわたる患者の満足が最優先されるべきではないだろうか。
　P-I Brånemark教授が試行錯誤の結果、われわれ後進に与えてくださったコンセプトを反芻し、それを遵守し、患者に適用することを目的として、チタンの原子番号を用いたClub 22がブローネマルク・オッセオインテグレイション・センターでのベーシック・コース受講者を中心に、1991年に設立された。Brånemark教授が来日された折には、彼を含めた症例検討会がこれまでにも何回か催され、さらにはスウェーデンでの研修会の折にはご自宅にまで伺い、親睦を深めている。会員数は66名に限定された小さな勉強会ではあるものの、安全で長期にわたるオッセオインテグレーションの継続を主眼に設立当時から変わらないコンセプトを貫いている。
　会の特徴として、特定のインプラントシステムに限局したり、特定の器具の普及に加担したりするようなスタンスを採っていない。どのような方法であろうが生体組織の治癒の過程には大きな差はないであろう。したがって、インプラントコンポーネントの直接的なユーザーである歯科医師が、いかに生物学的な摂理を大切にし、臨床に接するのかのほうが重要と考えている。そのような姿勢を検討し、実践する場として決して派手ではないが地道に活動してきた。
　歯科におけるインプラント療法は、長期間にわたりきわめてすぐれた予知性を示すとされてきた。しかしなが

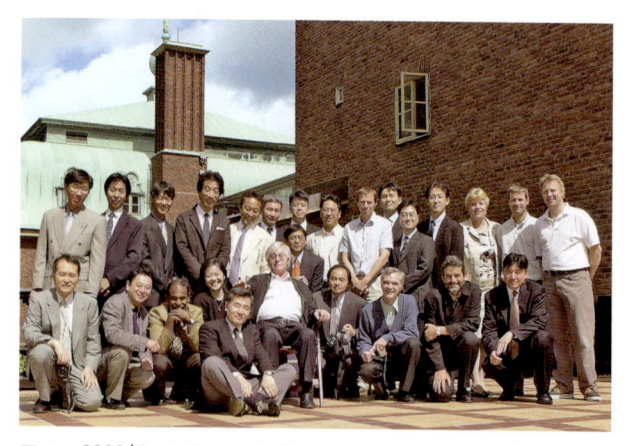

図1　2003年、Brånemark Osseointegration center（Göteborg, Sweden）の屋上にて。

Club 22 インプラント治療の過去、現在、未来

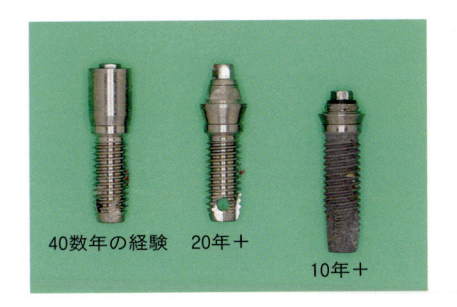

図2 機械仕上げのフィクスチャーに高床式のアバットメントの臨床経験40数年、審美性を重視した歯肉縁下から立ち上がるアバットメントが20数年、さらに中等度粗面のフィクスチャーになって10数年が経過している。

図3 粗面のTiUnite のほうが機械仕上げより、実験的インプラント周囲炎の進行が有意に早かったと報告した論文の概要。

- 実験的インプラント周囲炎にて機械仕上げとTiUnite® を比較した
- 骨の喪失量は機械仕上げよりTiUnite® のほうが有意に多かった
- 組織学的分析によると欠損の垂直高径、バイオフィルムの根尖側拡大はTiUnite® のほうが有意に大きかった
- インプラントの表面性状はインプラント周囲炎の進行に影響することが示唆された

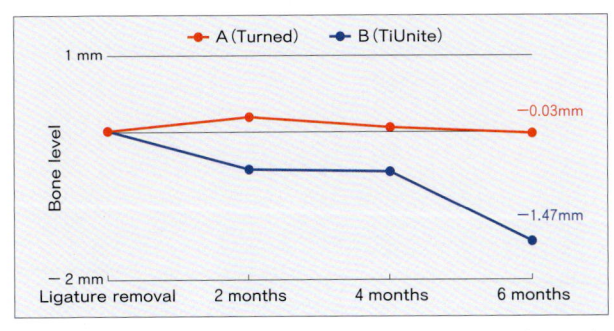

図4 実験的インプラント周囲炎による平均的骨吸収量の経時的変化。TiUnite® のほうが有意に骨吸収量は多かった（文献3より引用・改変）。

ら、かつて使用されたほとんどのコンポーネントが今日では入手しにくいものであり、オッセオインテグレーションが獲得できるから同様の結果が得られるという保証は何もない。コンポーネントあるいは術式について、新しいものすべてがすぐれていると言えるであろうか。現に鳴り物入りで市販され、問題を残したままいつの間にか市場から消えていったシステムがあることは周知で、その後始末は誰がするのかに気付いてもいい時期ではないであろうか。

スタディグループの役割は何であるのかを再考してみたい。OJ設立時の基本理念のひとつ「業者の販路拡大に利用してはならない」にもあるように、臨床上の安定性が確認されていないシステムや術式などの先物取りに力を注ぐのではなく、患者の満足は何かを認識し、その知識・技術ならびに医療従事者としての姿勢を学ぶ場であるべきことを過去、現在からの経験を活かして将来につなげるべきと考える。

今日のOJを築き、変わらぬ指導をしてくださっているRoy Yanase 先生に心より御礼申し上げたい。

新旧を適材適所に使う（石川明寛）

今日のオッセオインテグレーションタイプのインプラントは、長期間にわたる予知性にすぐれていると考えられているが、真実であろうか。なぜなら、チタンという材質は同じでも、インプラントの形態、構造、表面性状や、アバットメントの形状、上部構造のデザインなどが、

46年前のものとは大きく異なる今日において、40数年の予知性を現代に当てはめて考えてよいか疑問である（図2）。

インプラント治療を長期的な観点から良好なものとするために、過去から学び、よりよい未来へと進むため、Brånemark 教授の教えに立ち返って現在を見つめ直してみた。

機械仕上げは過去のものか

2011年のRenvert らによるレビュー[1]によれば、機械仕上げが粗面よりもインプラント周囲炎への影響が少ない傾向にあるが、論文が少ないため、インプラント周囲炎の発症に表面性状が有意な影響を及ぼす証拠は得られていないと述べている。また、Albouy ら[2]は、犬の実験において、粗面のTiUnite® のほうが機械仕上げより、実験的インプラント周囲炎の進行が有意に早かったと報告している（図3、4）。

図5は12年経過した機械仕上げのインプラントであるが、インプラントが露出し粘膜と接しているものの、適切なメインテナンスをすることで、10年以上も変化のな

93

機械仕上げのインプラント12年経過症例（図5-a、b）

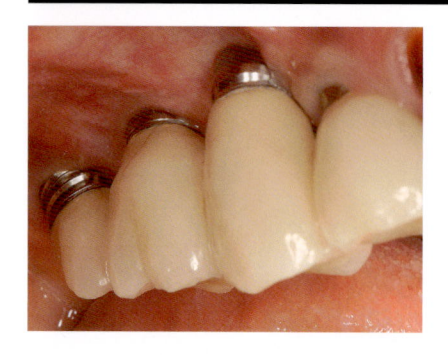

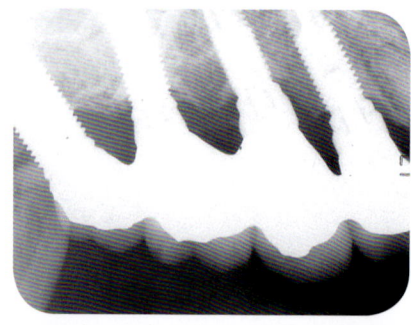

図5-a、b　12年経過した機械仕上げのインプラント適応症例。インプラントが露出し粘膜と接しているものの、適切なメインテナンスをすることで、10年以上も変化のない状態を維持している。

下顎無歯顎症例（図6-a〜f）

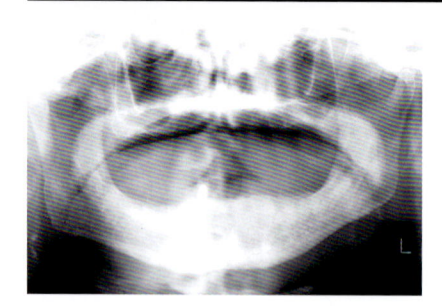

図6-a　患者は77歳の男性。術前のパノラマX線写真。

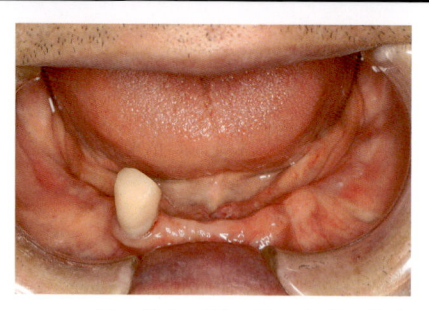

図6-b　同口腔内。3は埋入直前に抜歯し、骨支持ガイドを用いて埋入。オトガイ孔間4本を使って即時荷重を行った。

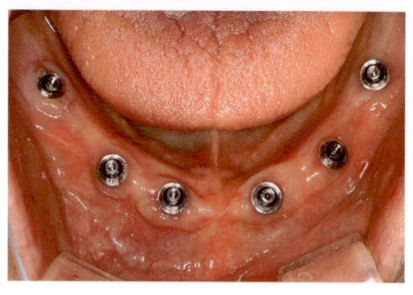

図6-c　埋入3ヵ月後に後方2本のインプラントもアバットメント連結を行った。前方2本と後方2本はインプラント周囲炎の予後を考慮し機械仕上げ、残り2本は即時荷重の有利さから粗面のTiUnite®。

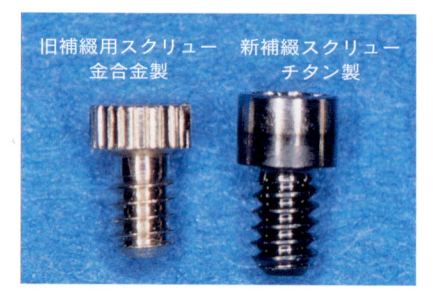

図6-d　新旧の補綴スクリュー。チタン製（右）はメタルトライ時の締結角度による確認には不向きと考える。

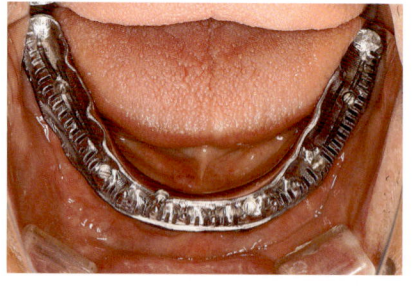

図6-e　マイナスの古いタイプのゴールドスクリューを用いたメタルフレームの試適。

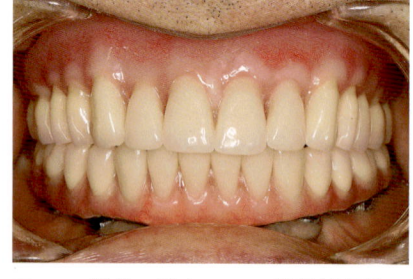

図6-f　術後。適合のよい最終補綴物が装着された。

い状態を維持している。

　このように経験的に考察すれば、機械仕上げは、インテグレーションは得にくいが一度確立してしまえば粗面のものより対処しやすく、特に時間的猶予があると思われる。今、市場にインプラント周囲炎の治療目的で、粗面を除去するような装置が出回っている理由もこのためと言えるであろう。また、粗面インプラントは、骨質の悪いところには有用であるものの、安易な使用は急速な骨吸収をきたす可能性があるため、慎重な選択が望まれる。骨幅が十分ではないが下顎のように骨質の条件の良いところには、機械仕上げの使用が安心ではないだろうか。一方、骨が十分にあるが骨質の悪いところには粗面あるいはハイブリッドの選択も考慮したい。

補綴スクリューについての考察

　スクリューリテインの上部構造の適合に関して、下顎無歯顎における症例を供覧し（図6）、新旧の補綴スクリューについて考察したい。以前のものは金合金性であ

サイナスリフトにおける偶発症（図7-a、b）

図7-a　横行動脈の切断。上顎洞の頬側壁窓あけ時に横行動脈を切断してしまい、止血に苦慮した症例。血管縫合にて対応したが、術前の慎重な診査と手術の対応が必要であった。

図7-b　洞底粘膜の穿孔裂開。上顎洞粘膜挙上時に粘膜の穿孔をさせてしまった。穿孔部が大きくなってしまったので、縫合の後、吸収性のメンブレンを設置して対応。

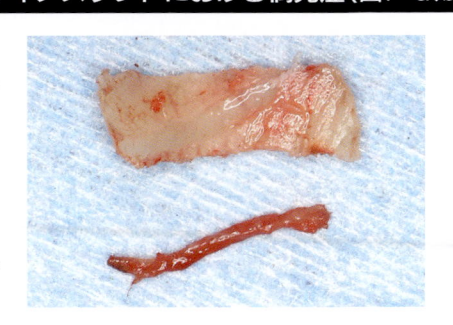

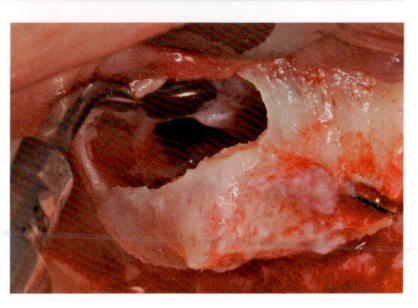

図7-a　図7-b

り、新しいものはより硬いチタン製である。確かに強度は高くなり、高い締結が可能となったが、メタルトライ時の締結角度による確認には不向きではないだろうか（図6-d）。メタルフレームの試適時に、筆者はマイナスの古いタイプのゴールドスクリューを使っている（図6-e）。

ここに現在のチタン製補綴スクリューを使用すると、不適合を見逃してしまう可能性が高い。しかし、最終的な装着時には、既にパッシブフィットが獲得できているわけであるから、現在の剛性の高いチタン製補綴スクリューを使用して問題はない。つまり、適合検査にのみ、過去のゴールドスクリューを使用する。新旧をその良さによって使い分けるのである。新しいものがいつも最良とは限らない好例である。適合のよい最終補綴物（図6-f）が装着された。

今後の展望

インプラント治療は年々多様化し、選択肢が増え続けている今日である。そのような状況の中で、われわれは何を基準として選択していくべきであろうか。長期の経過において、必ずや生ずる口腔内の変化に対応できるよう、スクリューリテインの有用性を再認識することは必要であるが、適合試験に硬い現在のチタン製スクリューを使ったのでは、過去より低い適合性の上部構造物を装着する可能性が高い。また、安易に粗面インプラントを選択するのではなく、機械仕上げやハイブリッドを再評価するなど、古くからあるものと新しいものとを吟味し、適材適所に使用することで、より信頼性の高い、確実なインプラント治療を行っていきたいものである。

確実な医療を提供していく姿勢（白鳥清人）

チタンの応用によるインプラント治療は、1950年代後半にBrånemark博士がチタンと骨組織との生物学的結合を偶然に発見したことから始まり、1965年に最初の患者に臨床応用された。その後、1982年に開催されたトロント会議において、Brånemark博士や彼の弟子たちが長期に蓄積されたデンタルインプラント治療の臨床的プロトコールを外に向けて発表したことで、このオッセオインテグレーションのコンセプトに基づくインプラント治療が全世界に広がっていった。

今やこのインプラント治療の技術は革新を遂げ、さまざまな治療方法が確立され、多くの臨床現場で欠損歯列の治療に応用されている。しかし、安全で確実な治療を患者へ提供する、という根本が再度問われ始めていることも事実であり、今後のインプラント治療についてなお一層の検討、検証が必要な時代になってきたと思われる。昨今では、マスメディアなどでもインプラント治療が注目され、ネガティブな局面から報道されている。マスメディアは、その性格上どちらかの極に傾倒して報道するのが常ではあるが、しかし、これもわれわれ臨床に携わる者への警鐘と受け止め、つねに、立ち止まり、過去の検証と今後の進むべき方向を慎重に検討する姿勢が重要であり、そのためにスタディグループの存在が必要となる。日々、新しい技術、知識、器具器材、材料などの情報が、われわれのもとに届く。それは、商業雑誌であったり、インターネット、講演会、ある時は酒の席であったりもする。Club 22の症例検討会では、それがたとえインパクトファクターの高い雑誌の論文であって

術後治癒期間での偶発症（図8-a、b）

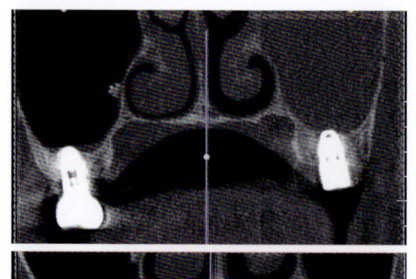

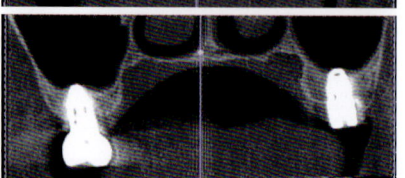

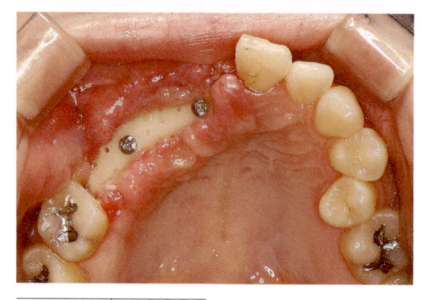

図8-a｜図8-b

図8-a　サイナスリフトは成功したが上顎洞炎を併発させてしまった症例。術後たびたび急性転化、そのつど抗生物質で対応していたが、最終的な完治に至らず、最終的には耳鼻咽喉科に入院。全身麻酔下で閉鎖した自然孔を開け洞内吸引と洗浄で完治した（上：急性転化時、下：治癒後）。

図8-b　オンレーグラフト後1ヵ月。粘膜の不足から創部が裂開。この後自家骨撤去、粘膜治癒後再手術となった。

術後のインプラント周囲炎（図9-a、b）

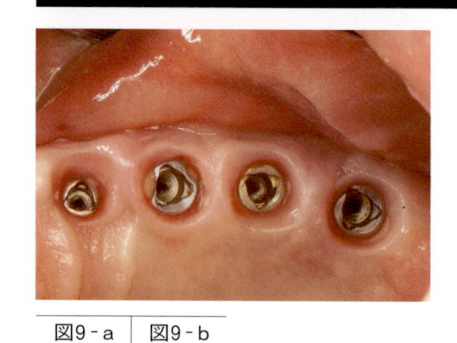

図9-a｜図9-b

図9-a　歯周病経験者で喫煙者、プラークコントロール不足な患者。時々メインテナンスをさぼる中高年男性。周囲粘膜の炎症は少ないが上部構造物を外すと排膿が観察される。

図9-b　同X線写真。インプラント周囲炎をコントロールできず、最終的にはインプラント撤去、再埋入となった。

補綴物の破損（図10-a～d）

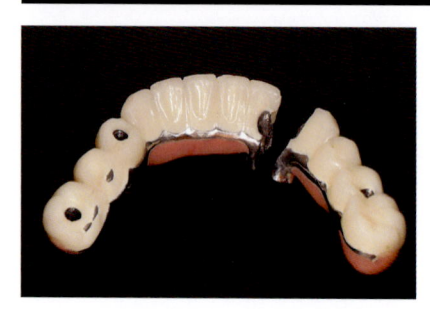

図10-a　CAD/CAMで作製したチタンフレームの破損。

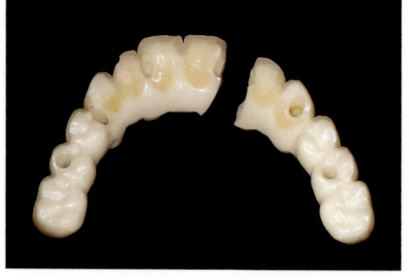

図10-b　CAD/CAMで作製したジルコニアフレームの破損。

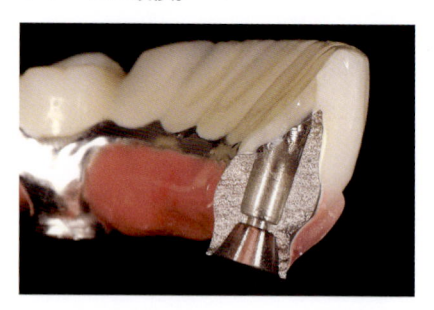

図10-c　チタンフレームの断面積は6mm²以上がメーカー推奨であるがこのケースはそれ以上の断面積を有する。咬合のコントロール、力の分散、インプラントの配置などに問題があったのではと考えられる。

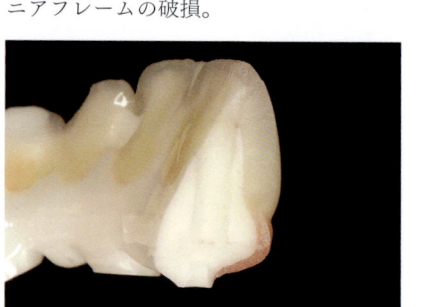

図10-d　ジルコニアフレームの場合、断面積10mm²以上がメーカー推奨。このケースでは、審美性の追求から歯間部が薄くなってしまい、なおかつその部位にアクセスホールが来てしまった。

抜歯後の処置（図11）

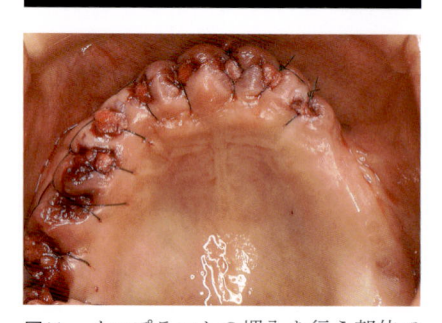

図11　インプラントの埋入を行う部位では特に抜歯部位は、骨と粘膜の早期健全治癒が望まれる。筆者の場合、肉芽の徹底除去後、（テルプラグ）を用いたソケットプリザベーションを行っている。

Club 22 インプラント治療の過去、現在、未来

積極的なソケットプリザベーションを行った症例（図12-a～c）

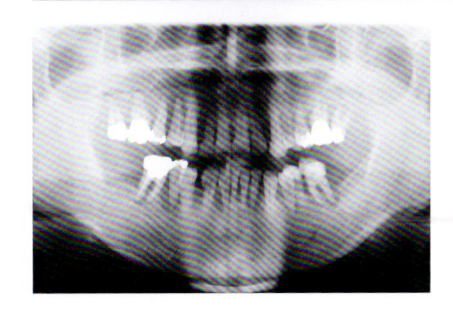

図12-a　全顎的な歯周病罹患症例。すべての歯牙が歯周ポケット10mm以上、排膿あり。

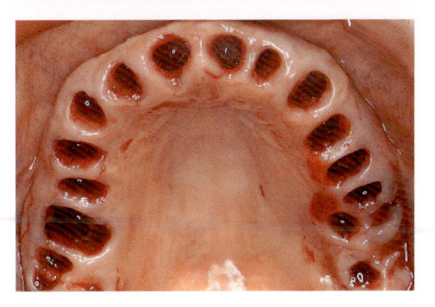

図12-b　歯肉の可及的な温存のために周囲歯肉をできるだけダメージを与えないように丁寧に抜歯。

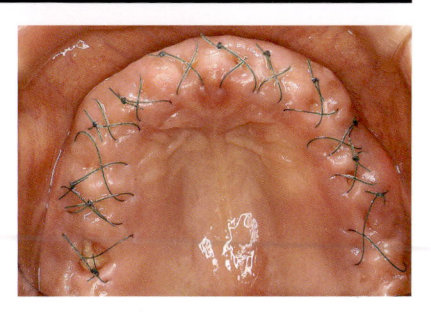

図12-c　骨補填材料を用いてソケットプリザベーションを行った。この写真は術後1週間。

正確な治療を行うための姿勢、ポジション、グリップ（図13-a、b）

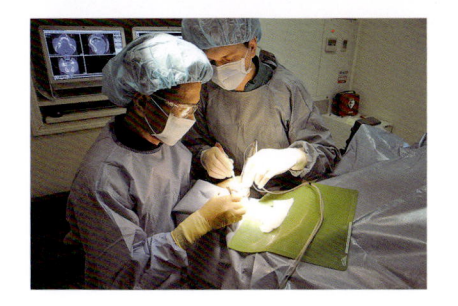

図13-a　正確な治療を行うには、姿勢、ポジション、グリップが重要である。無駄な力、動きが可及的に少ないほうが正確なコントロールができる。

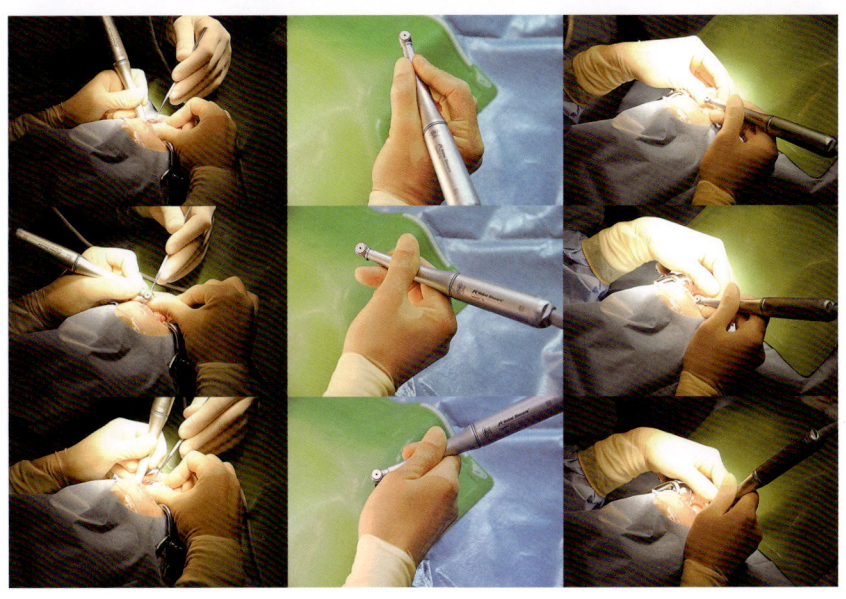

図13-b　グリップを変えることで、脇はいつも締まった状態で12時の方向からドリリングができ、精密なコントロールが可能になる。

も、本当に臨床で役に立つのか？　その安全性、リスクは？　と、長い臨床経験から、あるいは基礎研究から、つねに熱く討論をしてきた。メンバーは、知識、経験の豊富な先生も多く、より良い臨床を患者に提供したいという思いは同じであり、こういう中からより真実が見えてきたり、また本線から外れない臨床を実践していけるのだと思う。

　Brånemark博士が、「成功は語り尽くした。これからは失敗について語ろう」と言っていた。これからは、一症例の成功よりも、100％の成功に目を向けていかなくてはならない。インプラント治療の失敗としては、初期には予期せぬインプラントロスト、創面の裂開、偶発症の発症、後期にはインプラント周囲炎、補綴物の破損などがあげられるが（図7～10）、小さなことも含めると実際の臨床現場では、日々が失敗の連続である。治療期間を通して、患者は、術野が、仮歯が、食事が、発音が…とさまざまな不満不具合を訴え、われわれはそこから多くを学ぶ。また、患者は何も訴えていないが、自分の行った治療に自分自身で納得ができないことも多々ある。われわれは、これらの失敗の一つ一つから自分の無知無能に気づき、そして、次からは同じ失敗を侵すことなく、より確実な臨床を遂行するために更なる研鑽が積んでいかなくてはならない。

　臨床に一番大切なことは、基本的なこと、当たり前の

シンポジウム「日本のインプラント教育におけるスタディーグループの役割」

基本的なインプラント埋入手術（図14-a〜d）

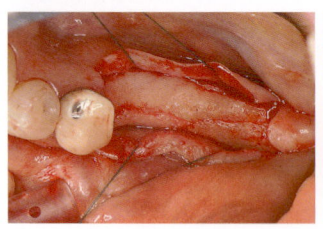

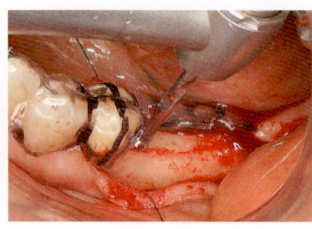

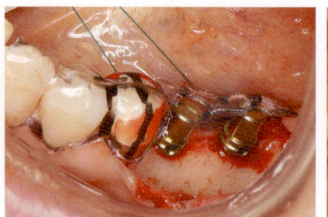

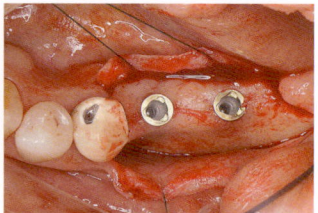

| 図14-a | 図14-b | 図14-c | 図14-d |

図14-a〜d　正確な手術のためには、まず明視野の確保が重要である。きれいな切開ときれいな粘膜剥離で出血はコントロールされる。粘膜は外側に反転しておくことで術者は、両手が使えてドリルのレストが可能になる。

正確な縫合（図15-a〜d）

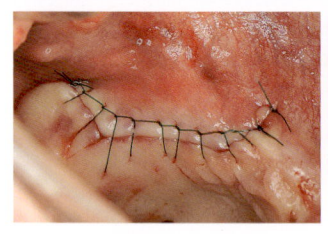

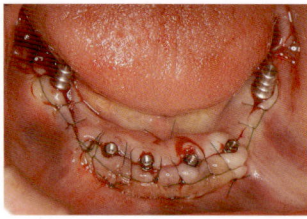

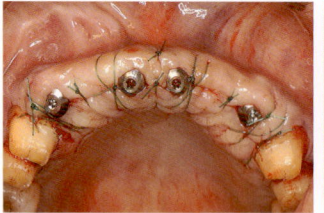

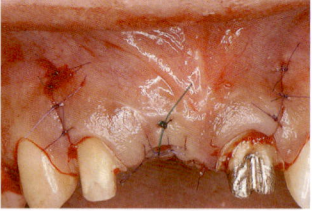

| 図15-a | 図15-b | 図15-c | 図15-d |

図15-a〜d　a：サイナスリフト、b：抜歯後即時埋入、c：パラッチの切開後、d：ベニアグラフト後。いずれもテンションフリー、一次治癒治癒するように縫合する。

インプラントポジション（図16、図17）

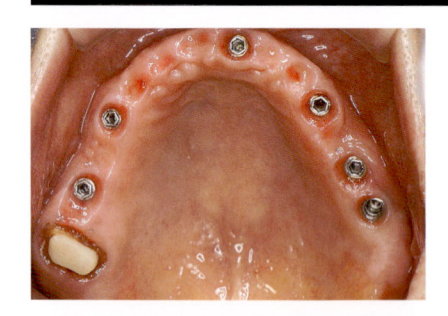

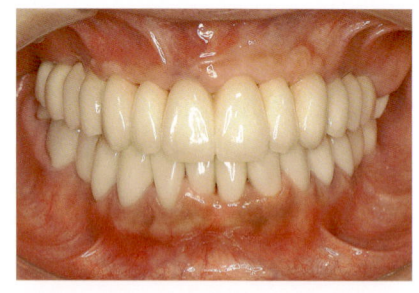

| 図16-a | 図16-b |

図16-a　多数欠損症例では、骨の条件と補綴の要件から、ベストのポジションを設計して正確にその部位にインプラント体を埋入する。

図16-b　同正面観。

| 図17-a | 図17-b |

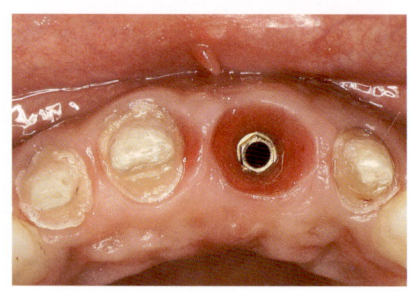

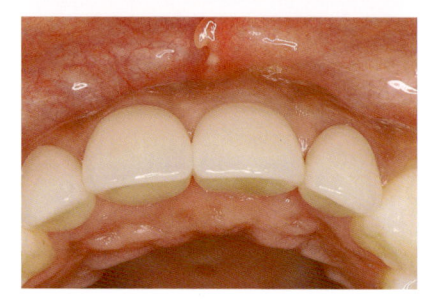

図17-a、b　一歯欠損症例の咬合面観。三次元的に適正なポジションにインプラントを配置。骨と粘膜ボリュームが十分であれば、適正な補綴物ですべてが調和する。

ことを当たり前に実践すること。それは、抜歯窩の処理（図11、12）、手術中の姿勢、グリップであったりする（図13）。そしてシンプルな処置をルーティンに行うことで臨床成績は上がる。綺麗な切開、綺麗な縫合、そして確実なインプラントポジションが、インプラント治療の成功の鍵である（図14〜17）。適正なインプラントポジションと骨ボリューム、健康なインプラント周囲粘膜、適正な補綴物の調和を大切にしたい（図18）。

小宮山彌太郎先生がよく、「臨床は研究実験の場ではない、確実な医療を提供していきなさい」ということを言われる。いままで難症例に直面するときは、いつもこの言葉を頭の片隅に置き、基本を厳守しながら、よりリ

低侵襲なサイナスリフト（図19-a、b）

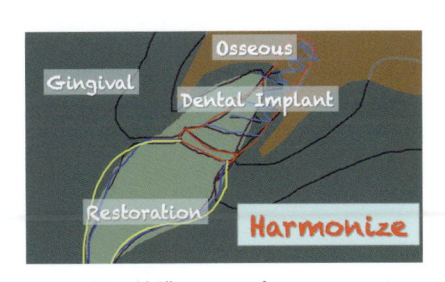

図18 骨と粘膜、インプラントフィクスチャー、補綴物の調和がインプラント治療の基本と考える。

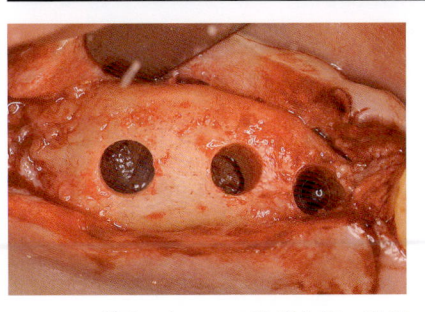

図19-a グラフトレスの治療を第一選択として考えるが、どうしてもサイナスリフトが必要な症例もある。この場合、より低侵襲で偶発症の発生頻度が少ない歯槽頂アプローチを選択している。

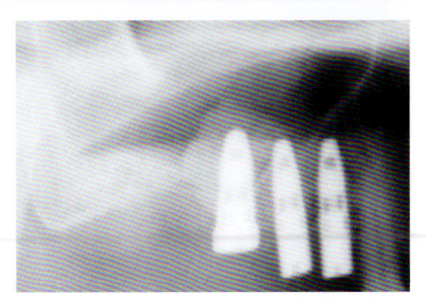

図19-b 術後のパノラマX線写真。上顎骨の頬側部の開窓をすることなくラテラルアプローチと同様の結果が得られる。

術野同一部位からのベニアグラフト（図20-a～c）

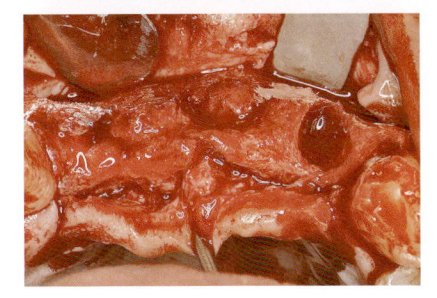

図20-a この症例は、交通外傷によって上顎4前歯を頬側歯槽骨とともに喪失。

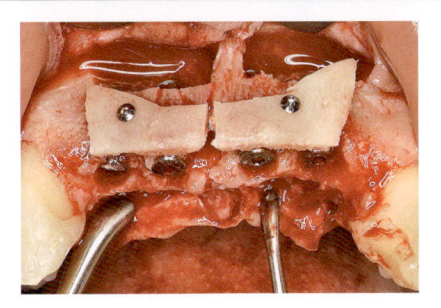

図20-b 歯槽骨基底部より自家骨を採取。インプラント埋入後頬側骨欠損部にスクリュー固定。

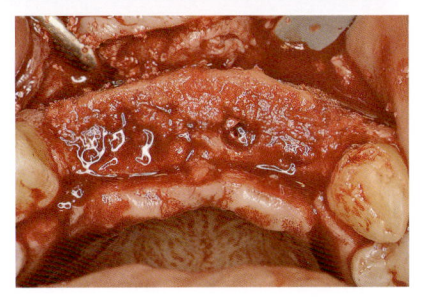

図20-c 自家骨と母床骨との間隙には、ブロック骨の採取部位より粉砕した海綿骨を採取し填塞。失われた頬側歯槽骨を再構築する。

スク回避できる、偶発症の少ない治療を目指してきた。そんな中から、ピエゾサージェリーを応用したベニアグラフト、歯槽頂からのサイナスリフトを行うようになり（図19、20）、CTによるシミュレーション、ガイデッドサージェリーも適正に使いながらAll-on-4、グラフトレスな治療も実践している。

おわりに

より多くの患者さんにより確実な治療を提供して行くために、われわれは仲間どうしで失敗も成功も知識も共有しながら、過去を学び、いつも立ち止まって現在を見つめ直し、これから進んで行く方向を誤らないようにしていくべきである。

失敗を供覧したり、新しい考えを提示したり、自分の疑問を解決するためには、同じ方向を向いた、そしてある程度クローズな「いつものスタディグループの仲間」というのが必要である。Club 22はまさにそうしたグループと言って良いだろう。

いつもぶれずに的確なご指摘をくださる小宮山彌太郎先生に感謝申し上げるとともに、今後もさらに知識と経験の研鑽を続けながら、メンバーどうし意見交換をしていきたいと考えている。

参考文献

1. Renvert S, Polyzois I, Claffey N. How do implant surface characteristics influence peri-implant disease? J Clin Periodontol 2011 ; 38 Suppl 11 : 214-222.

2. Albouy JP, Abrahamsson I, Berglundh T. Spontaneous progression of experimental peri-implantitis at implants with different surface characteristics : an experimental study in dogs. J Clin Periodontol 2012 ; 39(2) : 182-187.

デンタルコンセプト21

患者のための安全・確実なインプラント治療
―ガイデッドサージェリーの必要性―

三好敬三（三好デンタルクリニック）

西山　敦（西山歯科クリニック）

川島一哲（三好デンタルクリニック）

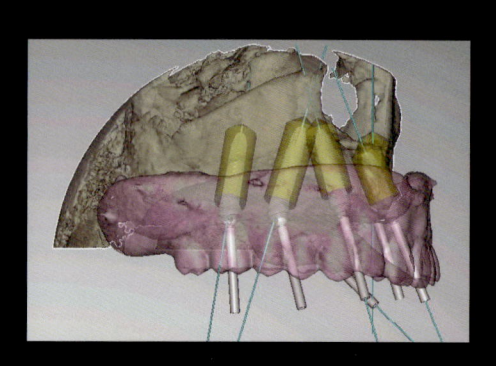

はじめに

デンタルコンセプト21はGBRの第一人者である中村社綱先生の教え子を中心に発足したインプラント治療主体のスタディグループである。そのコンセプトは「自分や自分の家族にしてほしい治療を行う」。言い換えれば「自分にされたくない治療は患者にもしない」というものである。すなわち、「最小の侵襲で最大の効果を得る」というのが1999年に発足した当初からの目標であった。

そして、スウェーデンでインプラント治療の歴史と基礎を学び、2003年からショートインプラントや傾斜埋入を利用したインプラント治療（グラフトレスコンセプト）をいち早く勉強した。また、コンピュータシミュレーションおよびガイデッドサージェリーにおいても、日本でもっとも多く行っているグループであろう。

インプラント治療を始めた当初は、一般的な症例においてはパノラマやデンタルのX線画像で診査・診断を行い、難症例と思われる症例のみCT撮影をしていた。筆者（三好）は、2003年に初めてコンピュータシミュレーションシステムを導入し、骨支持タイプのガイド手術も取り入れたが、当時は無歯顎症例をはじめとする難症例だけに使用していた。2006年に院内にコーンビームCTを導入したことでCT撮影とコンピュータシミュレーションの使用頻度は飛躍的に高まり、同時に三次元的な診査・診断・治療計画の重要性を痛感する症例に多く出会ってきた。2011年現在では、以下のような環境でインプラント治療を行っている。

・CT撮影：コーンビームCT・院内
・症例：全症例
・画像診断ソフト：NobelGuide™
・Guided Surgery：約90％

以下では、症例を供覧しながら、デンタルコンセプト21が行っている治療のコンセプトを解説していく。

症例供覧

1）CTおよびNobelGuide™を用いた診療の進め方

症例1の患者は 5 7 、 7 欠損の状態。まずは理想的な位置にワックスアップをし、歯を覆い頑丈なラジオグラフィックガイドを製作し、それを口腔内にしっかり合わせてCT撮影をする。

CT画像はコンピュータ上で3D化することが可能で、さらにはラジオグラフィックガイドはコンピュータ上で

CTおよびNobelGuide™を用いた診療の進め方（症例1-a～m）

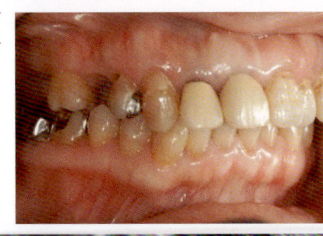

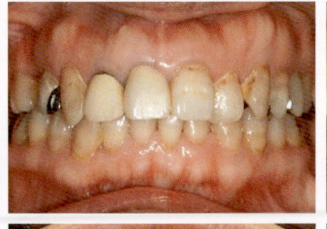

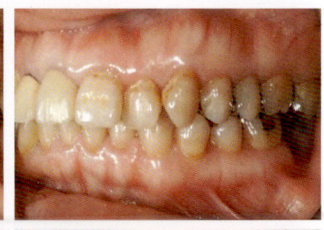

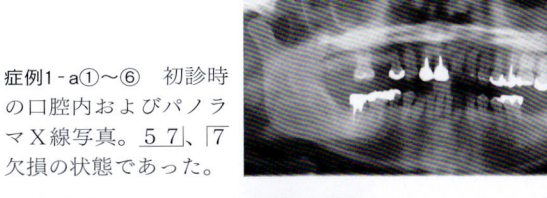

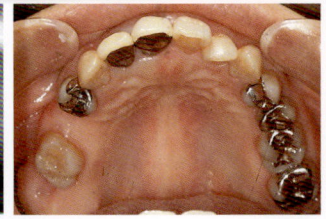

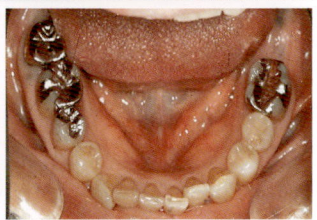

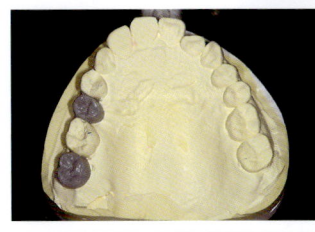

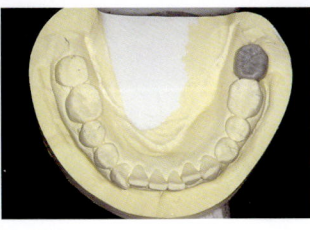

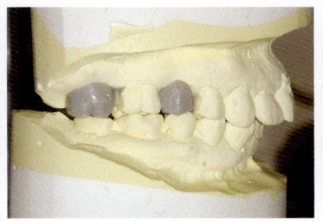

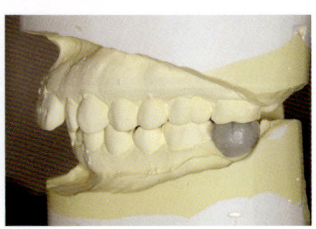

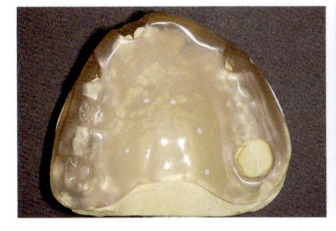

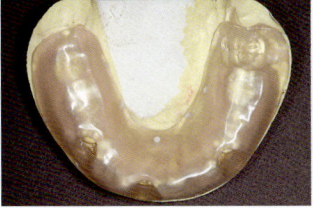

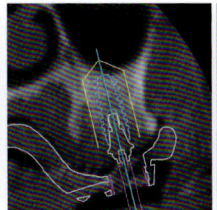

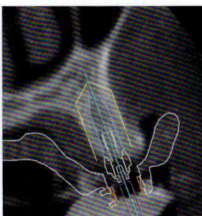

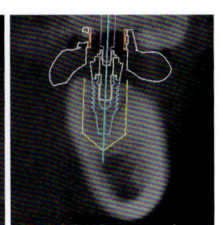

症例1-a①～⑥ 初診時の口腔内およびパノラマX線写真。5 7、7 欠損の状態であった。

症例1-b①～④ 理想的な位置にワックスアップを行う。

症例1-c①、② 歯を覆い頑丈なラジオグラフィックガイドを製作し、それを口腔内にしっかり合わせてCT撮影をする。

症例1-d①～③ コンピュータ上でさまざまな角度から設計を行う。骨内の危険な神経や血管も三次元的に回避が可能である。

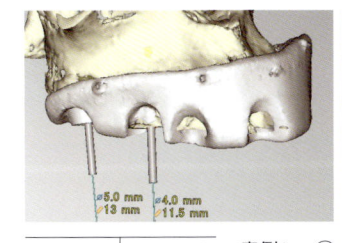

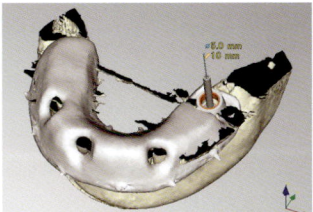

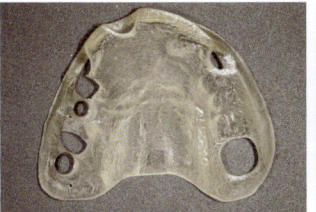

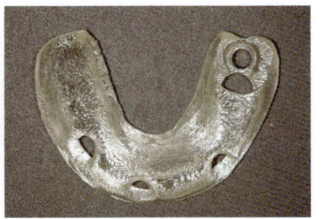

症例1-e①、② シミュレーションをもとにサージカルテンプレートを設計。

症例1-f①、② 完成したサージカルテンプレート。

取り外しが可能である。コンピュータ上でさまざまな角度から設計し、それを元にサージカルテンプレートができあがる。

　骨内の危険な神経や血管も三次元的にシミュレーションすることで回避が可能である。口腔内でラジオグラフィックガイドと同様に適合しているかを確認し、まず付着歯肉の幅を確認。問題がなければ、丁寧に歯肉をメスで切除する。設計どおりの骨があるかを確認し、問題なければドリルステップに従い形成して埋入する。下顎も同様である。本症例では、設計どおりの位置に埋入が終了した。

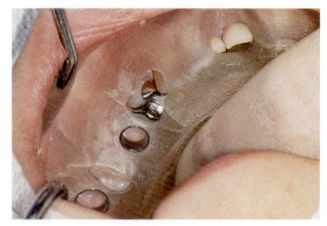

シンポジウム「日本のインプラント教育におけるスタディーグループの役割」

症例1-g　ラジオグラフィックガイドと同様にサージカルテンプレートが適合しているかを確認する。

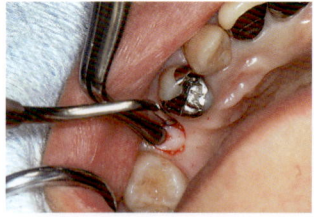

症例1-h　付着歯肉の幅を確認し、問題がなければパンチングを行う。

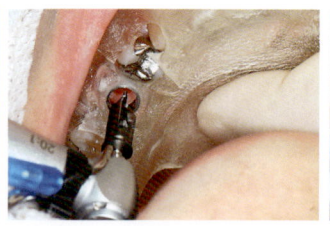

症例1-i　骨の状態の確認し、問題がなければスタートドリルでのドリリングを開始する。

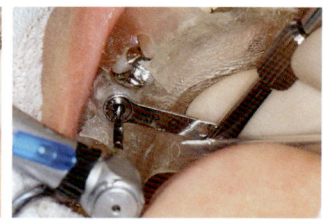

症例1-j　さらにドリリングを進める。

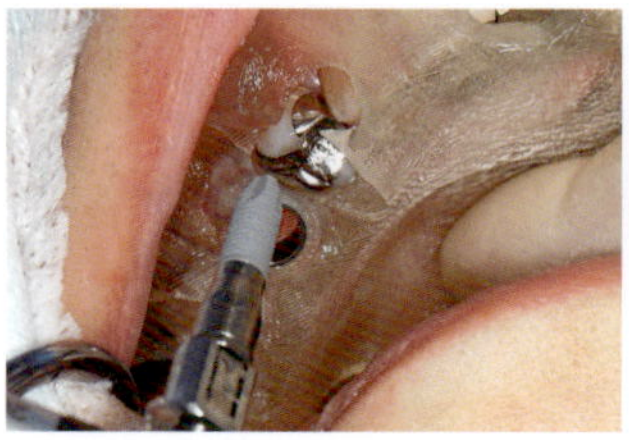

症例1-k　インプラント埋入。

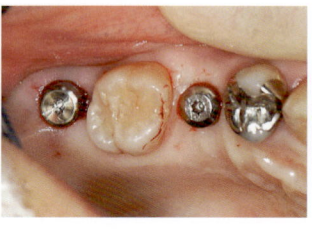

症例1-l　上顎の術後の状態。

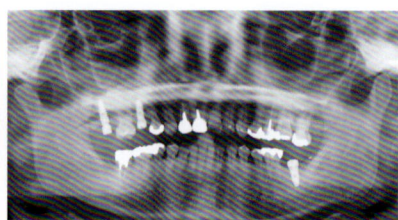

症例1-m　術後のパノラマX線写真。設計どおりの位置に埋入が終了した。

補綴位置を考慮したインプラント埋入位置の設計が必要とされる症例（症例2-a～j）

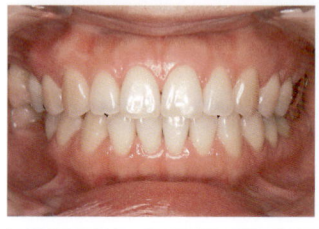

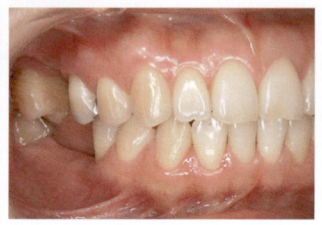

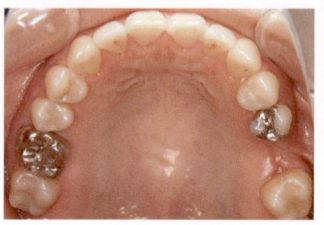

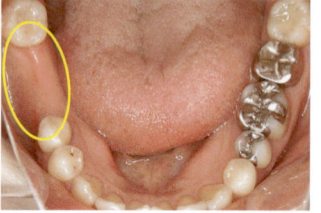

症例2-a①　症例2-a②　症例2-a③　症例2-a④

症例2-a①～④　患者は41歳女性。7 6欠損。咬合面観において欠損部顎堤の頬側に陥凹を認める（丸印）。

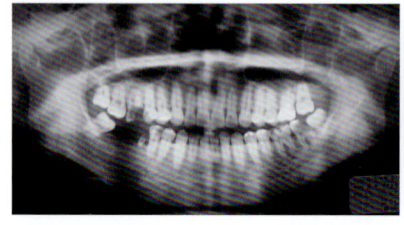

症例2-b　術前のパノラマX線写真。骨頂から下顎管までの距離、欠損部スペースも十分にあり、一見難易度の低い症例に見える。

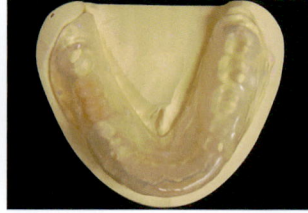

症例2-c　ラジオグラフィックガイドと同様にサージカルテンプレートが適合しているかを確認する。

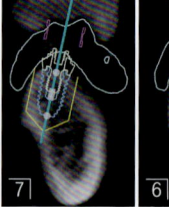

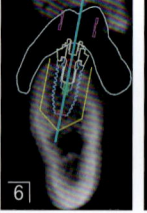

症例2-d　CT撮影後Nobel Guide™で3Dプランニングを行うと上部構造は対合歯に対して顎堤より頬側に位置するのでインプラントの埋入角度は、既存骨に対してやや頬側に振った角度となる。

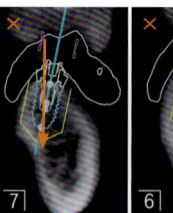

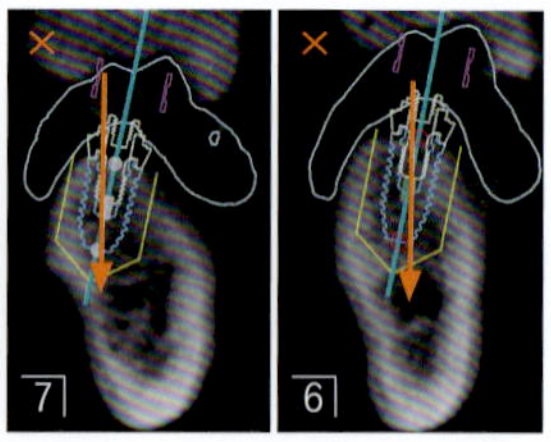

症例2-e　3Dプランニングなしにインプラントを既存骨の形態に沿って埋入すると実際の補綴物に対してアクセスホールが舌側に来るため、頬側に大きいカンチレバーの上部構造や舌房の狭い口腔内になってしまう。

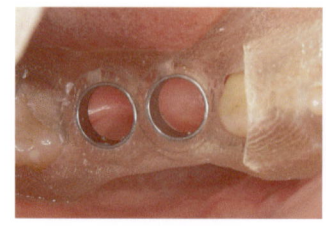

症例2-f　手術時口腔内に適合させたサージカルテンプレート。

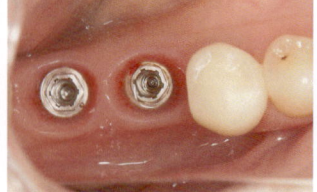

症例2-g　埋入後の口腔内。

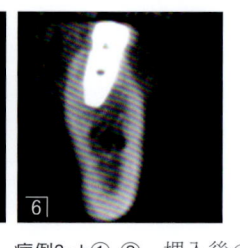

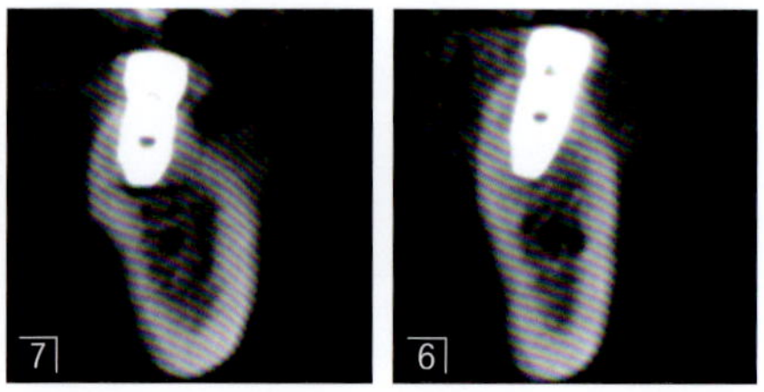

症例2-h①　症例2-h②

症例2-h①、②　埋入後のCT画像。深度、角度、位置とも設計どおりに埋入できた。

102

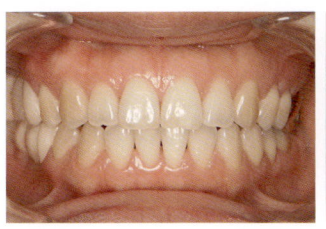

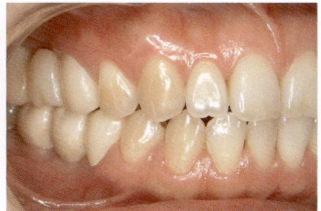

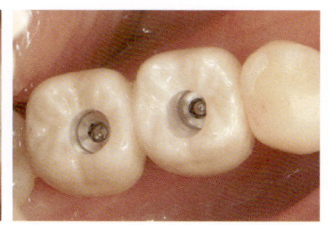

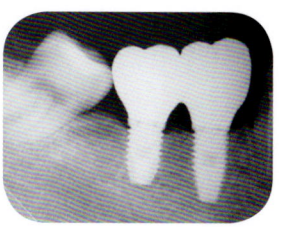

症例2-i① 症例2-i② 症例2-i③ 症例2-i④　症例2-i①〜④　結果として理想的なカントゥアの上部構造の提供が可能となる。

2）「設計どおりの手術のために使用する」という側面

　コンピュータガイドシステムを利用しないで手術を行っていた以前のケースでは、インプラントを用いて補綴をし、一見問題なく治療を終えたと思っていても、パノラマX線写真を見ると近遠心的な埋入ポジションのズレが確認されたりした。その場合、カスタムアバットメントを使用するなど余計な処置が必要になる。こうした面からも、治療計画や3Dシミュレーションを実際のインプラント埋入設計を再現するためにはガイデッドサージェリーが必要であると考える。

　また、手術中も、フリーハンドで手術をする際には隣在歯とインプラントの距離、インプラント間の距離、埋入角度、埋入深度など考える必要がある。しかし、コンピュータガイドシステムでは設計時にすべてをさまざまな角度から確認し、それを再現できるようになっていることから、術中にはサージカルテンプレートの適合とドリリング時の浮き上がりに気をつければよい。

　症例2は一見何も問題はないと思われるが、骨の状態から骨頂に埋入すると補綴が非常に難しい位置への埋入となる。補綴位置を考慮した埋入をするためには**症例2-d**のような埋入が必要になる。このような場合でも、設計どおりに埋入が可能であるために、補綴も理想的なカントゥアで仕上げられる。

　また、**症例3**は初診時46歳の女性。└6 7欠損、4 3┘破折による審美・機能障害が主訴である。このように上顎洞との絡みがある場合では、上顎洞までの距離をあらかじめ知ることができる。この症例では、└6部はメンブレンのみを使用し、インプラント体でメンブレンを持ち上げる設計とした。4 3┘部は審美的要素を含むので埋入深度、埋入角度、埋入位置を考える。近遠心の幅が限界で

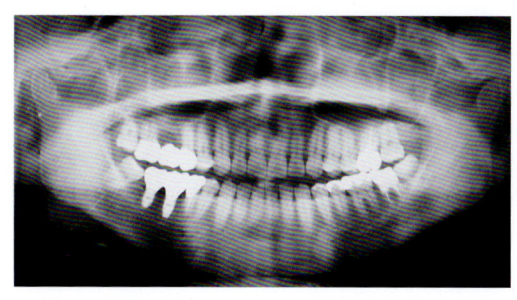

症例2-j　術後のパノラマX線写真。

はあるが、このように設計することでピンポイントの埋入が可能となり、適切な位置に埋入して歯肉の成熟を待ち、適切な歯冠形態を付与すれば、良好な歯肉形態を得ることができる。

3）「危険回避のために用いる」という側面

　現在インプラント治療の失敗、偶発症が大きな問題となっている。インプラント埋入手術をして「口唇部の痺れが取れない」とのことで、紹介で来院する患者も見受けられるようになった。完全に下歯槽神経を圧迫しているのが確認できる。

　ここで**症例4**を参照しながら、CT撮影による「画像診断」と NobelGuide™ による「コンピュータシミュレーション（3D）」の違いについて考えてみる。

　2┘部、└7部にインプラントを予定。CT画像上では下顎管まで17mmの距離が確認できた。コンピュータ上でも16.2mmの距離が確認できた。しかしながら、CTのカット面とインプラントの埋入方向にはしばしばズレが生じる。

　実際の埋入方向では11.4mmの距離しかなく、8.5mmのインプラントを埋入して危険を回避したが、CTのカット面がズレているのを気がつかずに埋入していたら、麻痺が起こっていたかもしれない。こうした点からも、インプラント治療は絶対に安全に行わなければならない。

シンポジウム「日本のインプラント教育におけるスタディーグループの役割」

コンピュータガイドシステムを用いてインプラント体のみで上顎洞粘膜を挙上した症例（症例3-a～n）

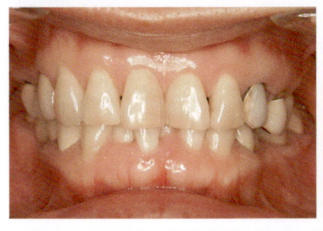

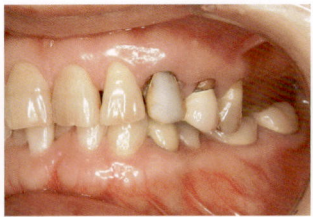

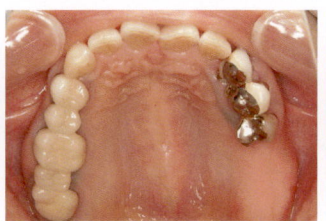

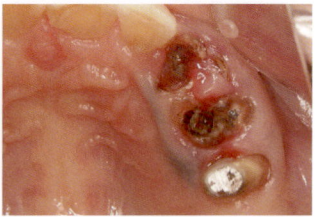

症例3-a① | 症例3-a② | 症例3-a③ | 症例3-a④

症例3-a①～④　患者は46歳の女性。6̲ 7̲欠損、3̲ 4̲歯根破折による審美機能障害。

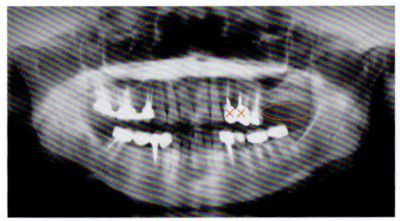

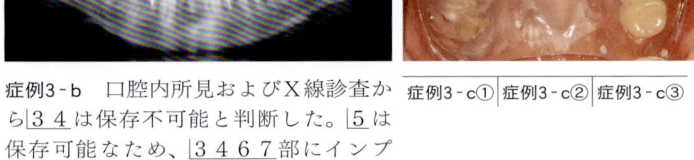

症例3-b　口腔内所見およびX線診査から3̲ 4̲は保存不可能と判断した。5̲は保存可能なため、3̲ 4̲ 6̲ 7̲部にインプラントを埋入する治療計画とした。

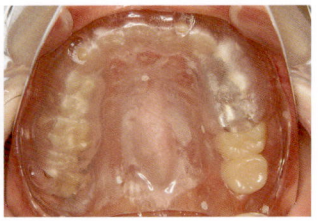

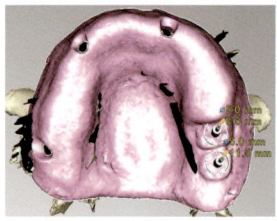

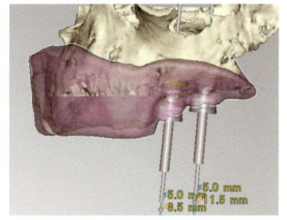

症例3-c① | 症例3-c② | 症例3-c③

症例3-c①～③　3̲ 4̲の状態から抜歯後即時埋入は適応ではないと判断した。先に6̲ 7̲部にインプラントを埋入し3̲ 4̲の抜歯後の治癒を待つ間に十分なインテグレーションを得る治療計画とした。そこで6̲ 7̲欠損部のラジオグラフィックガイドを先に作製しダブルスキャンを行う。

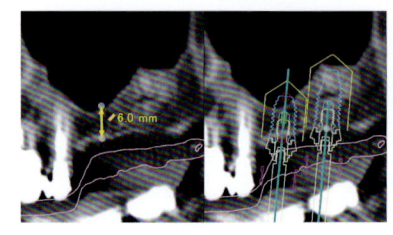

症例3-d　Nobel Guide™にて3Dプランニングを行うと6̲部の骨頂から上顎洞底までの距離が6mmであり長さ8.5mmのインプラントの先端をやや上顎洞底の皮質骨に粘膜を破らないように咬み込ませる設計とした。

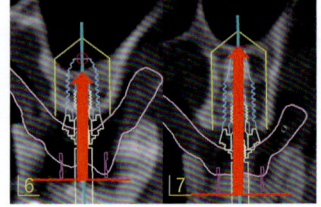

症例3-e　こうした症例では設計時に正確に骨の高さが測られていればドリルストップをジャストか1mm程度長く設定し、手指感覚と連動させることで洞粘膜を破らず洞底を穿孔できる。

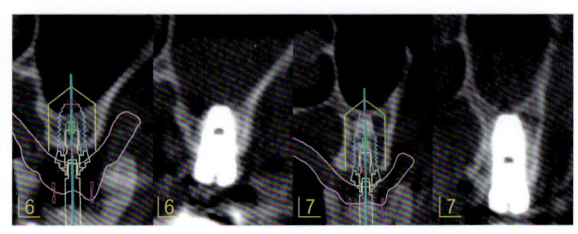

症例3-f　術後のCT画像。設計どおりの埋入深度が達成されている。

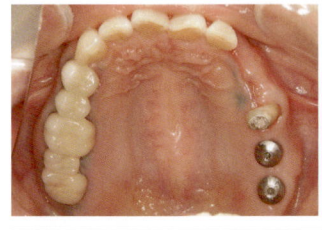

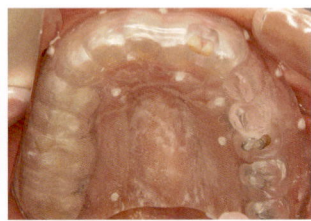

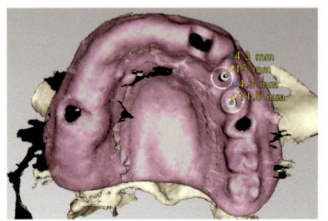

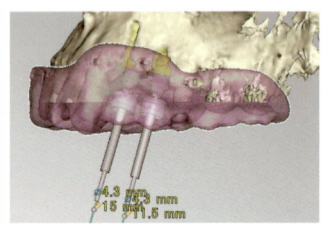

症例3-g① | 症例3-g② | 症例3-g③ | 症例3-g④

症例3-g①～④　続いて3̲ 4̲部のラジオグラフィックガイドを作製し、3Dプランニングを行う。

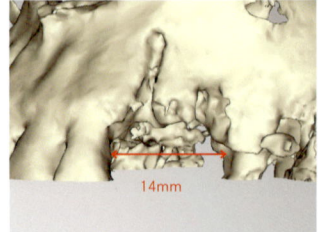

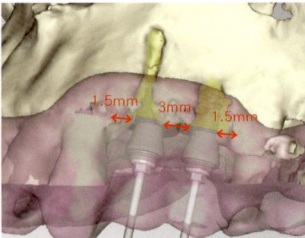

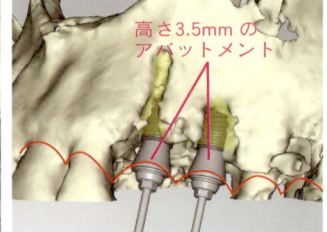

症例3-h① | 症例3-h② | 症例3-i

症例3-i　埋入深度インプラントに3～4mmの高さのアバットメントを付けて3D上の隣在歯や補綴部位の仮想CEJに合わせると目安となる。これは審美部位では特に重要である。

症例3-h①、②　3D上では欠損部の近遠心距離が14mm。隣在歯、隣接するインプラントとの距離をそれぞれ1.5mm、3mm保ってφ4mmのインプラントを埋入するとピンポイントの埋入となる。

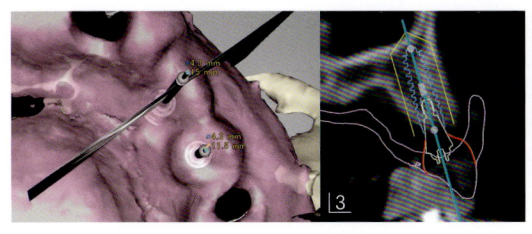

デンタルコンセプト21 患者のための安全・確実なインプラント治療—ガイデッドサージェリーの必要性—

症例3-j 咬合面観や頬舌的な断面を中心に上部構造に対するアクセスホールの位置や補綴物のカントゥアを理想的に作製できるインプラントポジションをあらゆる角度から考察できる。

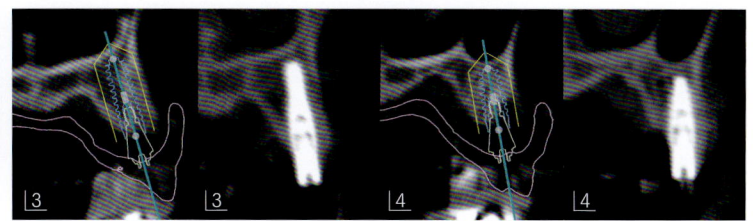

症例3-k 術後のCT像。理想的な設計どおりの埋入が達成されている。

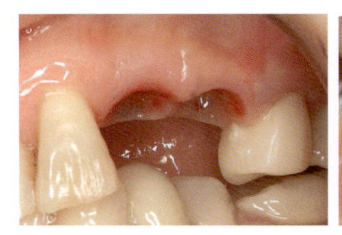

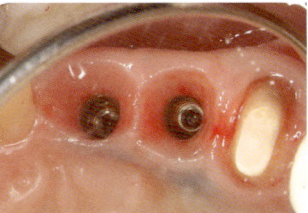

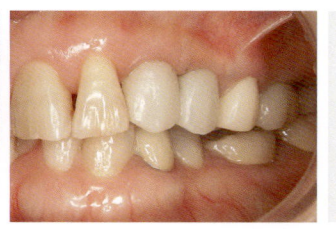

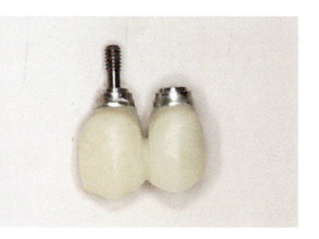

| 症例3-l① | 症例3-l② | 症例3-l③ | 症例3-l④ |

症例3-l①〜④ 結果としてこの症例においてはプロビジョナルレストレーションによるティッシュスカルプティングのみで審美的な歯肉形態の回復が容易となった。

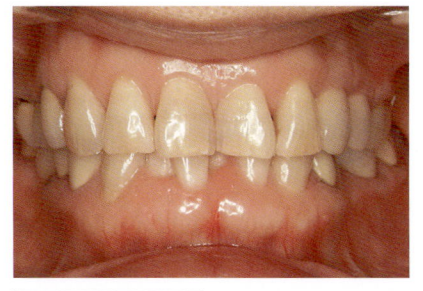

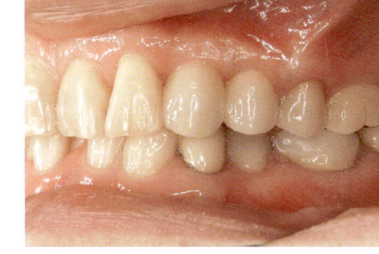

| 症例3-m① | 症例3-m② |

症例3-m①、② 術後の口腔内。

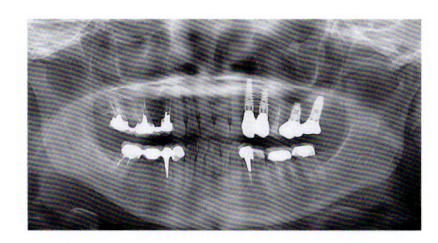

症例3-n 術後パノラマX線写真。バランスのとれた理想的な位置への埋入が達成された。フリーハンドの場合、毎回こうした位置への埋入は困難だと思われる。

CTのカット面とインプラントの埋入方向にズレが生じることに留意すべき症例（症例4-a〜f）

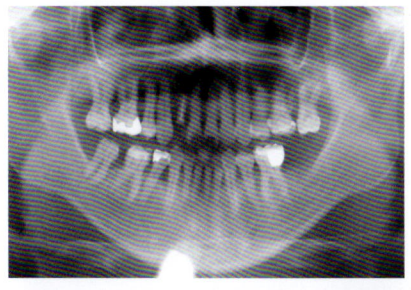

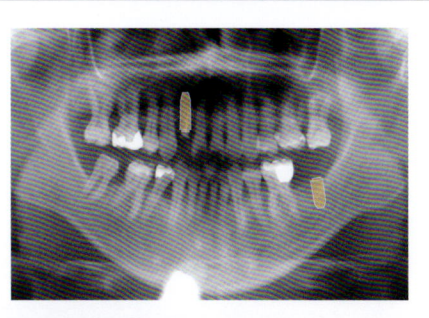

| 症例4-a① | 症例4-a② |

症例4-a①、② 術前のパノラマX線写真。2部、7部にインプラントを予定。

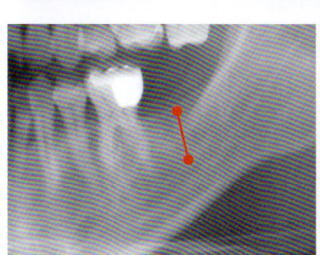

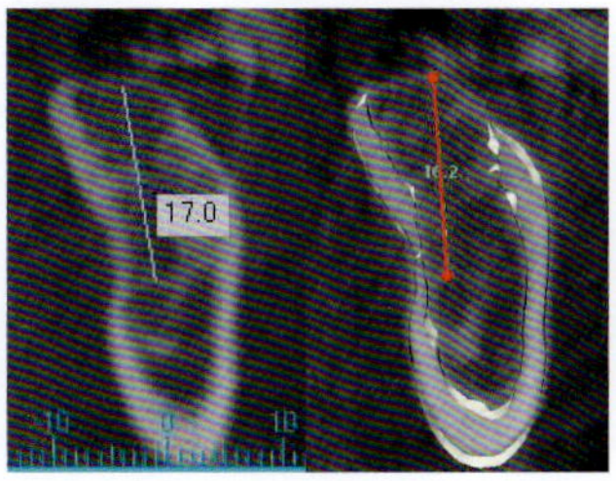

| 症例4-b① | 症例4-b② |

症例4-b①、② 下顎大臼歯部。CT上では下顎管まで17mm、コンピュータ上でも16.2mmの距離が確認できた。

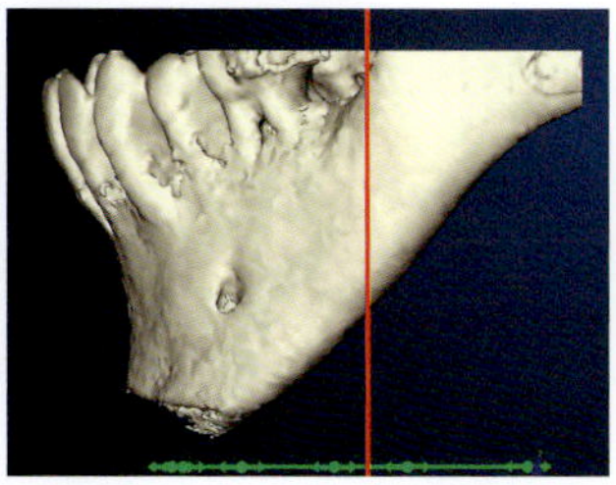

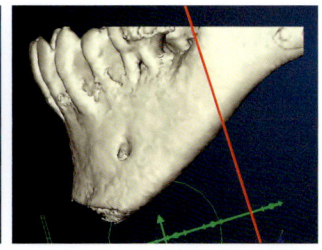

| 症例4-c① | 症例4-c② |

症例4-c①、② しかしながらCTのカット面（c①）とインプラントの埋入方向（c②）にはしばしばズレがある。

シンポジウム「日本のインプラント教育におけるスタディーグループの役割」

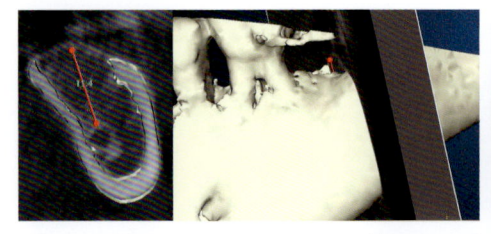

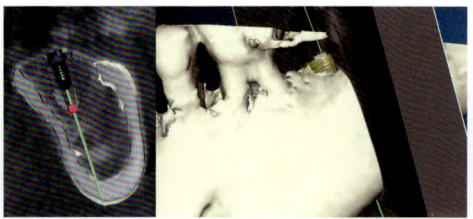

症例4-d　実際の埋入方向では下顎管までの距離は11.4mmであった。

症例4-e①｜症例4-e②

症例4-e①、②　計測に従いφ5.0×8.5mmのインプラントを選択した。

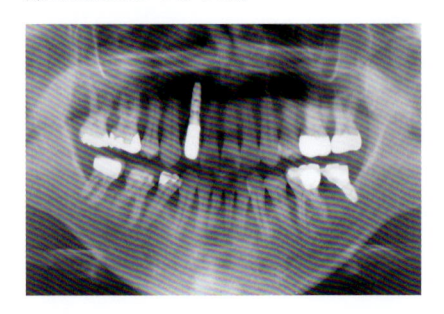

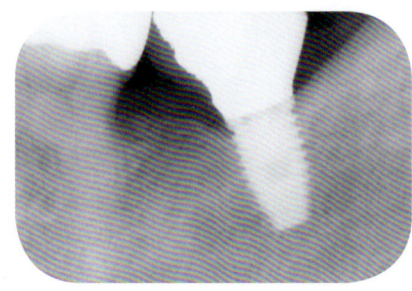

症例4-f①｜症例4-f②

症例4-f①、②　最終補綴物装着後のパノラマX線写真および 7̄ 部のデンタルX線写真。CTのカット面のズレに気づかず埋入していたら麻痺が起こっていたかもしれない。

上顎無歯顎に対してコンピュータシミュレーションを用いた症例（症例5-a〜g）

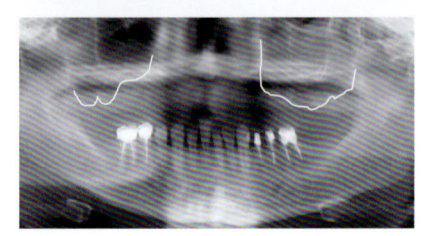

症例5-a　術前のパノラマX線写真。上顎洞の形態が左右アンバランスな状態。

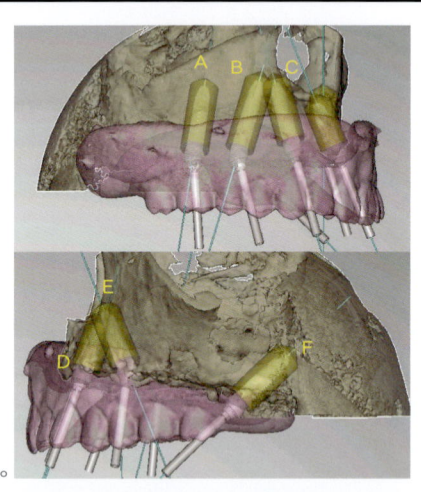

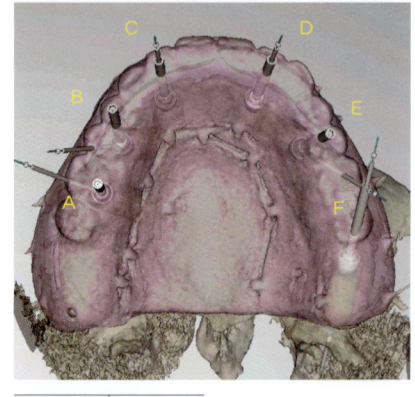

症例5-b①〜③　通例に従いワックスアップからラジオグラフィックガイドを用いてNobelGuide™でシミュレーションを行った。

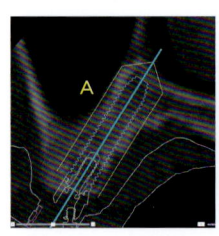

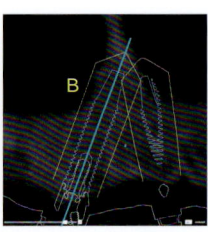

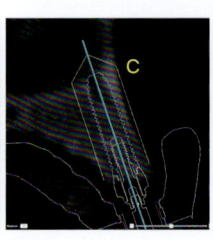

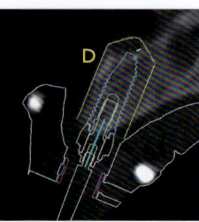

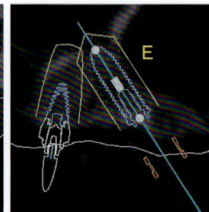

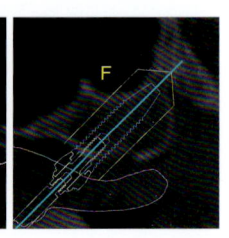

症例5-b①
症例5-b②｜症例5-b③

症例5-c　右側後方のインプラント（A）は口蓋側の骨と上顎洞の間、中央（B）は上顎洞の前壁に沿わせ、前方部のインプラントに当たらないように位置づけた。左側後方（F）は上顎結節から蝶形骨の翼状突起に向けて埋入設計。中央（E）は上顎洞前壁に沿わせた設計とした。さらに前方のインプラント（C、D）もそれぞれ適切な位置に設計した。

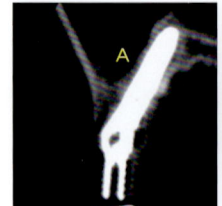

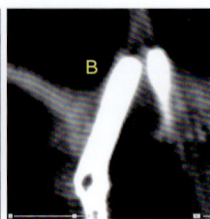

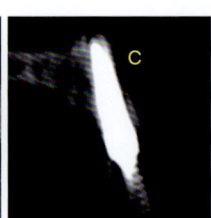

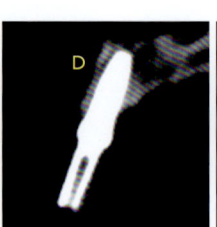

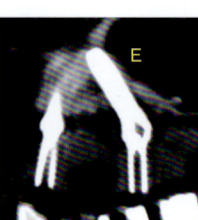

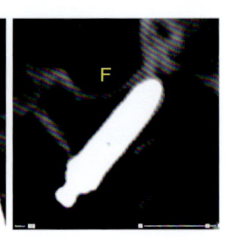

症例5-d　術後のCT画像。術前のシミュレーションどおりにインプラントを埋入することができた。

症例5-e　スタート位置がズレると、埋入方向が予定どおりでも上顎洞に穿孔してしまう。

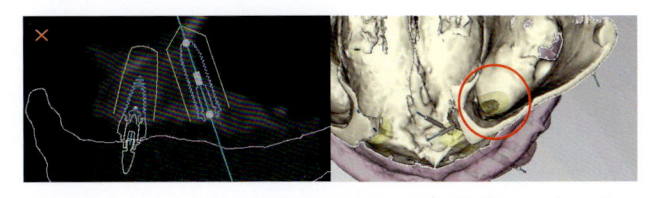

症例5-f　スタート位置が正しくても、埋入角度が予定と違っているとやはり上顎洞に穿孔してしまう。

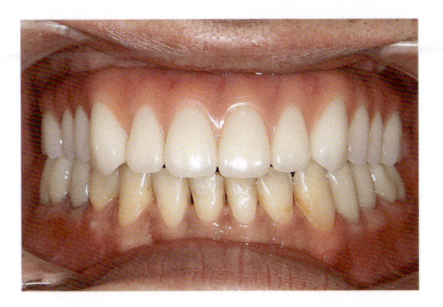

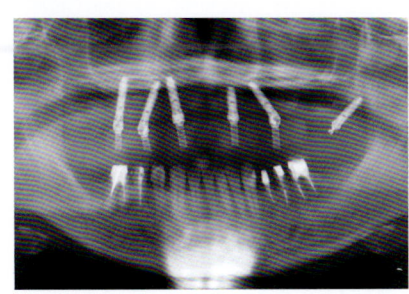

症例5-g①｜症例5-g②

症例5-g①、②　術後の口腔内およびパノラマX線写真。

4）「大きな手術においても低侵襲な術式が可能」という側面

症例5は上顎無歯顎症例。通例に従いワックスアップからラジオグラフィックガイドを用いてNobelGuide™にてシミュレーションを行った。術前の設計と術後を比較すると、スタート位置や埋入角度が予定と違っていると上顎洞に穿孔してしまうことがわかる（症例5-e、f）。こうした失敗を回避するため、ガイデッドサージェリーを使用している。なお、本術式では条件がそろえばフラップレスできわめて低侵襲に手術できるが、手術をフラップレスで行うためでなく、あくまで安全に行うためにサージカルテンプレートをを使用している。したがって、必要性があればフラップを開いて手術を行っている。

5）重度歯周病患者に対する低侵襲な治療

筆者らは重度歯周病による咬合崩壊症例も数多く経験している。そうした症例の場合、長期的な予知性と補綴の戦略を考慮し、抜歯や骨のトリミングを行うことも多い。また、顔貌の診査を綿密に行い、審美性を考慮した補綴設計、3Dシミュレーションによる適切なインプラント埋入ポジション設定、的確なガイド手術を行うことが重要である（詳細については文献1、2を参照）。

6）抜歯後のサージカルテンプレートを正確に装着するための最新テクニック

抜歯後を想定して作製したサージカルテンプレートは、抜歯後即時インプラント埋入に用いる際に口腔内に安定して装着することが困難であった。そこで、抜歯前のサージカルテンプレートと、抜歯後のサージカルテンプレートのアンカーピンの位置を共有させる方法（ダブルサージカルテンプレートテクニック）を考案し、これにより抜歯後のサージカルテンプレートを正確に装着することが可能となった（詳細については文献3を参照）。

おわりに

本稿で提示したように、CTやコンピュータを用いた診断、ガイドのツールはここ10年で大きく進化した。そして、これらを適切に使用することで、設計どおりの埋入が可能となり、危険な部位の回避、事前察知を行い、さらにはあらゆる角度や方向から手術のプランニングが可能であるため、低侵襲での手術が可能となってきている。今後、使い方次第ではさまざまな使い方ができると考えられる。もちろん、それには道具の使い方をしっかりマスターしたうえで提供する必要がある。

参考文献

1．三好敬三．All-on-4で失敗しないために．第1回 All-on-4の正しい適応症選択と治療計画 Quintessence DENT Implantol 2012：19（3）；67-76．
2．三好敬三．All-on-4で失敗しないために．第3回 トラブルのないAll-on-4の補綴設計．Quintessence DENT Implantol 2012：19（5）；83-90．
3．三好敬三．All-on-4で失敗しないために．第4回 All-on-4の現在地点〜より安全・確実なガイデッドサージェリーの開発と応用〜．Quintessence DENT Implantol 2012：19（6）；59-66．

SJCD (Society of Japan Clinical Dentistry)
インプラント治療における補綴設計指針

土屋賢司（土屋歯科クリニック＆works）

松尾幸一（中野デンタルクリニック）

本多浩二（本多歯科医院）

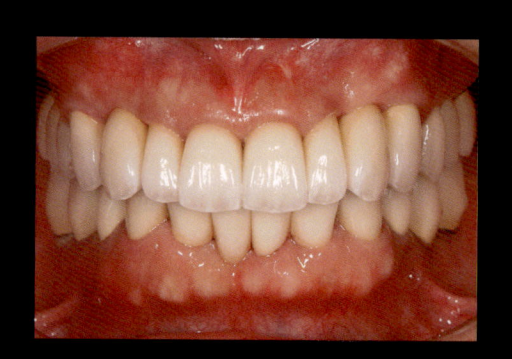

はじめに

補綴治療にインプラントを用いる最大の目的は、①歯列弓の保全、②バーティカルストップの確立、③残存歯の保護、④補綴設計の簡素化である（図1）。本稿では、対比するカリエスリスクの高い症例、ペリオリスクの高い症例を提示するが、その主役となるのがどちらにおいても咬頭嵌合位の重要性である（図2）。

①歯列弓の保全
②バーティカルストップの確立
③残存歯の保護
④補綴設計の簡素化

図1　補綴治療にインプラントを用いる4つの目的。

― 歯列弓の保全 ―
・歯列弓の連続性
　欠損あり　欠損なし
・動揺歯のコントロール
　欠損あり　欠損なし

― 咬頭嵌合位の安定 ―
・歯の位置
・咬合面形態の維持
・顎関節の安定
・良好な筋活動

図2　力のコントロールを構成する要素。

症例供覧1

1）初診時の概要

患者は30代女性。奥歯で噛めない。前歯を綺麗にしたいという主訴で来院された。上顎はすべての歯においてカリエスが認められ、臼歯部での咬合崩壊も著しく、上顎は 7|7、下顎は 8 7|8 が保存不可能であった。顎関節に問題はなく、筋触診においても異常所見はない。歯肉の炎症は軽度である。

2）診査診断・治療計画

咬合再構成が必要な症例において、有歯顎、無歯顎ともに中切歯のインサイザルエッジを前方の基準としてスタートし、そこから咬合平面を設定していく。本症例においてはインサイザルエッジの位置を上下的、左右的、前後的に診査し、仮のインサイザルエッジを設定する。口腔内でカンペル平面を参考に咬合平面を仮設定していき、その模型をワックスアップしていく。

次に診査していくのは上下犬歯の位置関係である。ワックスアップにおいて犬歯ガイドがとれるか、犬歯を含めたグループファンクションになるかトゥースポジションを診査する。もし不可能であれば臼歯離開咬合が

咬合再構成が必要な症例（症例1-a〜r）

患者年齢および性別：30代、女性
主訴：奥歯で噛めない。前歯を綺麗にしたい。

現症：顎はすべての歯においてカリエスが認められ、臼歯部での咬合崩壊も著しく、上顎は 7|7、下顎は 8 7|8 が保存不可能。

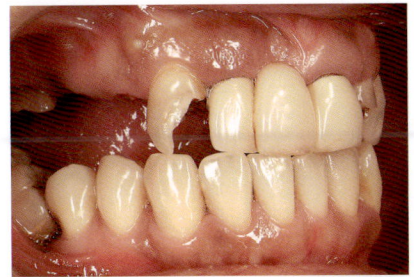

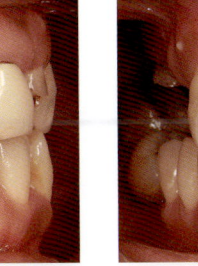

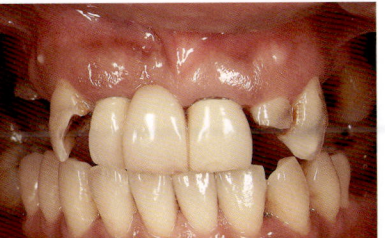

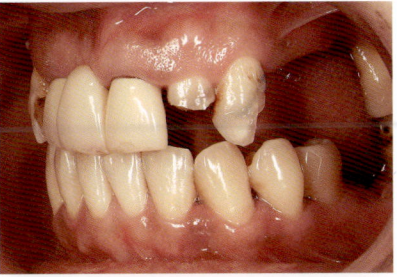

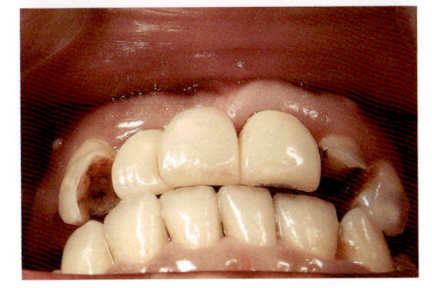

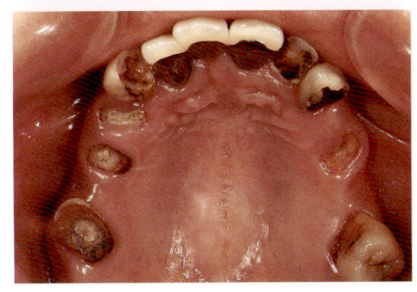

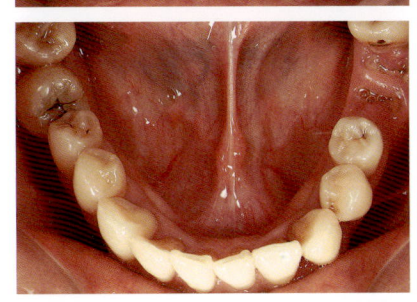

症例1-a①	症例1-a②	症例1-a③
症例1-a④	症例1-a⑤	症例1-a⑥

症例1-a①〜⑥　初診時の口腔内。上顎は 7|7、下顎は 8 7|8 が保存不可能であった。

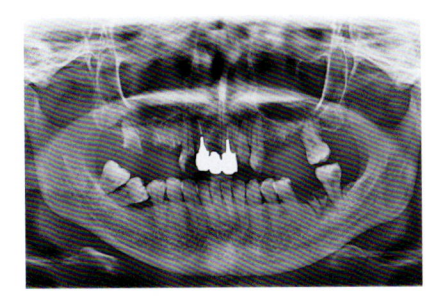

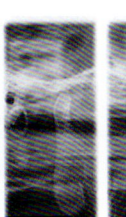

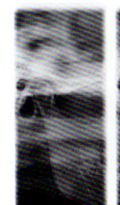

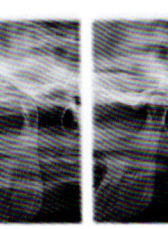

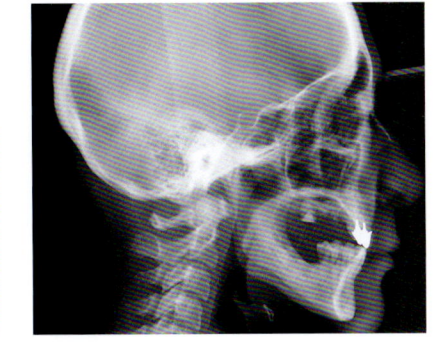

症例1-b①	症例1-b②	症例1-b③

症例1-b①〜③　初診時のパノラマX線写真およびセファロ。

確立できないので、大臼歯咬合面形態が確立できないばかりか、大臼歯部歯周組織あるいは顎関節・神経筋機構に不調和を引き起こすことになる。

上顎犬歯の診査の後、上顎6番の位置、それに対向する下顎6番の位置という順番でトゥースポジションを模型上で診査する。犬歯ガイドがとれないようであれば矯正治療が必要となる。咬合高径は、Willis法に代表される顔面計測法やセファロ分析の中での咬合高径の指標となるLFHを参考に用いる。

本症例では、ワックスアップから上顎はこのポジションで問題はないと思われる。下顎は右側に向かって歯軸が流れているので、現在の6番の対向関係では良好な咬頭嵌合位を得ることができない。そこで犬歯関係1級D型、6番の関係は Class II にするという計画を立て、セットアップ模型で具現化した。下顎の5から5まではインプラントアンカーにより歯軸を正常に戻すことが可能になればアンテリアガイダンスが取りやすくなる。

また上顎臼歯部のインプラントポジションに関して、5、6の位置に上顎洞が下りているので、4、7の位置に埋入することとした。

犬歯1級M型のガイドを狙うために上顎を矯正治療するとなると犬歯を後方に引くため、インプラントポジションがとれずサイナスリフトが必要となる。インプラントポジションを決めてから、それをアンカーにして上顎を矯正治療することの治療期間と治療の複雑さを比較して、矯正治療は下顎だけにした。

シンポジウム「日本のインプラント教育におけるスタディグループの役割」

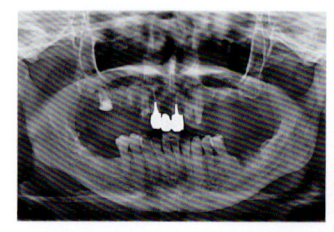

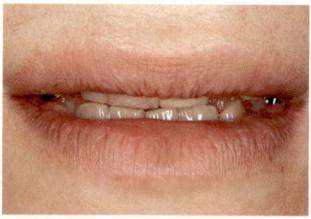

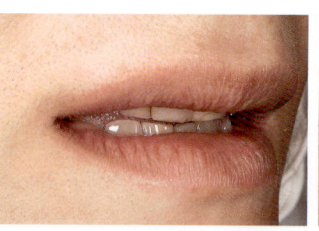

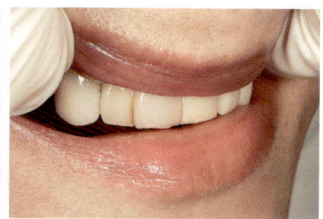

| 症例1-c① | 症例1-c② | 症例1-c③ | 症例1-c④ |

症例1-c①〜④　予後不良歯を抜歯後、中切歯のインサイザルエッジポジションの診査を行う。

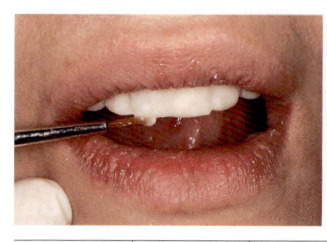

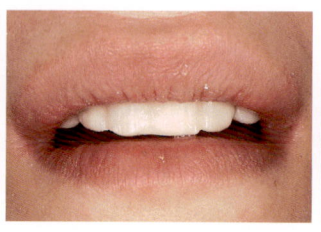

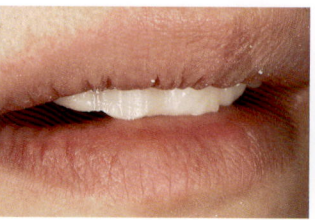

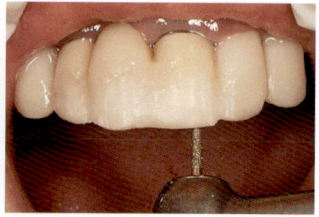

| 症例1-d① | 症例1-d② | 症例1-d③ | 症例1-d④ |

症例1-d①〜④　まず直接口腔内でドライウェットラインを基準にして仮のインサイザルエッジを模索する。

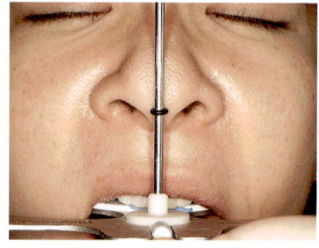

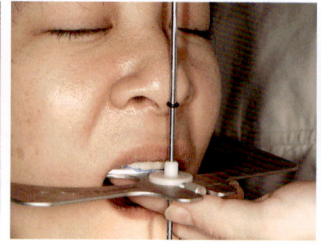

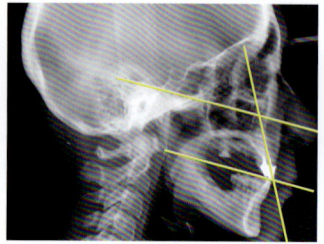

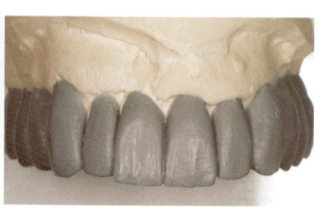

| 症例1-e① | 症例1-e② | 症例1-e③ | 症例1-e④ |

症例1-e①〜④　その状態での印象と、それをフェイスボウでトランスファーして上顎を基準とする、ワックスアップを作製する。咬合平面に対して、上顎の歯軸は無理のない角度だということがセファロからわかる。

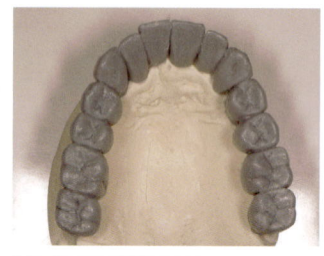

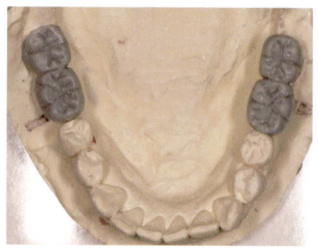

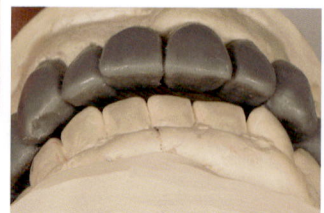

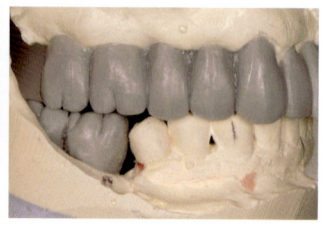

| 症例1-f① | 症例1-f② | 症例1-f③ | 症例1-f④ |

症例1-f①〜④　上顎のワックスアップを基準にして下顎欠損部に対してこのようなワックスアップができあがる。しかしながら、両側でのガイドはとれるが、現在の上下前歯の対向関係から、良好なアンテリアガイダンスとは言えない。第一大臼歯に関しても、良好な咬頭嵌合位が得られにくい。

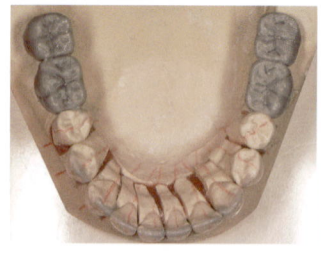

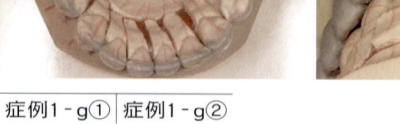

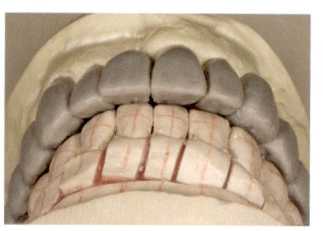

| 症例1-g① | 症例1-g② |

症例1-g①、②　そこで、下顎残存歯をセットアップ模型で再配列させ、それに合わせて上顎と下顎欠損部をワクシング、そしてインプラント埋入という計画を立てる。インプラントをアンカーとして下顎残存歯を矯正治療により配列させることで、良い咬合状態が得られることがわかる。つまり、良好なアンテリアカップリングを得やすい状態に回復させるために、また、バーティカルストップをより安定したものにするために矯正治療を行う。

110

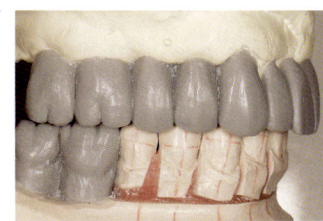

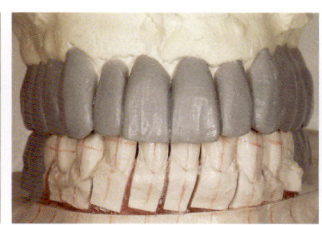

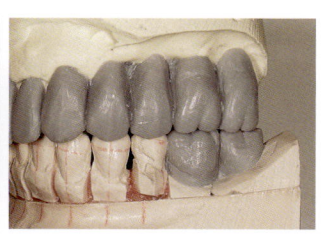

症例1-h①～③　まさに補綴のためのトゥースポジションを最初に確立させて、それをもとにインプラントの埋入、矯正を進めていく。両側ともに犬歯関係D型の1級。6番の位置関係はClass IIでインプラントを埋入すれば良いということになる。ここで、犬歯関係は1級とはいえD型のガイドなので、側方運動時の作業側顎関節への影響も考えていかなければならない。犬歯関係を完璧にM型の1級にもっていくには、上顎も矯正治療が必要となる。上顎犬歯を後方に移動させてしまうと、上顎洞があるため上顎のインプラントポジションがなく、治療は複雑となる。

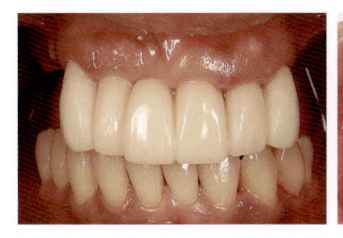

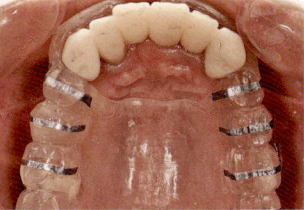

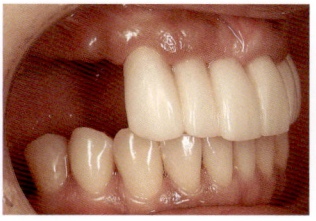

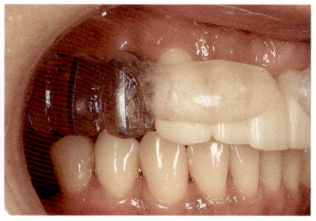

症例1-i①～④　ワックスアップから作製したプロビジョナルレストレーション。臼歯部が欠損しているため口角の上り方からインサイザルエッジポジションはこの時点では確定できない。ステントを作製し予定どおりの位置に埋入する。

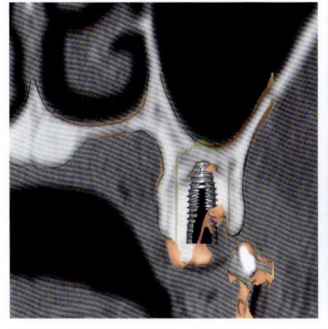

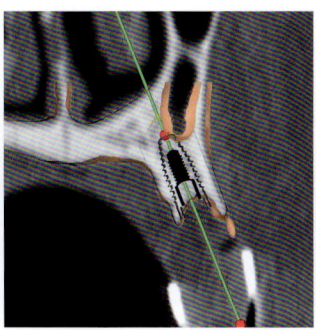

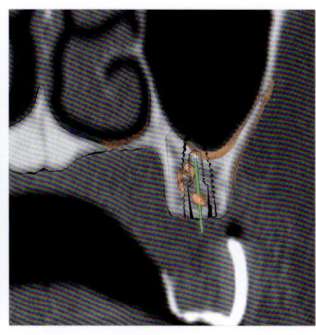

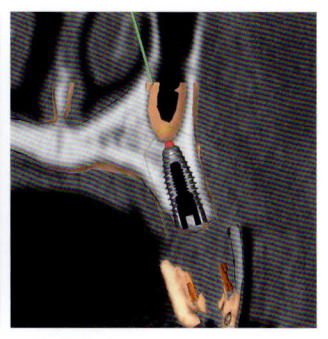

症例1-j①～④　上顎はこの前歯の位置で決めれば、7 4|4 7への埋入となり埋入ポジションは限定されるが、上顎洞底を大きく挙上することが避けられるため、下顎だけの矯正ということで計画がシンプルになる。

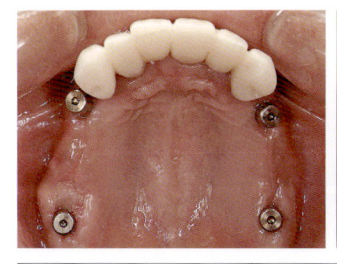

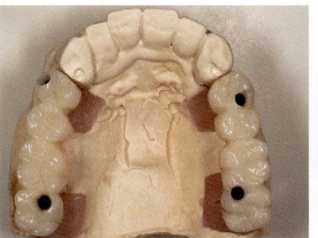

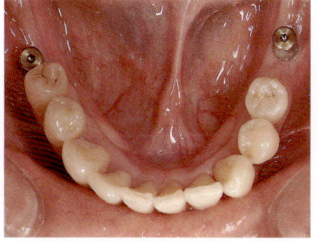

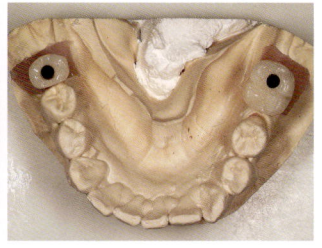

症例1-k①～④　予定どおりの位置に埋入し、その状態でプロビジョナルレストレーションを作製する。下顎インプラントは右側は5|ぎりぎりの位置、左側は|5から離れた位置に埋入する。左右いずれも対合歯6|6を中心として6|6の埋入位置を決めている。

3）治療

3|3はワックスアップで計画したとおりの位置にプロビジョナルレストレーションを装着。欠損部には7 4|4 7部にインプラント埋入を行った。2ヵ月後にプロビジョナルレストレーションを装着。

下顎の6|6は歯冠形態がClass IIになるようなポジションに埋入。早期にプロビジョナルレストレーションを装着。それをアンカーにして5|5は矯正。

矯正期間中、終了後に上顎インサイザルエッジポジションの再評価、咬合平面、咬合高径、顎機能の再評価をプロビジョナルレストレーションの段階で行う。

シンポジウム「日本のインプラント教育におけるスタディグループの役割」

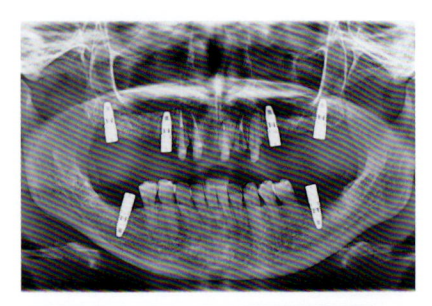

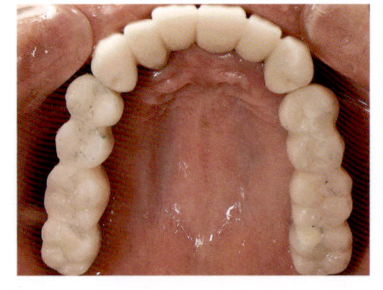

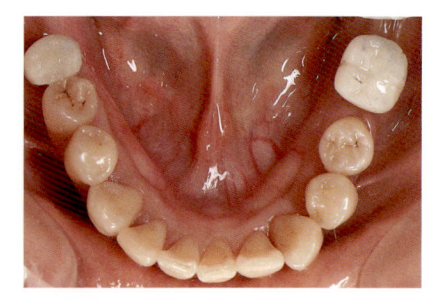

| 症例1-l① | 症例1-l② | 症例1-l③ |

症例1-l①～③　バーティカルサポートが確保できたため、良好なアンテリアガイダンスを得やすくするための矯正治療の準備ができた。

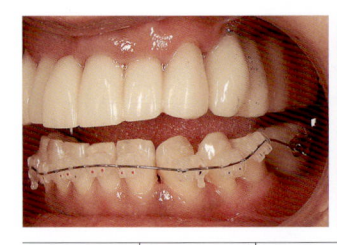

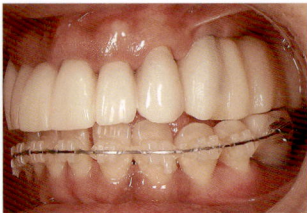

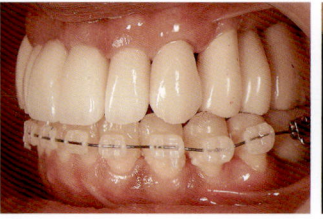

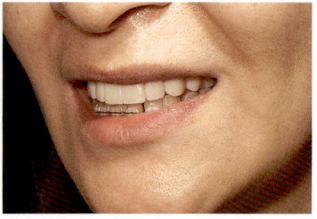

| 症例1-m① | 症例1-m② | 症例1-m③ | 症例1-m④ |

症例1-m①～④　下顎の矯正治療を行いながら、顔貌と下唇の位置関係を見てインサイザルエッジを決めていく。

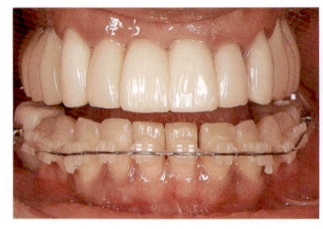

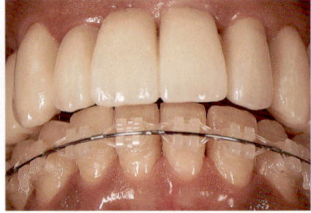

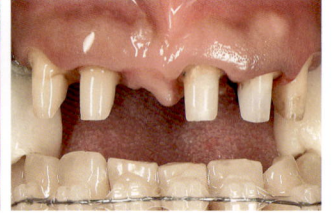

症例1-n①、②　また、下顎トゥースポジションが狙い通りの位置まで来たら、ウェアの部分はコンポジットレジンで本来あるべき歯の形態に回復させる。上顎の舌面で調整することでアンテリアカップリングを良好な状態にする。

症例1-o　対向関係を確認しながらリマジネーションとコアの形態を整える。

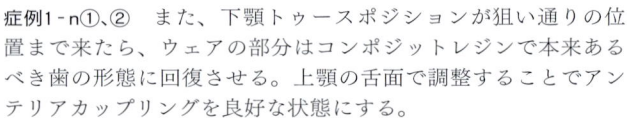

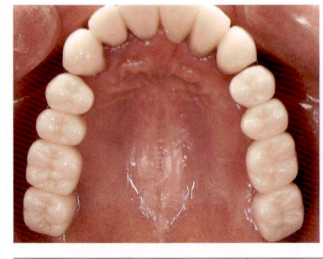

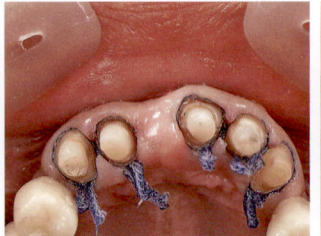

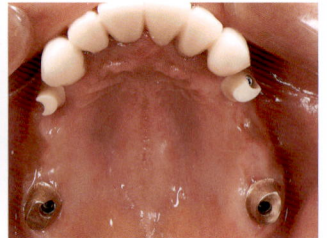

| 症例1-p① | 症例1-p② | 症例1-p③ |

症例1-p①～③　プロビジョナルレストレーションでの関節への影響、歯周組織との調和を確認。天然歯のブロック、インプラントのブロックに分けることでスプリントの範囲を極力最小限にする。天然歯の前歯はシングルクラウン、ブリッジと最小限になる。

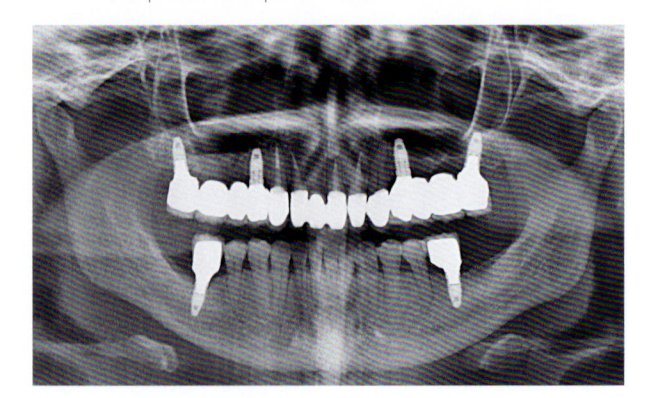

症例1-q　最終補綴物装着後のパノラマＸ線写真。

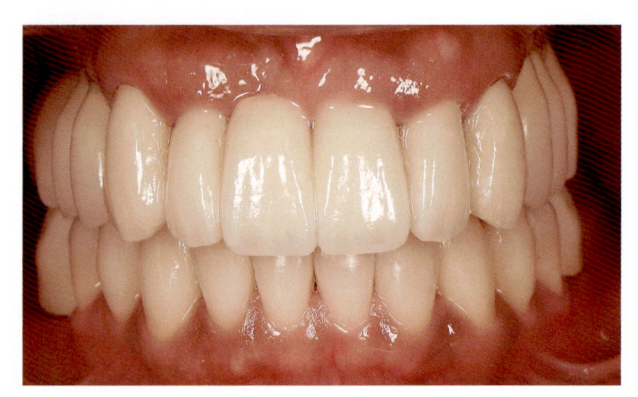

症例1-r　カリエスリスクの高い口腔内において、インプラント、天然歯をセグメントで分けて補綴設計をシンプルにすることで二次カリエスへの対応をしやすくすることができる。

112

全顎にわたり重度の歯周病に罹患していた症例（症例2-a～j）

患者年齢および性別：45歳、男性
主訴：7⏌の虫歯が痛む。

現症：全顎にわたり重度の歯周病に罹患している。

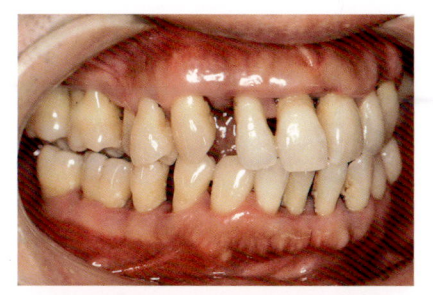

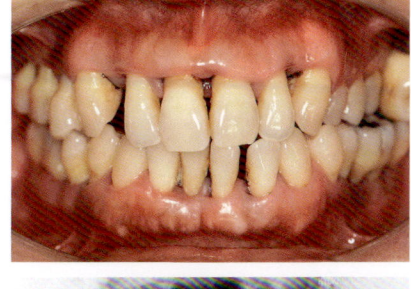

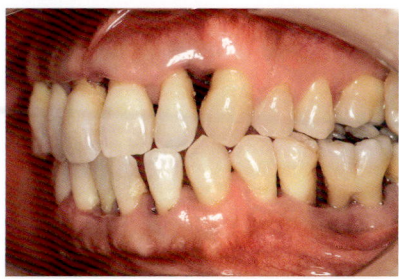

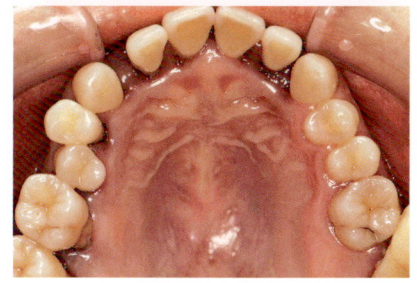

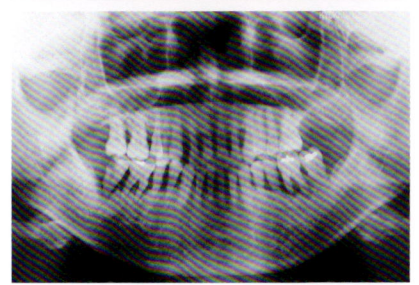

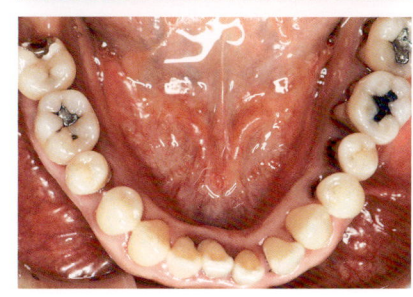

症例2-a①	症例2-a②	症例2-a③
症例2-a④	症例2-a⑤	症例2-a⑥

症例2-a①～⑥　初診時の口腔内。縁上縁下の歯石沈着が顕著で、線維性の歯肉をしている。大臼歯部はほぼ根尖まで支持骨を喪失している重度広汎性慢性周囲炎である。また、歯周ポケットは上顎左側を例外にほぼ前歯にわたって6mm以上でほとんどの歯からプロービング時に出血があり、動揺度は下顎臼歯でⅢ度であるほか、上顎左側を例外にすべて病的な動揺を示す。

症例供覧2

1）初診時の概要

患者は40代、男性。主訴は7⏌の虫歯が痛むとのことだが、全顎にわたり重度の歯周病に罹患している。全身的既往歴は問題がなく、非喫煙者である。

長期にわたって歯周病に罹患していたため、歯肉の炎症、水平・垂直的骨欠損が存在し、歯の動揺、移動もみられバーティカルストップも不安定になり病的咬合状態になっている。

2）診査診断・治療計画

当症例において炎症のコントロールと力のコントロールに着目し、初期治療において hopeless tooth の抜歯、保存予定の歯、questionable tooth の炎症のコントロールを徹底して行い矯正治療前に炎症のない状態にする。hopeless tooth となり抜歯に至り欠損となった部位にはインプラントを利用するが、questionable tooth は初期治療後に再評価し保存するか抜歯するかを決定することとし、歯の保存に努めることにした。全顎にわたって支持骨が少ないため炎症のコントロールはいうまでもなく、力のコントロールも重要になってくる。

3）治療

当初は矯正治療後にインプラント埋入を予定していたがやはり臼歯部のアンカーがないため、セットアップ模型作製後臼歯部にインプラントを埋入した。

また、前歯のカップリングにおいて両側側切歯と犬歯間の骨がないため、犬歯を近心移動させると歯槽骨内に歯根が収まらない恐れがあった。GBRも考えられたが、人工骨に対して歯を移動させることも長期的には不安があったため、矯正医とのディスカッションの結果、犬歯を遠心移動させることになった。そのため、最終補綴物の犬歯部はポンティックとし上顎8前歯とした。8前歯となっても矯正治療により、歯のポジションをコントロールすることによってディスクルージョンは得られるようにした。

シンポジウム「日本のインプラント教育におけるスタディグループの役割」

症例2-b①	症例2-b②	症例2-b③
症例2-b④	症例2-b⑤	症例2-b⑥

症例2-b①〜⑥　セットアップ模型作製後、臼歯部にインプラントを埋入し、固定源とした。両側とも側切歯-犬歯間の骨が薄いため、矯正治療担当医と協議の末、犬歯を遠心移動させた（インプラント外科、歯周外科担当：松川敏久氏、矯正治療担当：本多正剛氏）。

症例2-c①	症例2-c②	症例2-c③

症例2-c①〜③　矯正治療終了時。

症例2-d①	症例2-d②	症例2-d③
症例2-d④	症例2-d⑤	

症例2-d①〜⑤　1度目のプロビジョナルレストレーションによって、前歯のカップリングやバランスを評価する。

症例2-e　最終的な補綴デザインは、下顎の両側の遊離端となった部分に合わせて5本のインプラントおよび右上大臼歯部に1本のインプラントを植立して咬合支持を確保した。最終補綴設計は key & keyway を利用したがブリッジとインプラント部以外は単冠とした。上顎正中を連結しないことで、臼歯咬頭嵌合位の安定をつねに確認することができる。

症例2-f①	症例2-f②	症例2-f③
症例2-f④	症例2-f⑤	

症例2-f①〜⑤　最終プロビジョナルレストレーションによって、最終補綴物作製のための指標とする（クロスマウントテクニックを利用。

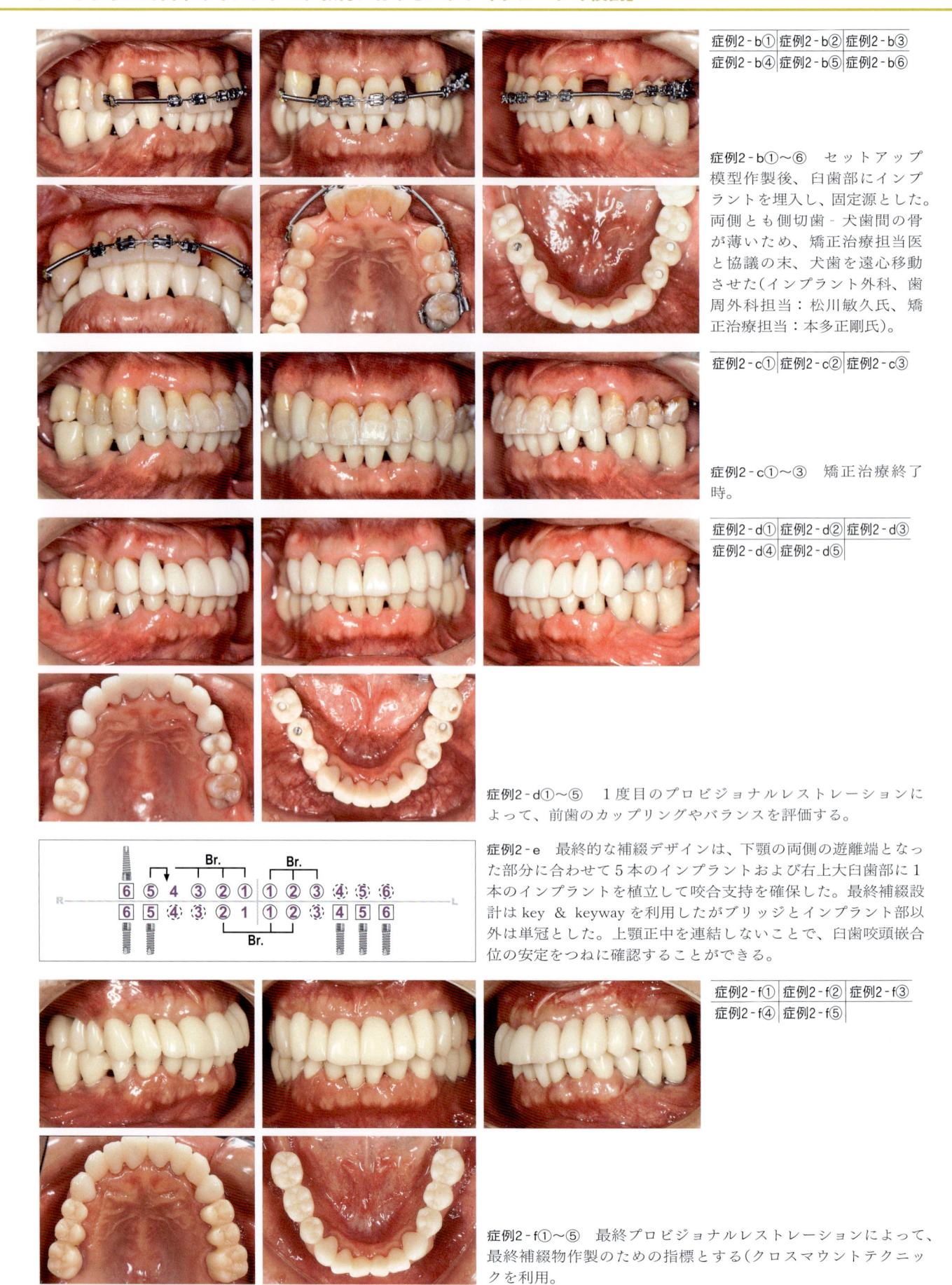

SJCD インプラント治療における補綴設計指針

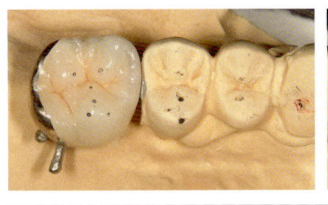

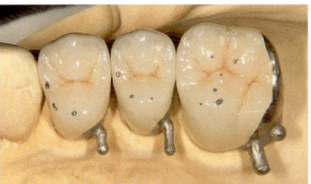

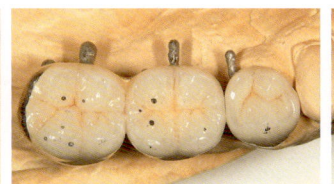

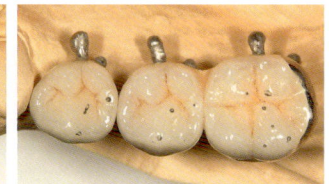

| 症例2-g① | 症例2-g② | 症例2-g③ | 症例2-g④ |

症例2-g①〜④　臼歯部最終補綴物のオクルーザルコンタクトと嵌合関係。

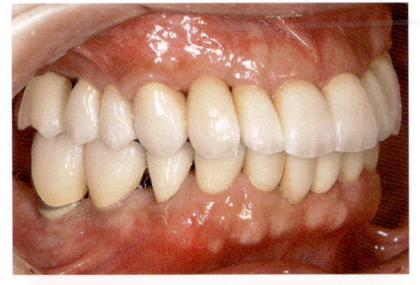

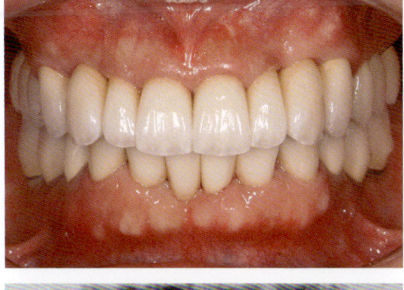

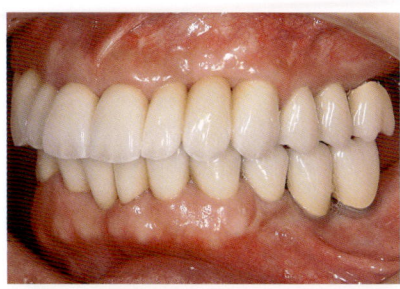

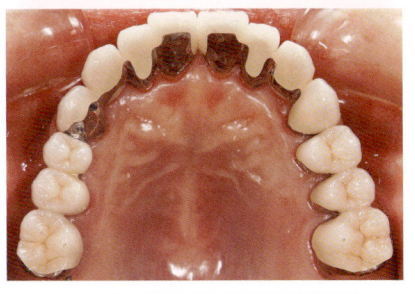

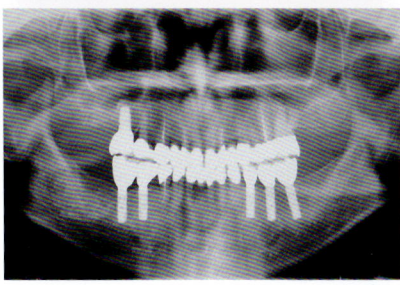

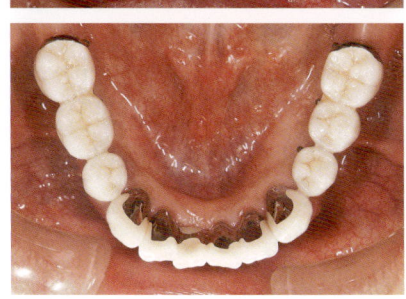

| 症例2-h① | 症例2-h② | 症例2-h③ |
| 症例2-h④ | 症例2-h⑤ | 症例2-h⑥ |

症例2-h①〜⑥　最終補綴物装着時。犬歯を遠心移動したが、側方運動時の臼歯離開が得られている（歯科技工：藤尾 明氏）。

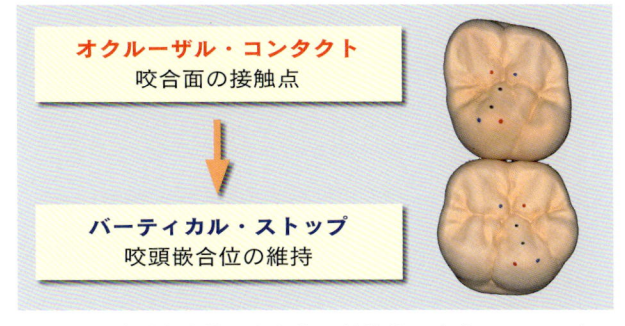

症例2-i　咬頭嵌合位が左右的、前後的に安定しやすい適正なバーティカルストップ。

症例2-j　バーティカルストップ、アンテリアガイダンス付与の流れ。

4）まとめ

炎症のコントロールと力のコントロールのどちらかが欠けても患者の口腔内の健康維持は果たせない。バーティカルストップが確立されることによって咬頭嵌合位が維持され、前歯の補綴物を長期的に維持できる。前歯の位置、形態が維持されていることによってアンテリアガイダンスも確立され、臼歯部離開が得られる。それによって臼歯の位置、形態も長期的に維持され、歯列弓の保全を図り longevity を得ることができる。

おわりに

SJCDが発足して30年が経過した。私たちの一貫した基本概念は、総合診断に基づく治療計画とその実践である。治療の基礎となるのは炎症のコントロールと力のコントロールだが、この両者が総合診断や治療計画立案を行ううえで必要不可欠であることは言うまでもない。また、炎症と咬合をコントロールしていくことは、良好な機能回復とその長期安定の礎になると考える。

5-D Japan

インプラント治療における Priority
—可及的な天然歯、歯質保存のために—

北島 一（北島歯科医院）

藍 浩之（あい歯科ペリオ・インプラントセンター）

吉田健二（福西歯科クリニック）

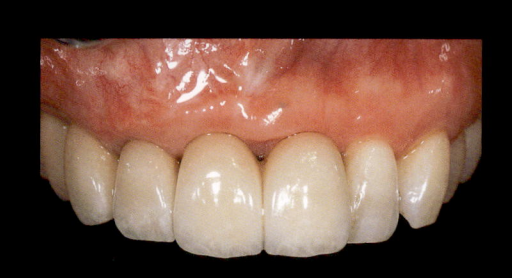

はじめに

私たちが歯科治療を行う際に考慮すべき重要な点は以下の5項目に集約されると考えている。
- 患者の希望に応える
- 機能的、審美的な歯列を回復し維持する
- 天然歯を可及的に保存する
- 歯髄を可及的に保存する
- 歯質を可及的に保存する

これらの課題を解決するためにさまざまな治療オプションが応用されるが、インプラント治療もそのなかの一つの重要なオプションであり、適切に応用された場合は、咬合支持の確立、天然歯の負担軽減、支台歯形成による歯質削除の回避などをはじめ、多くのメリットを期待することができる。

天然歯保存のために

重度の歯周病に罹患した歯であっても的確な診断と治療によって歯の保存が可能となりうる。初診時のX線写真のみで安易に抜歯の判断をすることは避けなければいけない。炎症の強い状態では骨の脱ミネラル化が起こり、X線透過性が亢進していることも多く、このような場合、適切な歯周基本治療により再ミネラル化が起こってX線診断をより正確に行うことができるようになる。ゆえに、徹底した歯周基本治療が重要となる。また症例1のように再生療法に重要な役割を果たす骨欠損周囲の骨壁が薄い場合は、デンタルX線では表現されないためホープレスと診断してしまい、再生のチャンスを見逃してしまう可能性があることにも注意が必要である[1]（症例1-a）。

症例1は歯周病が進行し骨欠損が根尖近くにまで及んでおり、保存が困難と思われるケースであるが、フラップを翻転すると、隣接面骨頂から骨欠損底の骨欠損深さ11mmのうち頬側で6mm、舌側で7mmの骨壁が頬側と舌側に存在することが確認できた。骨欠損のうち根尖側半分程度は3壁性の骨欠損形態となり、再生療法にとって有利な条件であることがわかる（症例1-b、c）。

これらの骨壁は薄いため二次元透過像であるデンタルX線写真では確認できないが、CBCTを用いれば術前に診断が可能となる[2]。再生療法後28ヵ月、矯正開始から13ヵ月後の状態を観察すると、「5歯周組織は矯正治療によって影響を受けることなく安定していることが確認できる（症例1-d、e）。

このように保存困難と思われる歯であっても再生療法

5-D Japan　インプラント治療における Priority　―可及的な天然歯、歯質の保存のために―

根尖近くに及ぶ垂直性骨欠損に対し再生療法を行い歯の保存を図った症例（症例1-a〜e）

患者年齢および性別：47歳、女性　　現症：|5遠心から舌側にわたって根尖近くにおよぶ垂直性骨欠損が認められる。

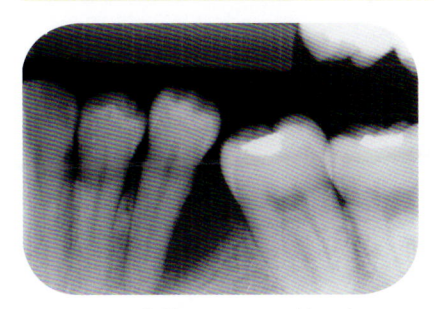

症例1-a①　術前デンタルX線写真。

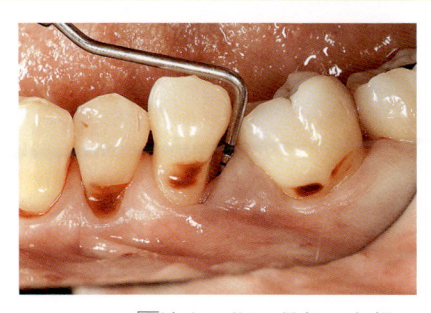

症例1-a②　|5遠心に深い骨縁下欠損が認められる。

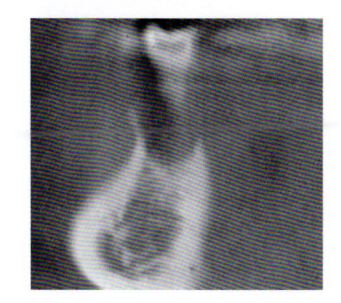

症例1-a③　術前|5遠心部のCBCT像。頬側と舌側に薄い骨壁が確認される。

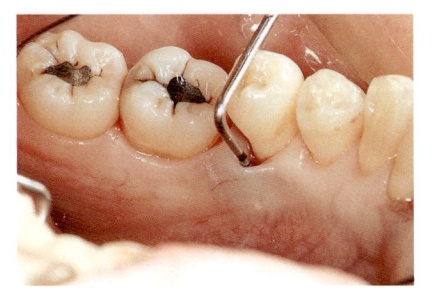

症例1-a④　|5のプロービングデプス遠心14mm、舌側13mm。

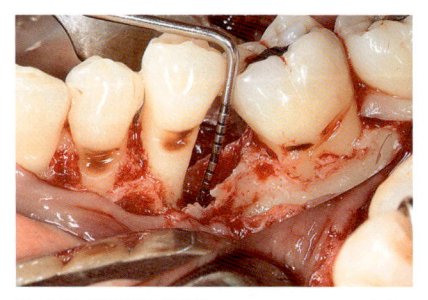

症例1-b　症例1-c

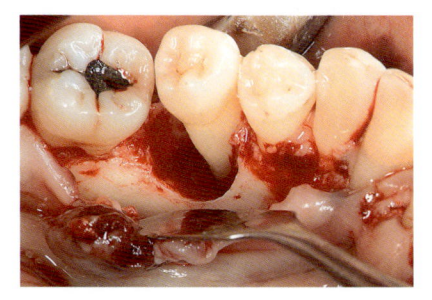

症例1-b、c　|5デブライドメント後の状態。骨欠損の状態、頬側と舌側に薄い骨壁が認められる。

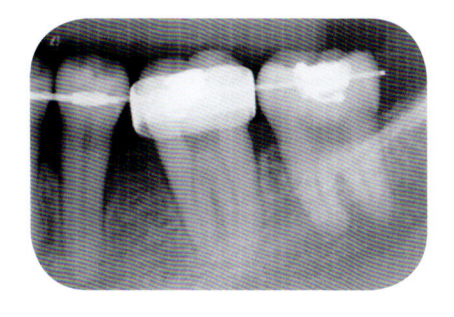

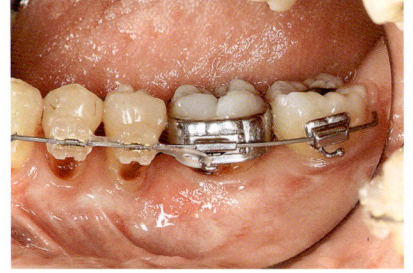

症例1-d　症例1-e

症例1-d、e　再生療法後2年4ヵ月の状態。|5遠心の骨縁下欠損は|5近心と同等の骨レベルにまで回復している。

によって歯の保存を可能にし、その結果ブリッジの作製などによる隣在歯の歯質の削除を回避することができる。安易に抜歯してしまうのではなく、的確な診査・診断によって最大限歯を保存する努力が必要である[3〜5]。

一本の歯が欠損したときに

　一歯欠損への対応については、インプラントと自家歯牙移植のどちらであっても、隣接歯を切削することなく保存的に歯列の回復を達成することができるが、移植可能な歯が患者の口腔内に存在する場合には、欠損に対する治療オプションの一つとして自家歯牙移植を患者に説明することは歯科医師の義務であると考えている。

　根完成歯の自家歯牙移植では、歯髄の治癒は期待できないために、歯質を切削し根管治療を行わなければならない。しかしながら根未完成歯では、歯根の完成度によっては非常に高い確率で歯髄の治癒が生じることがわかっており、歯髄の治癒が得られれば根管治療を行う必要がなくなる。移植歯の形態や大きさが被移植部位に良好に適合したうえで歯髄の治癒が生じれば、考えうる欠損に対する治療の選択肢の中で最大限の保存的な結果が得られることとなる（症例2）。逆説的にいえば、われわれ歯

117

シンポジウム「日本のインプラント教育におけるスタディグループの役割」

6⎤を抜歯し、歯根未完成の8⎤を移植した症例（症例2-a〜e）

患者年齢および性別：21歳、女性　　　　　現症：歯肉縁下カリエス。

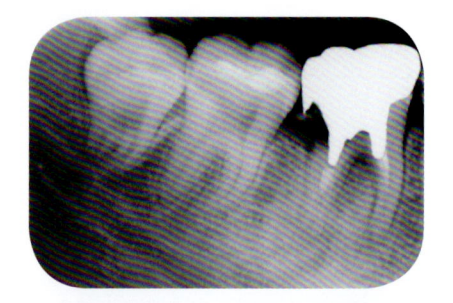

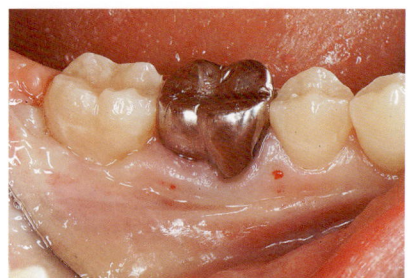

症例2-a｜症例2-b

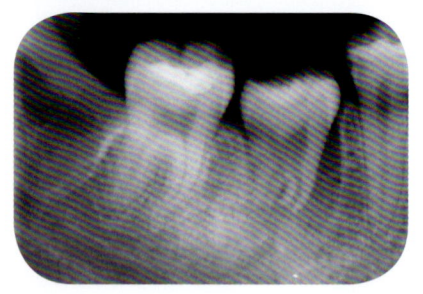

症例2-a,b　歯肉縁下カリエスが骨縁におよぶ6⎤を抜歯し、歯根未完成の8⎤の移植を計画した。

症例2-c　移植直後のデンタルX線写真。移植歯は低位に植立されているが、その後、自然挺出が生じた。

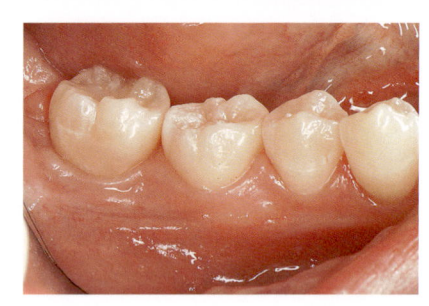

症例2-d　術後1年6ヵ月。自然挺出で咬合接触した時点（術後6ヵ月）で隣接コンタクトをコンポジットレジンを用いて付与したが、食片圧入や歯肉の炎症所見は認めない。

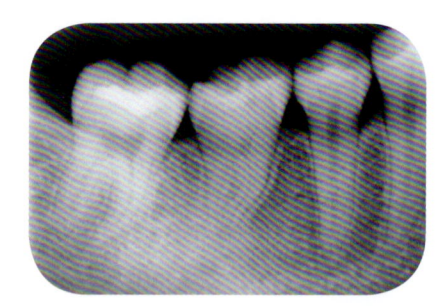

症例2-e　同X線写真。術直後と比較すると歯髄腔の狭窄が生じているため、歯髄の治癒が得られていることがわかる。また、歯根の発育も認められる。

科医師が、欠損部の治療オプションを患者に提示する際に、自家歯牙移植が最大限の保存的結果をもたらし得るという認識をもっていれば、症例2のように移植にとって好条件のそろった患者に対して自家歯牙移植を第一選択と考えないわけにはいかないだろう。

　もちろん、移植可能な歯牙が存在しない場合や、存在しても患者が希望しなかった場合など、移植以外の手段を考える場合には、インプラントは非常に有効な手段である。とはいえ、術前の欠損部歯槽堤が高さと幅を維持している条件の良い場合と違って、高度に吸収しているような条件の悪い症例においてインプラント治療を行う場合、周囲と調和した生理的な骨形態を獲得するためには非常に高度な技術を要求される垂直的GBRが必要となる。一方、そのような症例に自家歯牙移植を行うことになった場合には、可能なかぎり歯根膜が骨内に位置するように深く植立し、歯肉の治癒後に矯正的挺出を行う。矯正的挺出により移植歯の歯根膜が歯槽骨と歯肉を歯冠側に誘導してくれることが期待でき、GBRなどの複雑な処置を必要としない。すなわち、GBRにともなう裂開や感染といったトラブルが回避でき、より安全に良好な結果が獲得できると考えられる。さらには、移植歯を矯正的挺出させることで、抜歯時に歯根膜が多少の損傷を受けている場合でもアンキローシスの回避も期待できる（症例3）。

　インプラントと自家歯牙移植はどちらであっても、保存的に歯列の回復を達成することが可能である。しかし、インプラントと比較して自家歯牙移植においては、感覚機能を持つ歯根膜と、場合によっては歯髄をも保存できるなど、生体にとっての利点が存在する。それだけでなく、欠損部の環境改善について、インプラントでは術者が高度な技術を用いて人為的に行う必要があるのに対し、自家歯牙移植の場合では歯根膜の持つ能力を利用することができるため、術者にとっての利点も存在する。以上のことをふまえ、われわれは可能であるならインプラントよりも自家歯牙移植を選択したいと考えている。

矯正的挺出により歯周組織が回復した症例（症例3-a〜g）

患者年齢および性別：36歳、女性　　　現症：抜歯した6部歯槽堤が大きく欠損している。

症例3-a｜症例3-b

症例3-a　歯根破折により、1ヵ月前に他医院で抜歯した6部歯槽堤が大きく欠損している。

症例3-b　術前のデンタルX線写真。欠損部に8の移植を計画した。

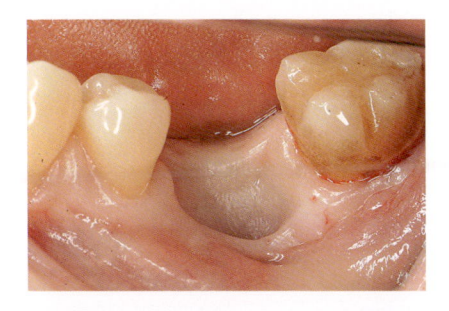

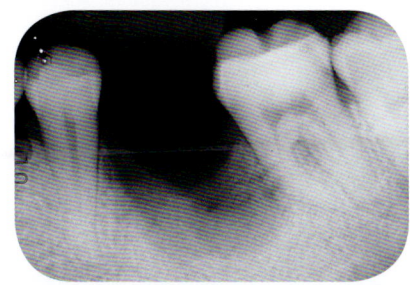

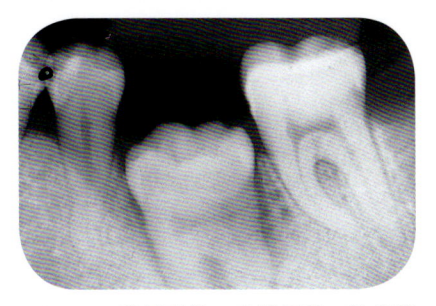

症例3-c　移植直後のX線写真。軟組織の治癒期間に移植歯のアタッチメントロスを最小限に防ぐために可能な限り低位に植立した。1ヵ月後から矯正的挺出を開始した。

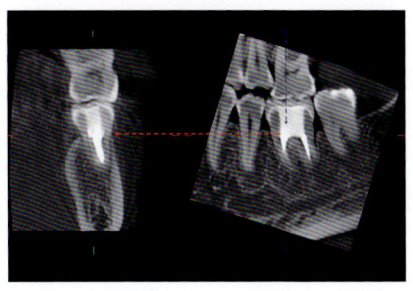

症例3-d｜症例3-e

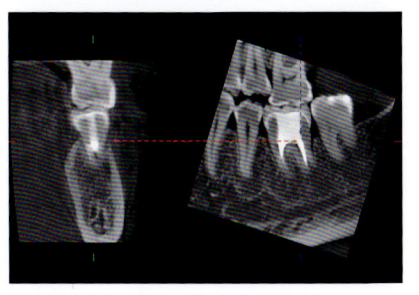

症例3-d、e　術後2年6ヵ月のCBCT像。頬側において近心部、遠心部ともに周囲と同レベルの高さまで歯槽骨が回復していることが確認できる。

症例3-f｜症例3-g

症例3-f、g　術後3年6ヵ月。矯正的挺出によって歯冠側に誘導された歯周組織は問題なく安定しており、良好に経過している。

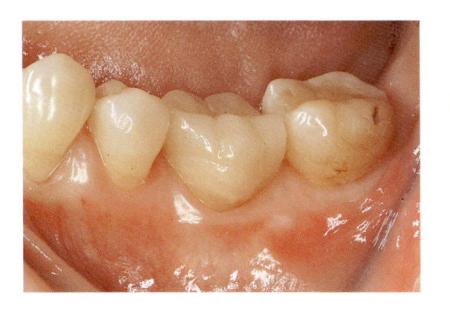

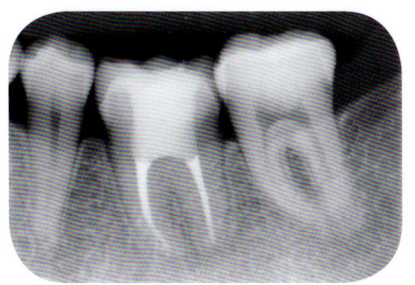

歯周組織とインプラント周囲組織のティッシュマネージメント

　歯周病患者におけるインプラント治療は、残存歯の骨レベルの設定位置により、治療計画は大きく変わる。まずは、残存歯に存在する垂直性骨欠損を再生療法により改善することができるか否かを見極める必要がある。もし不可能なら矯正的挺出や切除療法により対応しなければならないが、場合によっては抜歯になる可能性も視野に入れたほうが良いかもしれない。残存歯の骨レベルの設定が決定された後、欠損部顎堤に対し骨造成が必要かどうか、また必要ならその増大量がいかほどなのかを検討しなければならない。欠損部顎堤の高さと幅が隣接する歯の骨レベルに対し不足しているなら、隣在歯の骨レベルに合わせて骨造成する必要がある。

　インプラント周囲組織を健全に保ち、機能と審美性を長期的に維持するためには天然歯と同様に適切なプラークコントロールが継続されることが重要である。

　したがって、インプラント周囲炎を防ぐため、そして隣在歯の清掃性を高めるため、インプラント周囲組織のマネージメントはインプラント上部構造周囲の清掃性を高めることがその主目的となると考えられる。

シンポジウム「日本のインプラント教育におけるスタディグループの役割」

残存歯の骨レベルに合わせて骨造成を行った後、インプラントによる機能回復を図った症例（症例4-a～f）

患者年齢および性別：42歳、女性

現症：|3は垂直性骨欠損が存在。また6_7欠損部顎堤には、上顎洞底付近におよぶ顎底の吸収が認められる。

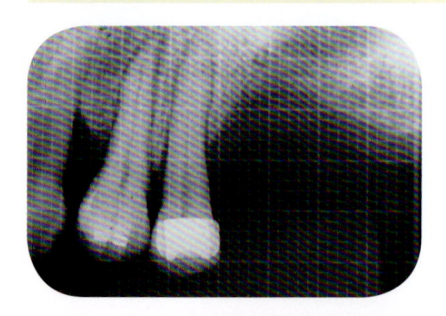

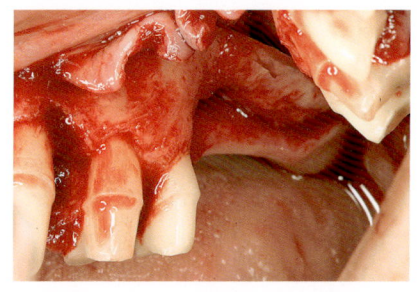

症例4-a | 症例4-b

症例4-a、b　|3遠心側には垂直性骨欠損が存在し、6_7の欠損部顎堤は高さと幅を大きく失っている。この部位にインプラントを埋入するには、残存歯との調和を図るために、隣接する歯の骨レベルに合わせて垂直的骨造成が必要である。

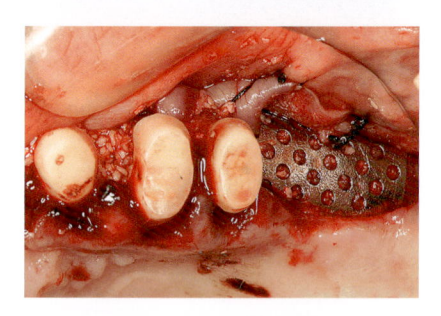

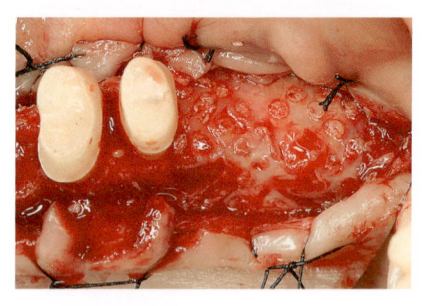

症例4-c | 症例4-d

症例4-c　チタンメッシュを用いて既存骨のレベルに合わせてGBRを行う。同時に|3に歯周再生療法を行う。

症例4-d　10ヵ月後、インプラント埋入時にチタンメッシュを除去したところ。

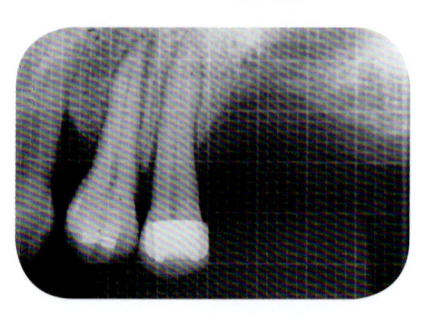

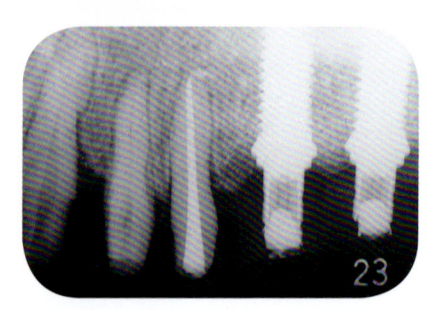

症例4-e | 症例4-f

症例4-e、f　GBR前(e)とGBR後36ヵ月のX線デンタル写真(f)の比較。インプラント埋入部の骨は高さを維持して安定している。また|3遠心側の垂直性骨欠損も改善されて、|5遠心側の付着も回復している。

歯周病患者の場合、インプラント埋入部位の顎堤を残存歯の骨レベルに合わせてGBRすることは、残存歯とインプラントの調和を図るためには不可欠であると筆者らは考えている（症例4）。

審美修復

審美治療計画では、顔貌、口唇と調和した上顎前歯切端ポジションの決定がなされ、次に決定された切端に対して適切な形態の歯冠を付与することにより歯肉レベルが決定される[6]。そして、この計画された歯肉レベルから約3mm根尖側に骨レベルが設定される[7]（症例5-a、b）。

インプラントのプラットフォームは計画された歯冠の唇側中央部歯肉辺縁から3mm根尖側に位置づけられる（症例5-l、m）。単独歯欠損の場合は、歯間乳頭の高さは隣在する天然歯の付着位置に依存するが[8,9]、複数歯欠損においては、歯間乳頭を支えるため天然歯隣接面と同等の骨レベル、すなわちプラットフォームより2～3mm切端側まで骨の増大が必要となる。つまり骨造成の目標とする垂直的高さは、計画された歯肉辺縁唇側中央部の高さとおよそ一致することになる[10,11]（症例5-j～m）。

症例5は歯周病による前歯部の骨吸収に対し、垂直的な骨造成を行うことで審美性の獲得を図ったケースである（症例5-a～d）。この症例の審美性の獲得のためには、|2の近心の歯間乳頭の回復がポイントとなると考えた。|2近心の歯間乳頭の再建は矯正的挺出により、確実に歯間乳頭の高さをコントロールすることが可能であるが、挺出量に応じた歯質の削除をともない、場合によっては歯冠修復が必要になる。歯質の削除を回避し歯間乳頭の再建をするためには、再生療法によって近心の骨レベル

5-D Japan　インプラント治療におけるPriority ―可及的な天然歯、歯質の保存のために―

上顎前歯部において垂直的骨造成と歯周組織再生療法によって歯間乳頭を再建した症例（症例5-a～q）

患者年齢および性別：53歳、女性　　　　現症：上顎前歯部の歯周病により歯間乳頭が失われ、審美障害が認められる。

症例5-a　初診時の口唇と前歯の関係。2|の切端位置は問題なく、唇側および近心隣接面の歯肉を切端側への移動が必要である。

症例5-b　計画された切端、歯肉、骨レベルをCT画像より作成した3D画像上に示した。

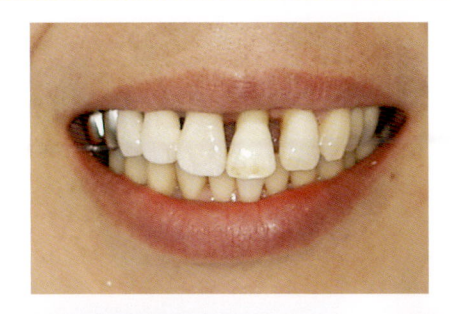

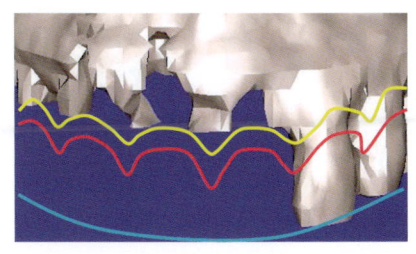

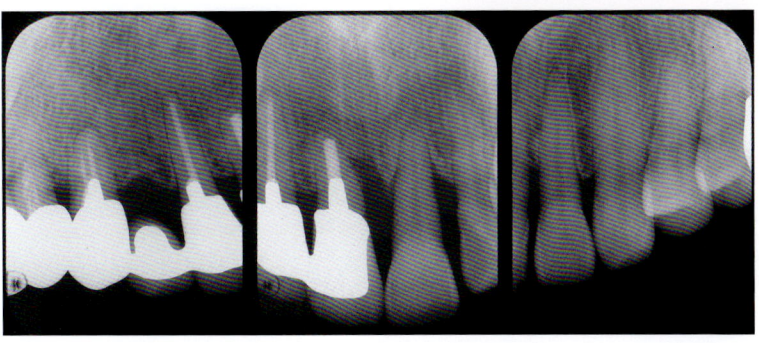

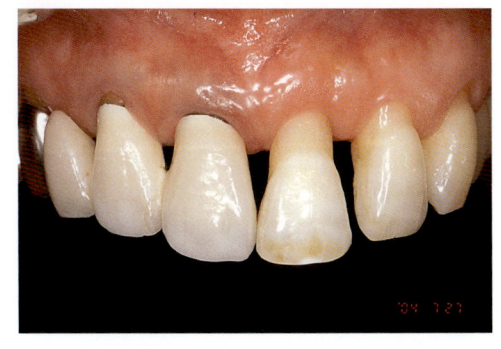

症例5-c、d　術前の上顎前歯部デンタルX線写真と口腔内写真。

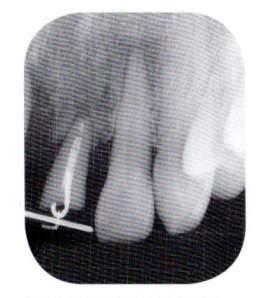

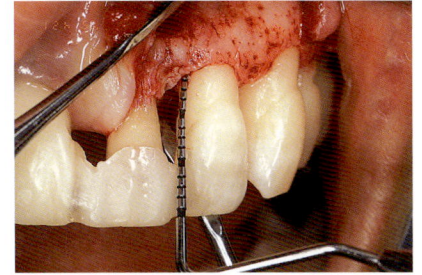

症例5-e、f　|2近心の1壁性骨縁下欠損状に新たな骨壁が形成された。

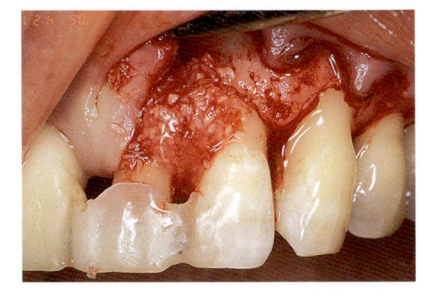

症例5-g　エムドゲインと骨移植の併用法による再生療法。

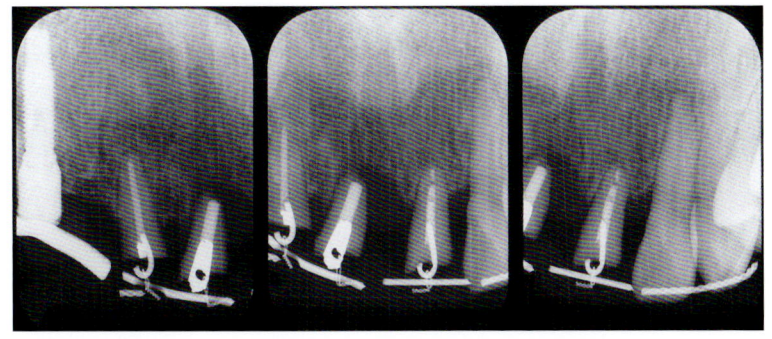

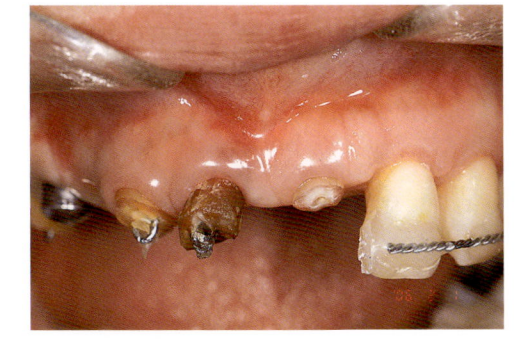

症例5-h、i　上顎前歯部矯正的挺出終了時の上顎前歯部デンタルX線写真と口腔内写真。

を高めることが必要であるが、水平的な骨吸収に対しての再生療法は困難である。そこで、予後不良と考えた|1を矯正的に挺出させ|2の近心に骨壁を形成し、1壁性の骨縁下欠損の状態に改変することで再生にとってより有利な環境を得ることを考えた（症例5-e～g）。隣接面の骨レベルが高くなれば、唇側の歯肉退縮に対する歯根面

121

シンポジウム「日本のインプラント教育におけるスタディグループの役割」

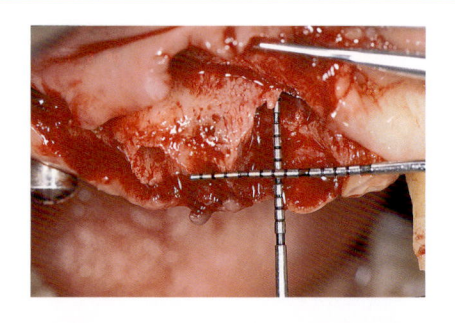

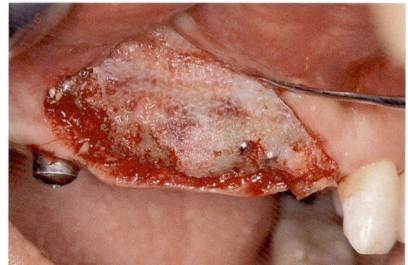

症例5-j｜症例5-k

症例5-j　GBR術前、|1|部の6mm程度の垂直的な骨欠損。

症例5-k　GBR後9ヵ月の状態。|1|部の垂直的骨欠損は改善されている。

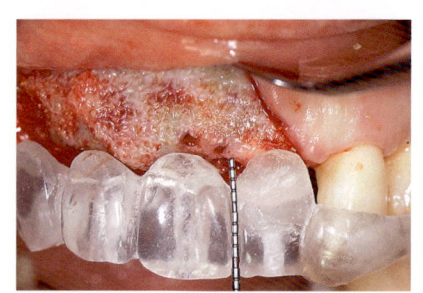

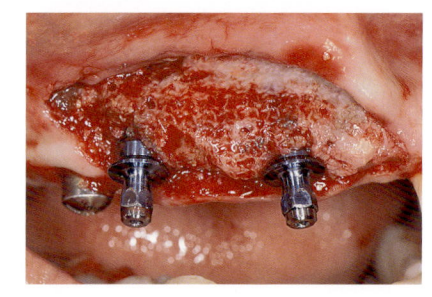

症例5-l｜症例5-m

症例5-l　サージカルテンプレートと増大された骨レベルとの関係。目標となる唇側歯頸線中央部の高さよりも切端側にまで骨増大されている。

症例5-m　サージカルテンプレート唇側歯頸線中央部から3mm根尖側にインプラントのプラットフォームが位置するように埋入した。

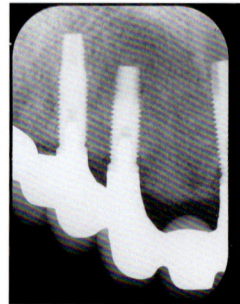

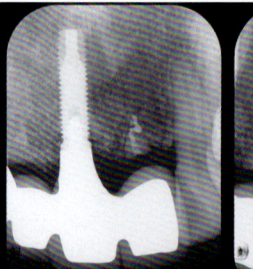

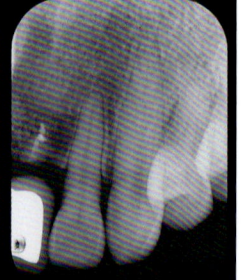

症例5-n｜症例5-o　症例5-n、o　|1|はroot submergenceとすることで周囲組織の温存を図った。

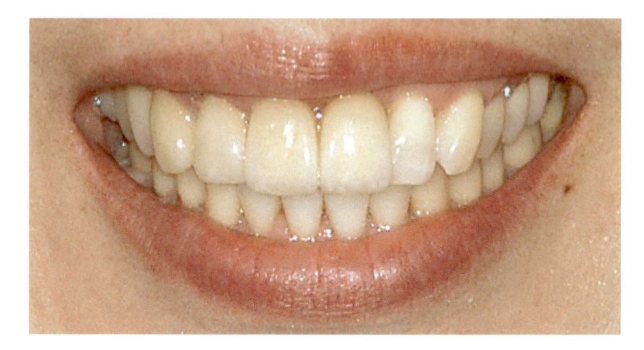

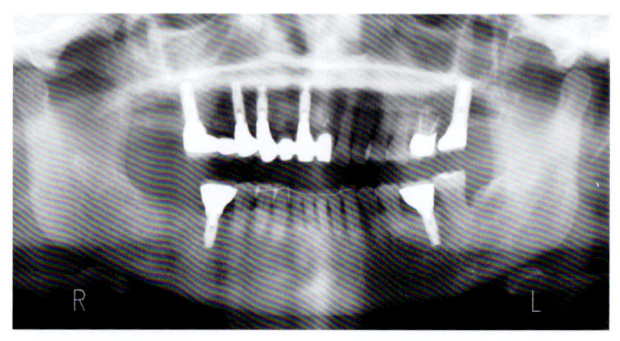

症例5-p　術後、審美的な改善が認められる（症例5-aと比較）。

症例5-q　補綴終了後3年時のパノラマX線写真。

被覆率も高まることになる。また同時に|2 1|の矯正的挺出も行い軟組織と硬組織を増大させることでGBRの難易度を低下させ、リスクの軽減を図った[12〜14]（症例5-h、i）。挺出した|1|はポンティックによる補綴を計画した。抜歯してインプラントに置き換えることは、|2|近心の骨レベルを低下させてしまう恐れがあると考えたからである。加えて最大限組織の温存を図るため、歯根は抜歯せずroot submergenceを行った[15]（症例5-n、o）。これらのステップを踏むことにより、|2|の歯質の削除は回避され審美的には患者の満足が得られたが（症例5-p）、完全な根面被覆や歯間乳頭の再建は達成されてはいない。歯質の温存か、歯肉レベルのコントロールか。治療計画は、何が優先される条件かによって変わりうることがこのケースから知ることができる。

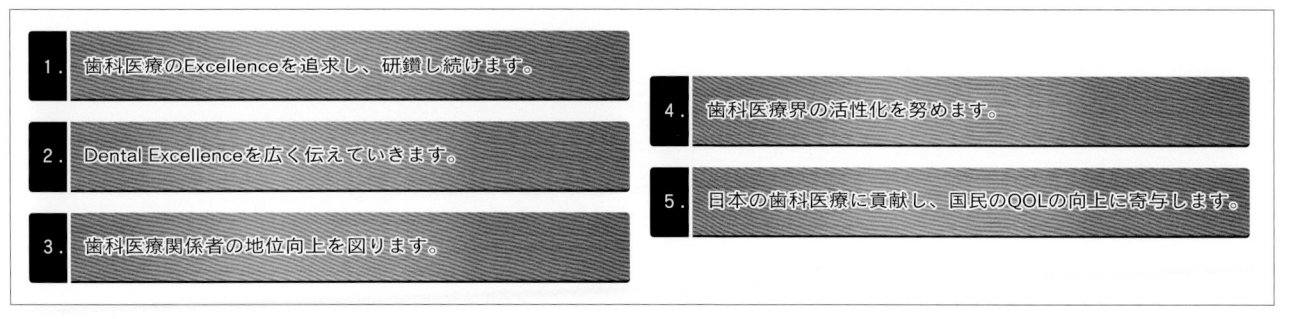

1. 歯科医療のExcellenceを追求し、研鑽し続けます。
2. Dental Excellenceを広く伝えていきます。
3. 歯科医療関係者の地位向上を図ります。
4. 歯科医療界の活性化を努めます。
5. 日本の歯科医療に貢献し、国民のQOLの向上に寄与します。

図1　5-D Japanミッション。

まとめ

　歯科治療の目標は天然歯および天然歯質の可及的保存を図りながら、機能的、審美的な歯列を回復し維持することで患者のQOLの向上に貢献し、患者の希望に応えることにある。そのためには、適切な診査・診断に基づいたゴール設定が成されたうえで、精度の高い硬・軟組織のティッシュマネージメントが必要となる。

　今回提示した自家歯牙移植、矯正治療、再生療法、GBRなどの治療オプションは設定されたゴール到達のために鍵を握る治療オプションであると思われるが、そのほかのさまざまな治療オプションも含めて適切な場面・タイミングで的確に応用することが重要となる。そして得られた治療結果に対し継続したメインテナンスを行い、患者・術者共に努力することで長期的に安定する歯周組織、インプラント周囲組織を獲得することが可能になると考えている。

参考文献

1. Greenstein G, Greenstein B, Cavallaro J. Prerequisite for treatment planning implant dentistry : periodontal prognostication of compromised teeth. Compend Contin Educ Dent 2007；28(8)：436-446.
2. Grimard BA, Hoidal MJ, Mills MP, Mellonig JT, Nummikoski PV, Mealey BL. Comparison of clinical, periapical radiograph, and cone-beam volume tomography measurement techniques for assessing bone level changes following regenerative periodontal therapy. J Periodontol 2009；80(1)：48-55.
3. Ricci G, Ricci A, Ricci C. Save the natural tooth or place an implant? Three periodontal decisional criteria to perform a correct therapy. Int J Periodontics Restorative Dent 2011；31(1)：29-37.
4. Greenstein G, Greenstein B, Cavallaro J. Prerequisite for treatment planning implant dentistry : periodontal prognostication of compromised teeth. Compend Contin Educ Dent 2007；28(8)：436-446.
5. Avila G, Galindo-Moreno P, Soehren S, Misch CE, Morelli T, Wang HL. A novel decision-making process for tooth retention or extraction. J Periodontol 2009；80(3)：476-491.
6. Spear FM, Kokich VG. A multidisciplinary approach to esthetic dentistry. Dent Clin North Am 2007；51(2)：487-505.
7. Spear FM. Maintenance of the interdental papilla following anterior tooth removal. Pract Periodontics Aesthet Dent 1999；11(1)：21-28.
8. Grunder U. Stability of the mucosal topography around single-tooth implants and adjacent teeth : 1-year results. Int J Periodontics Restorative Dent 2000；20(1)：11-17.
9. Kan JY, Rungcharassaeng K, Umezu K, Kois JC. Dimensions of peri-implant mucosa : an evaluation of maxillary anterior single implants in humans. J Periodontol 2003；74(4)：557-562.
10. Ishikawa T, Salama M, Funato A, Kitajima H, Moroi H, Salama H, Garber D. Three-dimensional bone and soft tissue requirements for optimizing esthetic results in compromised cases with multiple implants. Int J Periodontics Restorative Dent 2010；30(5)：503-511.
11. Funato A, Salama MA, Ishikawa T, Garber DA, Salama H. Timing, positioning, and sequential staging in esthetic implant therapy : a four-dimensional perspective. Int J Periodontics Restorative Dent 2007；27(4)：313-323.
12. Salama MA, Salama H, Garber DA. Guidelines for aesthetic restorative options and implant site enhancement : the utilization of orthodontic extrusion. Pract Periodontics Aesthet Dent 2002；14(2)：125-130.
13. Salama H, Salama M. The role of orthodontic extrusive remodeling in the enhancement of soft and hard tissue profiles prior to implant placement : a systematic approach to the management of extraction site defects. Int J Periodontics Restorative Dent 1993；13(4)：312-333.
14. Amato F, Mirabella AD, Macca U, Tarnow DP. Implant site development by orthodontic forced extraction : a preliminary study. Int J Oral Maxillofac Implants 2012；27(2)：411-420.
15. Salama M, Ishikawa T, Salama H, Funato A, Garber D. Advantages of the root submergence technique for pontic site development in esthetic implant therapy. Int J Periodontics Restorative Dent 2007；27(6)：521-527.

九州グループ

インプラントを有効活用した総合治療
―患者のQOLの維持、向上のために―

水上哲也（水上歯科クリニック）

金成雅彦（クリスタル歯科）

中島稔博（なかしま歯科クリニック）

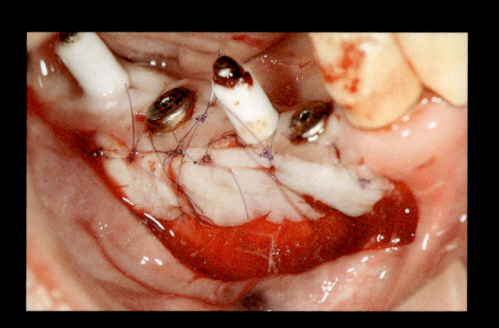

はじめに

　インプラント治療は、欠損部位の確実な咬合支持の確保だけでなく、天然歯の負担軽減、削合の回避や義歯の維持装置としての利用など、日常臨床での有効な治療オプションであることは間違いない。しかしながら、インプラント治療は一口腔単位で、欠損にいたる原因を考慮し総合的な診断・治療のもとに適応しなければ長期的な維持・安定は期待できない。そのためには適切な歯周治療をはじめ、顎位の改善を含めた補綴処置がしばしば必要になる。局所的に、さらには全顎的に歯の移動を行い、理想的な歯の排列をインプラント植立の前処置として完了することが必要な場合もある。これらの総合的な視野に基づいた治療の実践において重要なことは、適切な診断に加えて、これらの治療を実践するための治療の組み立てが重要である。今回は、インプラントを適切に組み合わせた総合的な治療について、特にその組み立てと治療順序、さらに矯正治療を適切に組み合わせるためのトランジショナルインプラントの応用法を検討したい。

一般開業医と専門医

　専門医は、図1に示すように一分野に対する専門的な治療がおもになる。総合的な治療（インターディシプリナリーアプローチ）をするには、多施設または1つの大きな施設の中で一症例に対し複数の医師による診査・診断が行われ、互いの治療を熟知したうえでディスカッションの場を設けなければならない。また、治療途中での再ディスカッションも必要になる。しかし、一般開業医が自院で総合治療を実践するならば、診査・診断と治療計画の立案が一人の歯科医師により効率的に行われるが、その反面、幅広い知識の獲得とそれぞれの分野での熟達した治療技術が不可欠となるだろう。

インプラント治療をふまえた総合治療

　総合治療の一般的な治療順序を図2に示す。この順序の中におけるインプラント埋入の時期の選択は、治療を効率よく円滑にさらには患者のQOLを維持しながら治療をすすめるうえで非常に重要になる。その埋入の時期に影響を与える因子を図3に示す。また、治療全体の期間も考慮に入れる必要があるし、治療途中での修正処置（歯の位置、顎位、補綴など）を容易にできるようにその時期を決定することも重要である。

　歯科治療の手順を表1に示す。この治療順序の中の暫間補綴物による咬合の安定および保存修復処置、矯正治

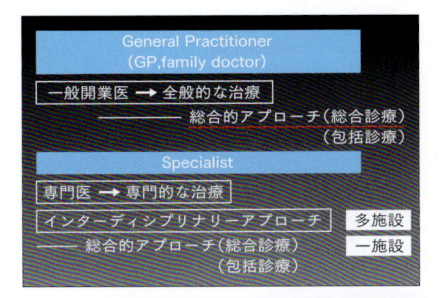

図1　一般開業医と専門医。

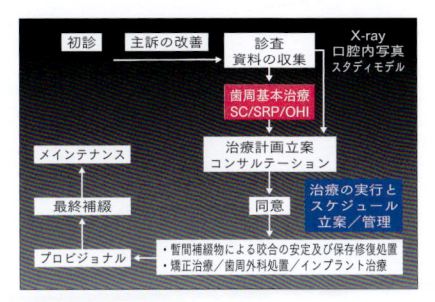

図2　総合治療の一般的な治療順序。

図3　インプラント埋入の時期に影響を与える因子。

表1　歯科治療における治療順序

STEP1	主訴に対する応急的処置
STEP2	資料採取
STEP3	治療計画の立案とカウンセリング
STEP4	基本治療（不良補綴物の除去／歯周組織の炎症のコントロール）
STEP5	暫間補綴物による咬合の安定および保存修復処置
STEP6	矯正治療／歯周外科処置／インプラント治療
STEP7	暫間補綴物による歯周組織の安定と顎位の模索
STEP8	最終補綴物
STEP9	メインテナンスまたはSPT

表2　治療期間中に患者が求める口腔内の状態

機能性	咬める（食べられる・飲める）、話せる
審美性	整直した歯列、歯（歯肉）の適度な露出度と色調、整った顔貌のプロポーション
快適性	少ない違和感、良好な装着感、無痛
信頼性	トラブルのない治療、的確な処置、予知性のある治療

療／歯周外科処置／インプラント治療における期間は、全顎的な治療においては非常に長期間になる。治療期間中の考慮点として、患者の視点からはQOLの維持と向上（機能・審美・快適・信頼）が挙げられ、術者の立場からの視点からは治療結果の質の向上（歯周・矯正・補綴・予防）が挙げられる。治療期間中の患者が求める口腔内の状態を表2に示す。

一口腔単位で行う インプラント治療

　インプラント治療は、欠損補綴において重要な治療オプションとして確立され、現在の日常臨床において幅広く用いられている。しかし、単純に欠損＝インプラント治療ではなく、一口腔単位においてなぜ欠損へと至ったのか、その原因を可能な限り解決してインプラント治療を行わなければ、インプラントも同じ運命をたどる可能性があり、それが近年増加しているインプラントのトラブルにもつながっている。ここでは、原因除去と問題解決の観点から、一口腔単位で治療を行う場合、インプラントの埋入を治療計画の中でどう組み込んでいくかについて私見を述べてみたい。

インプラント埋入時期に影響を与える因子

　インプラント埋入時期に影響を与える因子として、図3のような項目が挙げられる。抜歯の原因などのインプラント埋入部位の要因については、現在も多くの議論がなされているところである。今回は、一口腔単位におけるインプラントの埋入時期について考察する。日本歯周病学会のガイドラインによると、インプラント治療は、基本治療や環境整備を行った後の口腔機能回復治療に位置づけられている。つまり基本的には、まず残存歯の処置、歯の保存の可否を決定した後に、治療用義歯や暫間修復物を用いて咬合の回復を図り、顎位がある程度安定した段階でインプラント埋入位置を決定するのが理想的であると考えられる。

　しかし顎位が不安定な場合、遊離端欠損などは両側に咬合支持が獲得できた段階で顎位の変化が見られることもあり、実際の臨床では、必ずしも完全に顎位が決定した段階でインプラント埋入を行えるとは限らず、さまざまな条件によりその埋入時期が左右される。さらに、矯正治療が治療計画に入ってくると、移動の範囲や固定源の確保、限局矯正か全顎的矯正によっても異なり、顎位も変化する可能性があるため、埋入時期に頭を悩ませる。また、患者の全身状態や、生活習慣、QOLも左右する

シンポジウム「日本のインプラント教育におけるスタディグループの役割」

一口腔単位で問題点の解決を図った症例（症例1-a〜g）

患者年齢および性別：60歳、女性
初診日：2007年4月17日
主訴：噛み合わせを改善したい

現症：前歯部は反対咬合になっており、|2 の先天性欠如により、本来の |2 の位置に |3 が位置していた。歯根破折が多数認められた。

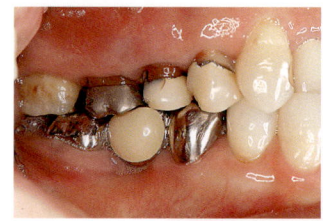

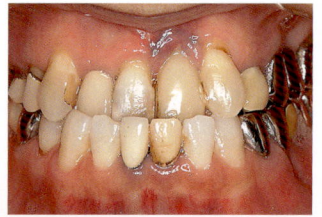

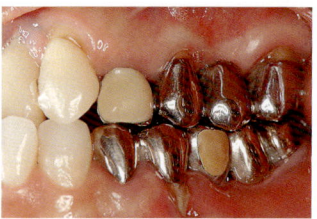

| 症例1-a① | 症例1-a② | 症例1-a③ |
| 症例1-a④ | 症例1-a⑤ |

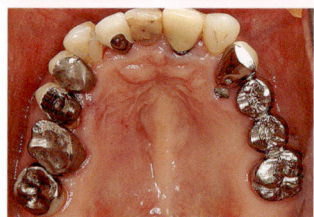

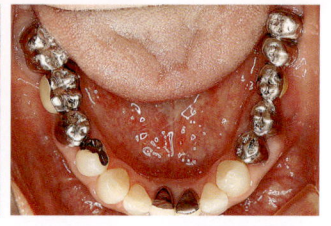

症例1-a①〜⑤　初診時の口腔内写真。前歯部は反対咬合。|2 の先天性欠如が認められる。下顎臼歯部の修復物の咬合面形態は頬舌的に狭く作製されている。

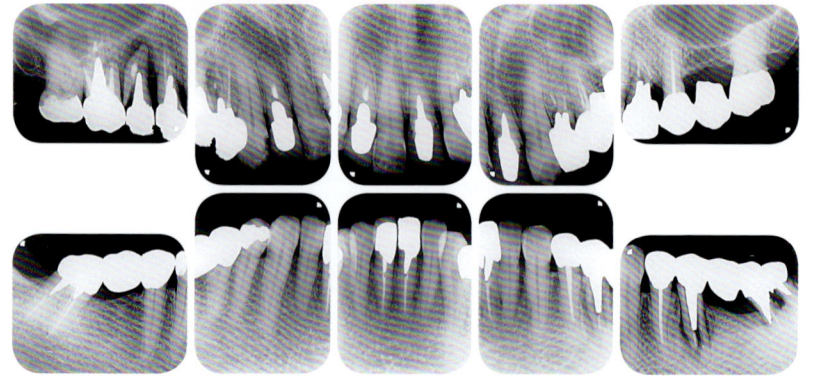

症例1-b　初診時のデンタルX線写真10枚法。歯根破折が多数認められる。

一因である。短期間での治療を望んでいるか、咀嚼に対する希望が高いか、治療用義歯などを受け入れてくれるか、など患者の希望も加味していかなければならない。以上の事柄を踏まえ、以下に症例を供覧していきたい。

症例1

患者は海外旅行が趣味で、「義歯は絶対装着したくない」、「できるだけ咀嚼できる環境を維持してほしい」と咀嚼に対する要求度が高い患者であった。初診時の口腔内写真とデンタルX線写真を示す（症例1-a、b）。その後、スタディーモデルとセファロ分析を行った（症例1-c）。下顎下縁平面角は1SDかやや大きく、ドリコフェイシャルパターンで咬合力が弱いと考えられる。TMD症状などは特に認められなかった。

原因の推測とその対応策

歯根破折が多発している原因としては、まず太くて長いポストコアが装着されているのに加え、反対咬合のためアンテリアガイダンスが欠如しており、さらに左側は犬歯のガイドが欠如していることにより臼歯部に過剰な側方圧が加わったため、と推察した。この状態では、臼歯部の過剰負担による歯根破折歯の増加、左側臼歯部の咬合支持喪失による右側の欠損拡大が将来生じる可能性が高い。つまり、欠損に至った根本的な原因を解消するためには、前歯部反対咬合の改善と、|2 のスペース確保と犬歯のⅠ級関係の構築によるアンテリアガイダンス臼歯部離開咬合の獲得、左側臼歯部の咬合支持の確保が必要である。

治療に際して考えなければならない事項

この症例は骨格性Ⅲ級で、下顎臼歯部の咬合面形態が小さいことから臼歯部も反対咬合であった可能性がある

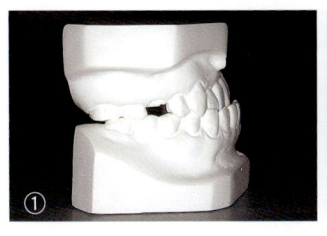

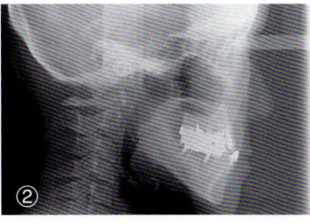

九州グループ　インプラントを有効活用した総合治療 ―患者のQOLの維持、向上のために―

症例1-c①、②　スタディーモデルより、上顎から下顎の歯槽骨が側方に位置。セファロ分析の結果、SNAとANBが1SDを超えて小さく、骨格性下顎前突と診断した。歯軸は上顎前歯の舌側傾斜を認めた。

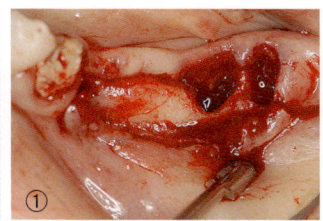

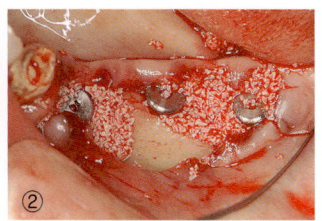

症例1-d①、②　早期の咀嚼機能回復と臼歯部の大幅な移動を行わないことを前提に、矯正治療前に左下臼歯部にGBRを行い、インプラントを埋入した。

| 症例1-e① | 症例1-e② | 症例1-e③ | 症例1-e⑥ |
| 症例1-e④ | 症例1-e⑤ | | |

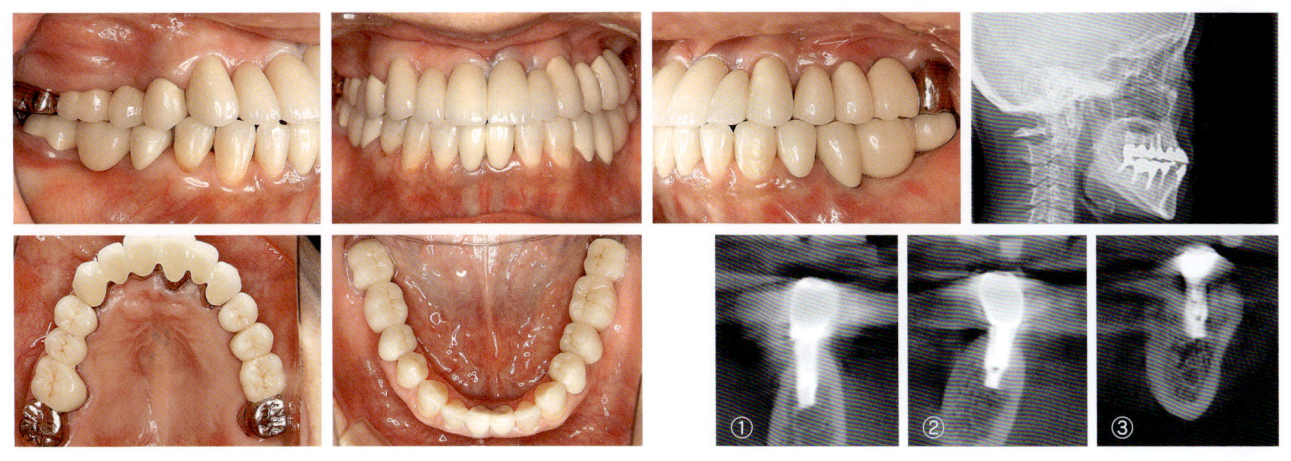

症例1-e①～⑥　最終補綴物装着時口腔内写真(①～⑤)と術後セファロ写真(⑥)。矯正治療によりアンテリアガイダンスの確保と臼歯部離開咬合を構築した。

症例1-f①～③　治療終了時の左下臼歯部のCBCT像(左より 5̲、6̲、7̲)。

表3　インプラントを先行埋入する場合の利点・欠点

利点	欠点
早期の咬合支持獲得	理想的な埋入位置に誤差が生じる
咬合支持獲得による顎位の変化を確認できる	補綴的な修正が必要な場合がある
治療期間の短縮	

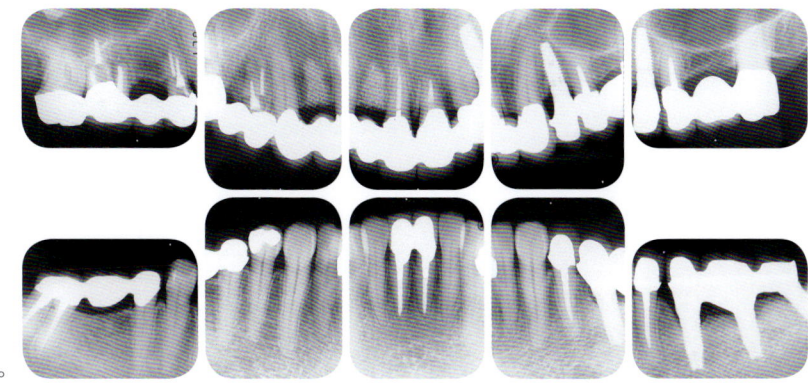

症例1-g　治療終了時デンタルX線写真10枚法。

こと、FMAがやや大きいことから、臼歯部の移動により下顎骨の時計回りの回転が生じ、開咬傾向が大きくなる可能性がある。また、年齢的にも骨格的な不正の改善は厳しいと考えられる。そのため、臼歯部の咬合関係は現状維持とし、前歯部と側方歯群を拡大することにより反対咬合の改善と3̲のⅠ級関係の構築と2̲のスペースを確保する計画とした。患者が早期に左側の咀嚼を希望したこと、臼歯部の咬合は大きく変化させないという前提で、矯正治療前にインプラント埋入を計画した。

この症例のまとめ

インプラント治療において、遊離端欠損や矯正治療のアンカーとなる歯が不足している場合、あるいは大きな顎位の変化が予測される場合、どのタイミングでインプラントを埋入すべきか悩むところである。インプラントを先行埋入する利点・欠点は表3のようなことが挙げら

シンポジウム「日本のインプラント教育におけるスタディグループの役割」

トランジショナルインプラントを用いた症例（症例2-a～f）

患者年齢および性別：59歳、男性
初診日：2010年10月12日
主訴：上顎前歯の歯の動揺がひどく食事に困っている。義歯は苦手で、固定性の歯がほしい
診断：臼歯部の咬合支持を失った慢性歯周炎。

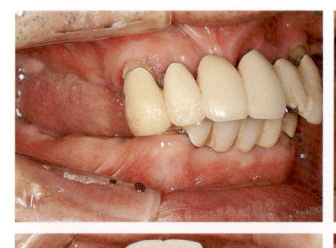

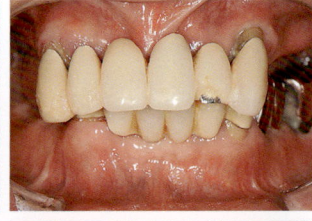

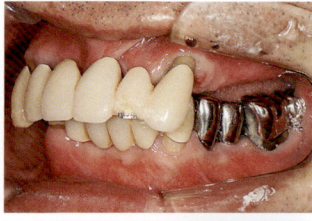

症例2-a①	症例2-a②	症例2-a③
症例2-a④	症例2-a⑤	症例2-a⑥

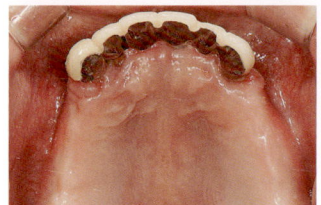

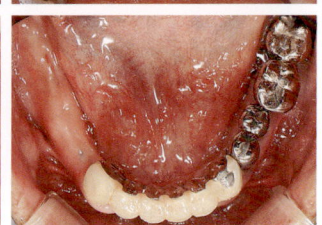

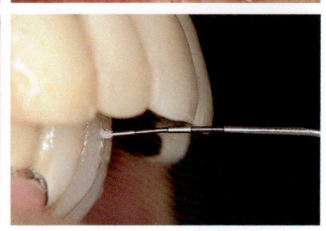

症例2-a①～⑥　初診時口腔内写真（①～⑤）。義歯の装着はなく、上顎の歯の動揺がひどく摂食障害をおこしている。オーバージェットは10mmである（⑥）。

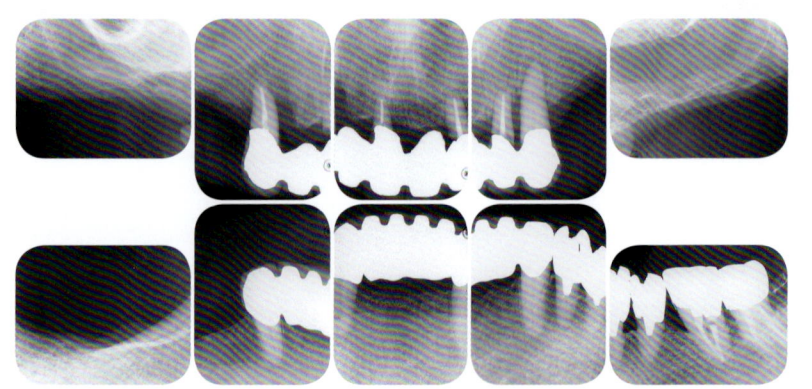

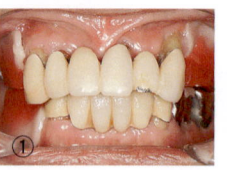

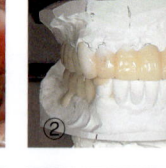

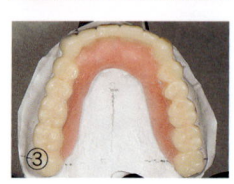

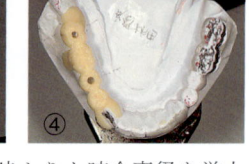

症例2-b　初診時デンタルX線写真10枚法。3|3 は根尖まで骨吸収により抜歯。2| は最終的にはサブマージ。|1 は過度に唇側に位置、C-Rレシオが不良により抜歯（プロビジョナルレストレーションの維持に利用）。

症例2-c①～④　初診時よりも咬合高径を挙上しSet up modelを作製した後、上顎にはオーバーデンチャータイプ（③）、下顎にはブリッジタイプのFirst provisionalを準備した（④）。

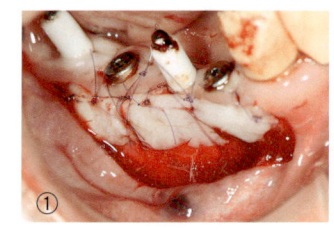

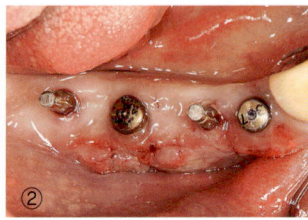

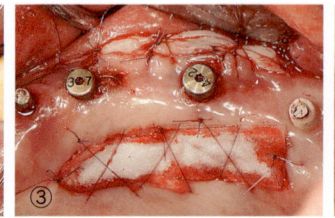

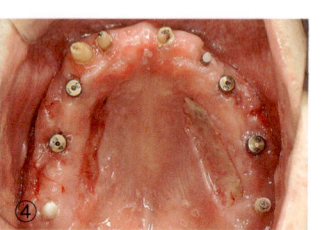

症例2-d①～④　インプラント埋入部位の予後環境を整えるべくFGGを施術した。

れるが、症例を見極めて、臨機応変に対応しなければならないと考えている。インプラント治療は単に欠損部位に歯を入れるためだけの治療ではなく、総合治療の一貫として、欠損の原因を把握し、できる限り問題を解消する必要がある。そのためには、顎位や歯のポジションなどに手を付けることも多い。

症例2

基本治療の後に、トランジショナルインプラントを用いた固定性のテンポラリー（上顎；オーバーデンチャータイプ、下顎；固定性ブリッジタイプ）を装着しながら臼歯部欠損部位へのインプラント治療（上顎臼歯部；サ

症例2-e①〜③　最終補綴物装着時。偏心位においては、M type の tooth guidance、いわゆる後方へのブレーシングイコライザーにしており、臼歯の離開が達成されている。

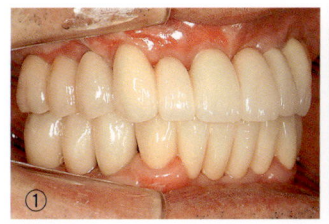

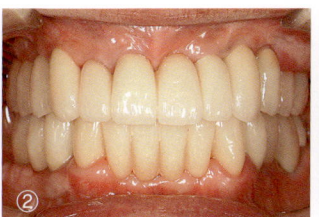

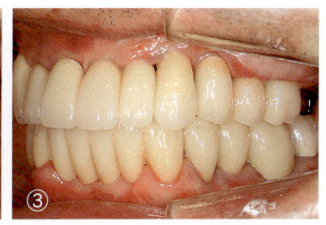

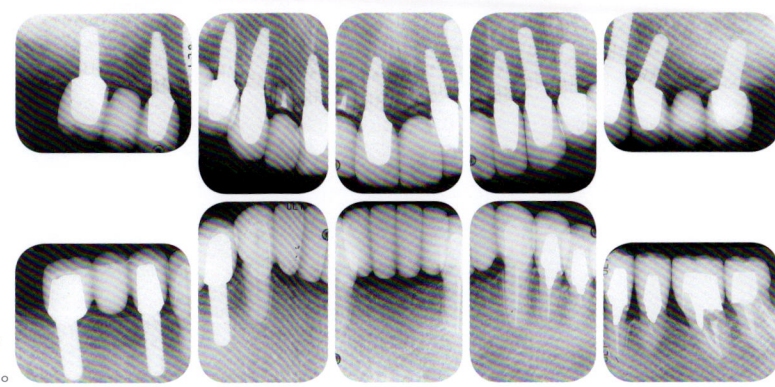

症例2-f　術後のデンタルX線写真10枚法。2|の根尖不透過像は挺出後の骨硬化が完成していない。

総合的歯科治療の実践（図4〜8）

図4①〜③　咬合の崩壊、各歯の根尖病変、前歯部歯槽骨の吸収などさまざまな問題を抱えている。

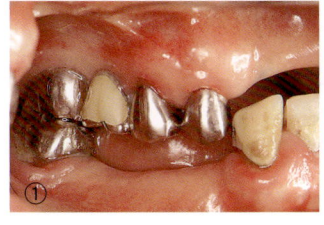

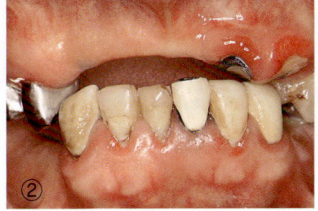

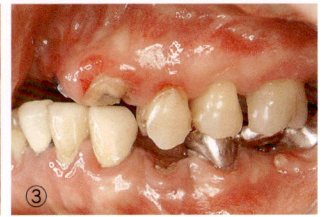

イナスフロアエレベーション同時埋入法、下顎臼歯部；埋入同時GBR)をすすめる。最終補綴としては、上下顎とも固定性の補綴とする。

　治療経過は、初診時よりもある程度咬合挙上した状態でのSet up modelを作製し、First provisionalを準備しておく(症例2-c)。まず、右下臼歯部のインプラント埋入およびGBRを施術、同時にテンポラリーインプラントを植立しFirst provisionalをセットした。次に上顎左右同時サイナスフロアエレベーション＋インプラント埋入を施術し、それと同時に植立したテンポラリーインプラントにオーバーデンチャータイプの First provisional をセットした。この時点で、患者の観点からは、機能性・快適性・審美性を獲得したことになる。次に、インプラントを埋入した臼歯部の付着歯肉を増すためにFGGを施術した(症例2-d)。その後、上顎臼歯部に埋入したインプラントの免荷治癒期間後に、First provisional をブ

リッジタイプに交換し、最後に上顎前歯部へのインプラント埋入となる。その際、審美領域に関してはインプラントとポンティックの隣接関係にし、歯間乳頭の形成に努めた[1]。前歯部にもプロビジョナルを追補したが、正中の不一致および左右の犬歯関係が不安定である。そこで、口腔周囲筋のストレッチと咬合調整を繰り返し、最終補綴物に移行していく。治療当初からトランジショナルインプラントを用いて、患者のQOLを早期に獲得し、最終的なエンドポイントまで機能・審美・快適な状態を維持しながら治療を終えることができた(症例2-e、f)。

総合的歯科治療の実践

　総合治療の実践とインプラント治療についてまとめてみると次のようになる。まず、インプラント介入のタイミングは長所、短所を踏まえ総合的な治療戦略に基づい

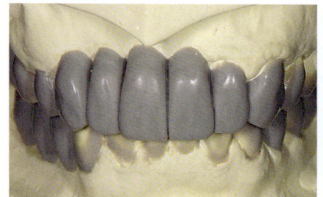

シンポジウム「日本のインプラント教育におけるスタディグループの役割」

図5-a　診断用 Wax up。

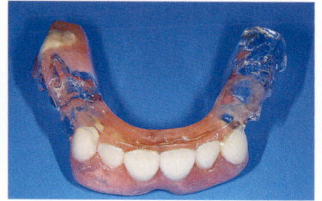

図5-b　スプリント治療により咬合高径の挙上と顎位の模索を行う。

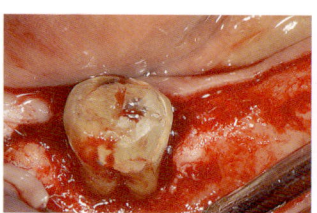

図5-c　7┘には再生療法を同時に行った。

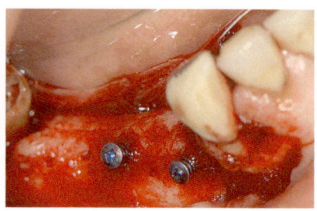

図5-d　GBR 時。テンティングピンによりスペースの確保を行った。

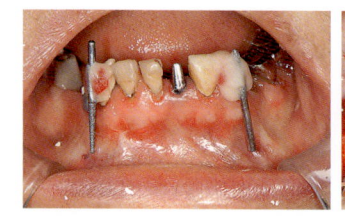

図5-e　インプラント矯正時にミニインプラントの埋入位置を指示。

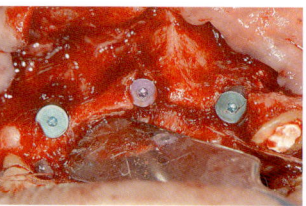

図5-f　REO＋GBR を適応。

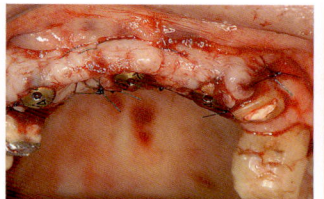

図5-g　二次手術時に CTG を同時に行った。

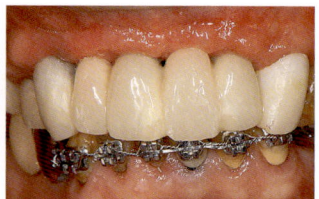

図5-h　プロビジョナルレストレーション。

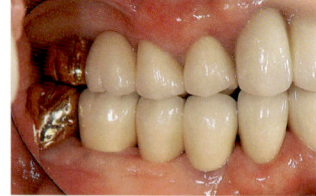

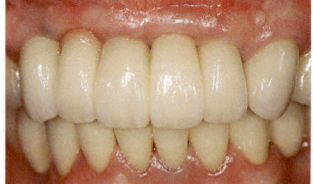

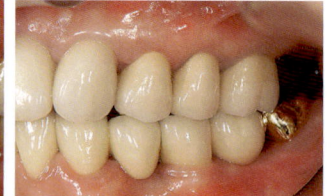

図6　最終補綴物装着時。

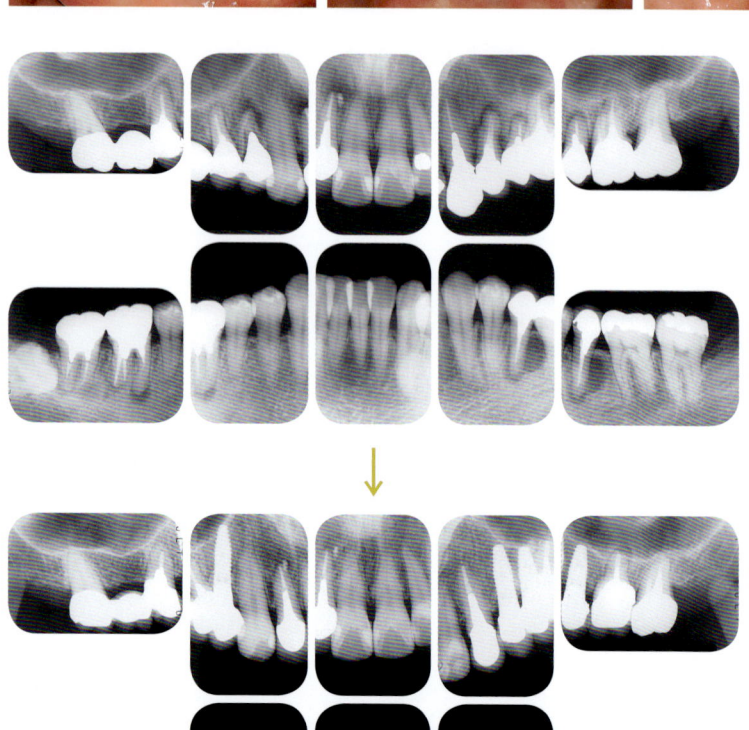

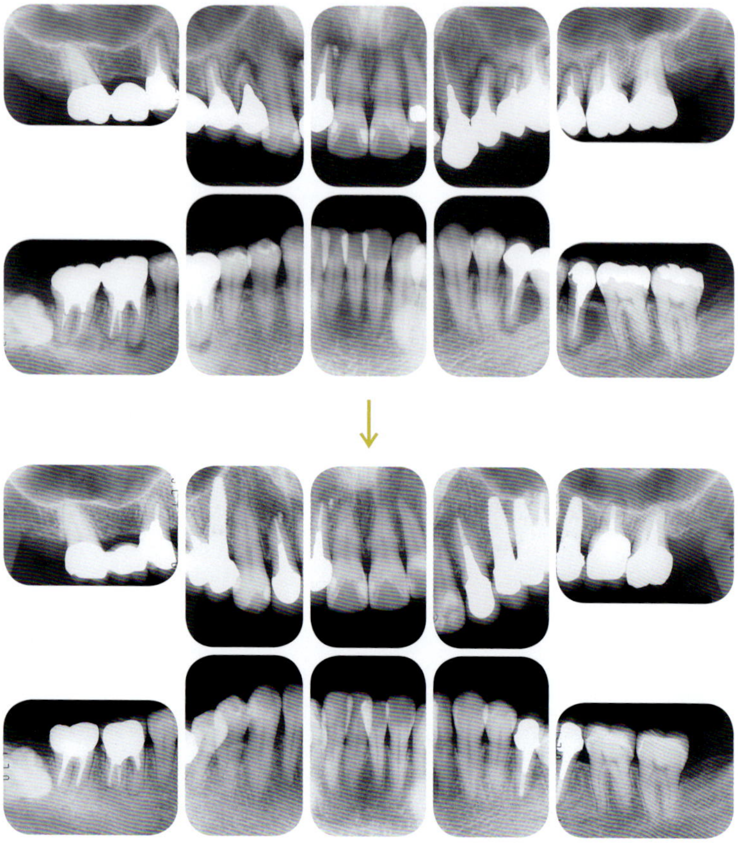

図7　インプラント治療のみならず感染根管処置、補綴処置などの基本的な歯科治療を充実させる必要がある（上：治療前、下：治療後）。

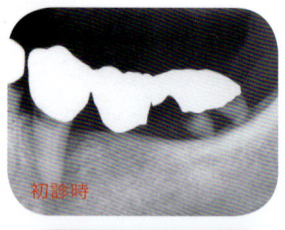

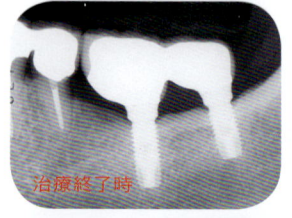

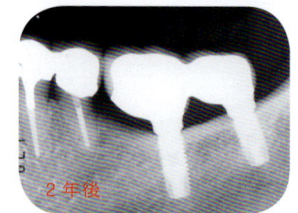

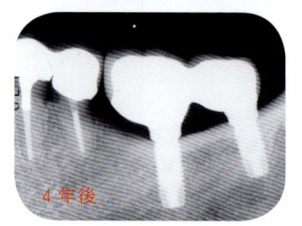

図8　天然歯の可及的保存に努めたケース。

表4　歯科治療全般についての項目

総合的な視点からのアプローチを行う（図5、6）	それぞれの領域で及第点を達成する	インプラントを有効活用する	中長期的観点から天然歯の可及的保存に努める（図8）	治療の効率化を図るとともに患者のQOLに配慮する
診断用ワックスアップ、スプリント治療、再生療法、GBR、インプラント矯正、REO＋GBR、二次手術、プロビジョナル、最終補綴物へ展開	インプラント治療のみならず感染根管処置、補綴処置などの基本的な歯科治療においても、ある程度の高いレベルを維持する（図7）		歯周治療の体系化を基盤とする	咬合機能の回復	つねに自身の最高レベルを上げながら平均値をあげる

表5　日本のインプラント教育に…

教育	知識と理解、自立と自律
研鑽	質の向上、反省と改良
情報交換	新しい技術とマテリアル、ネガティブな情報
チェック機構	クオリティーコントロール

て行わなければならない。そし
ジショナルインプラントを活用
ト介入のタイミングを調整する
に、トランジショナルインプラ
トの活用は、治療の効率化や患
役立つと言える（表4）。

まとめ

今回、各スタディーグループで
本のインプラント教育における
割を表5に示す。スタディーグル
多くのメンバーに対し歯科治療の
歯科医師自身の自立と医師たるべ

メンバーどうしの関係は、歯科治療の質の向上
お互いの反省と改良を図ることのできる〈研鑽〉が
る。そしてグループ内での〈情報交換〉をし、新
行やマテリアルを手に入れることができる環境も
える。そのようなさまざまな〈チェック機構〉を
クオリティーコントロールが随時にまた永続的
せることがスタディーグループの役割となる。

今回の発表にあたり、北九州歯学研究会会員で
J会長の上田秀朗先生、ならびに北九州歯学研
各位、JUC（Japan United Colleagues）会員各位
し上げ、九州グループとしての発表といたしま

参考文献
1．Salama H, Salama MA, Garber D, ... Pract Periodontics Aesthet Dent 1998；10(9)：
   mal height of bone：a guidepost ... 141.
   strategies and soft tissue contours ...

JIADS (The Japan Institute for Advanced Dental Studies)

アドバンスケースに対する新しい包括治療の挑戦
DentoFacial Analysis and New Inter Disciplinary Therapy

佐分利清信（さぶり歯科）

岩田光弘（さくらデンタルクリニック）

小野晴彦（おの歯科医院）

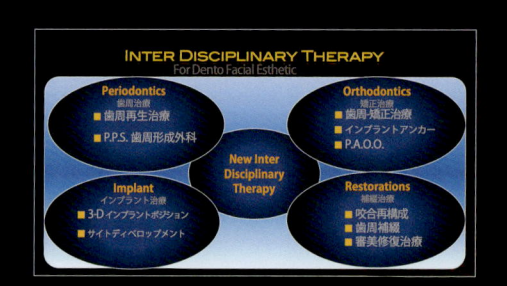

はじめに

インプラントに限らず、歯科治療全般の目標は、審美・機能の改善、治療結果の永続性を達成することである。JIADSでは長年歯周治療を基盤として、インプラント治療、補綴処置、歯周-矯正などの総合臨床を通じ、審美・機能、永続性の向上を目指す歯科医療を継続して実践してきた。特に重度歯周疾患をともなう症例では、保存不可能な歯が存在したり、すでに欠損歯列であり補綴処置が必要となる場合が多く、さらに歯の位置異常、顎関節機能異常、骨格異常などの複雑な問題に遭遇することも多い[1]。このようなアドバンスケースに対しては、特別な診査・診断および治療計画の立案が必要となる場合があり、広い観点から特別な基準を用いて安全・確実な治療を進めることが肝要である。

顔貌と調和した審美を追求するインプラント治療

1. デントフェイシャルの広い視点からのインプラント治療

Dr. Richard D Roblee はデントフェイシャルを構成する基本構成要素を図1のように分類し、それぞれの三次元的位置、形態の相互関係を分析することの重要性を述べている[2]。これは顔貌および頭蓋全体に対するそれぞれの要素に関する構造の診かたをわれわれに提供してくれたと思われる。これに適正なインプラント埋入ポジションという要素を加えることで、デントフェイシャルを構成するすべての要素を網羅する分析ができると考える。

2. 矯正学的セファロ分析の応用

デントフェイシャルを分析するためには、矯正学的セファロ分析の応用が有効である。それは矯正治療を行うためだけでなく、われわれが扱うインプラントを含む全顎治療を行ううえで、審美性・機能性の診断および治療計画立案に対しても有効になると考える（図2）。

一般歯科医にとって、セファロ分析を診断に応用することは難解で困難と言われている。そこで、筆者らは独自にセファロ分析を簡略化し、必要最低限の分析項目を選択し、全顎治療にも応用できるように「シンプリファイドアナリシス」（Ver. 2）（図3）を考案し、比較的単純にデントフェイシャルの分析ができる方法を提案したい。それはまず、垂直方向の骨格異常の分析、フェイシャルパターンが正常か否かを、1の下顎下縁平面角を用いて

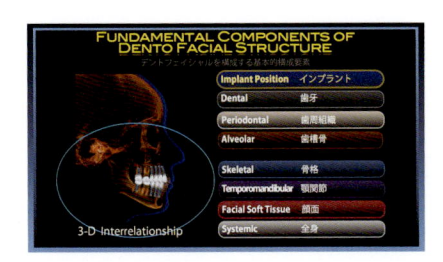

図1　Dr. Robleeは、デントフェイシャルを構成する基本構成要素をこの図のように分類している。これに3Dインプラント埋入位置を加えることで、すべてを網羅する分析ができる。

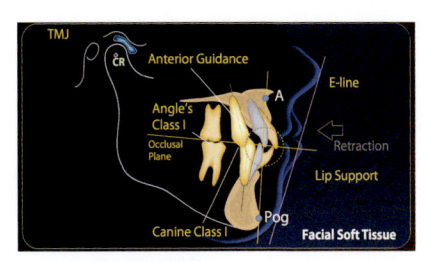

図2　セファロ分析は、審美と機能に密接な関係がある形態と、三次元的位置関係のバランスを分析し、治療方針を決定することが重要である。マクマナラインはN点を通りFH平面に直交するラインである。

図3　A：No 1は垂直的骨格異常の分析、B：No 2は顔面軟組織の審美性の分析、C：No 2、3は矢状面における骨格異常、上顎骨、下顎骨の前後的位置の分析、D：No 5、6は上下前歯の前後的位置の分析である。

硬・軟組織のマネージメントとインプラントを用いて全顎的な補綴処置を行った症例（症例1-a～f）

患者年齢および性別：37歳、男性　　　主訴：歯周病の治療

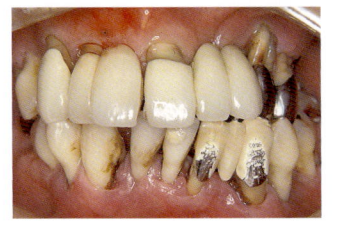

症例1-a　初診時の正面観。

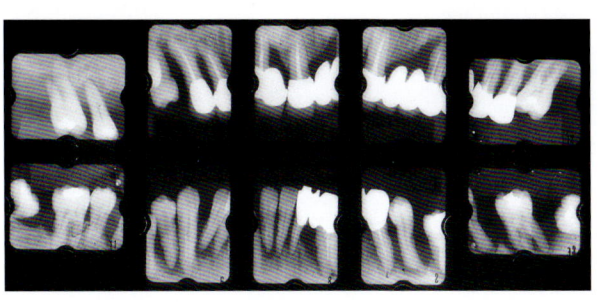

症例1-b　術前のデンタルX線10枚法所見。全顎的に重度の歯周炎にてほとんどすべての残存歯が保存不可能であった。

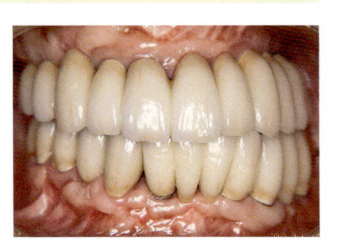

症例1-c　2003年2月、さまざまなサイトディベロップメントと多数のインプラントを用いて、最終修復物を装着した。

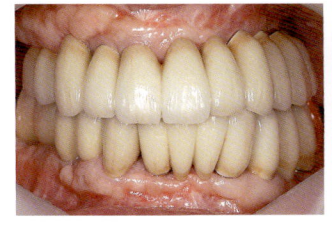

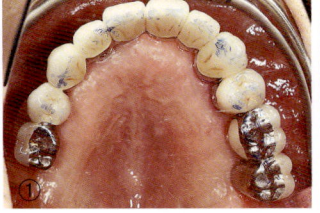

症例1-d　9年経過したメインテナンス時の正面観。

症例1-e①、②　9年経過した同症例の咬合面観と咬合接触状態。長期間経過したが咬合機能は安定していると思われる。

症例1-f　メインテナンス時のパノラマX線画像。

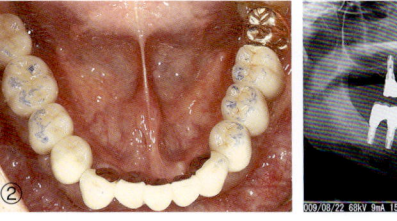

分析する。次に顔面軟組織の審美性分析のため、2のEラインを用い下口唇突出度を計測する。3番目に矢状面における骨格異常、骨格性Ⅱ級、Ⅲ級傾向を分析するためマクナマラインを用い、A点とポゴニオンまでの水平距離を計測し、上顎骨、下顎骨の前後的位置を分析する。

最後に、上下前歯部の前後的位置を分析するために、A-Poライン(A-Pog)から上下前歯切端までの距離を計測し、治療前の上下前歯の位置と治療目標を分析する[3]。以上4つのファクター(A～D)で6項目の分析を行うことで、デントフェイシャルの問題の概略の分析と、治療目標の設定に非常に有効であると考える。

症例1

1996年6月に37歳男性の患者が、歯周病の治療希望を主訴に当医院を初診で来院された。診査の結果、全顎的重度歯周炎で、ほとんどすべての残存歯が保存不可能であり、抜歯後に積極的な硬・軟組織マネージメントを行い、多数のインプラントを用いて全顎的な補綴処置を行った。その後、定期的なメインテナンスを根気強く継続していただき、最終補綴物装着後9年間経過したが、若干の修正治療はしたものの、再評価で安定した予後と咬合機能の安定を確認することができた。

シンポジウム「日本のインプラント教育におけるスタディグループの役割」

セファロ分析に基づくインプラント埋入ポジションを考察し、咬合再構成を行った症例（症例2-a～f）

患者年齢および性別：49歳、女性　　　　主訴：審美性改善、固定制補綴希望

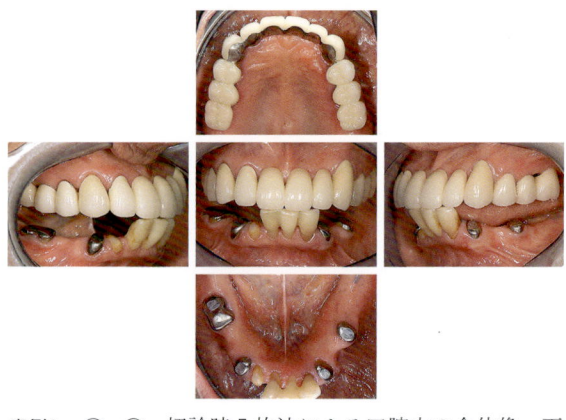

症例2-a①〜⑤　初診時5枚法による口腔内の全体像。下顎臼歯部はオーバーレイデンチャーが装着されていた。

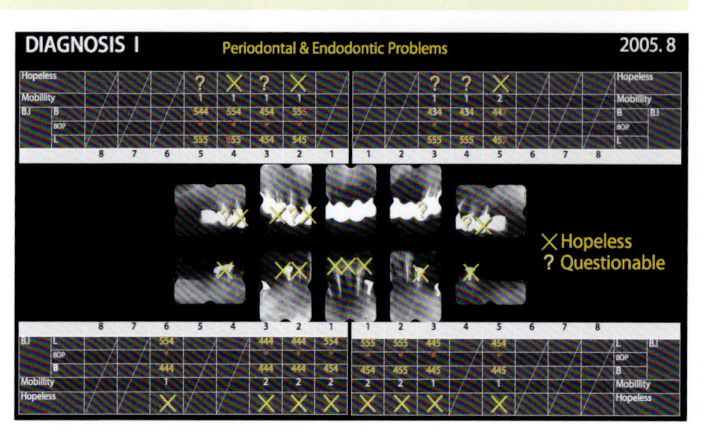

症例2-b　初診時デンタルX線10枚法所見とペリオチャート。×印をホープレスと診断した。

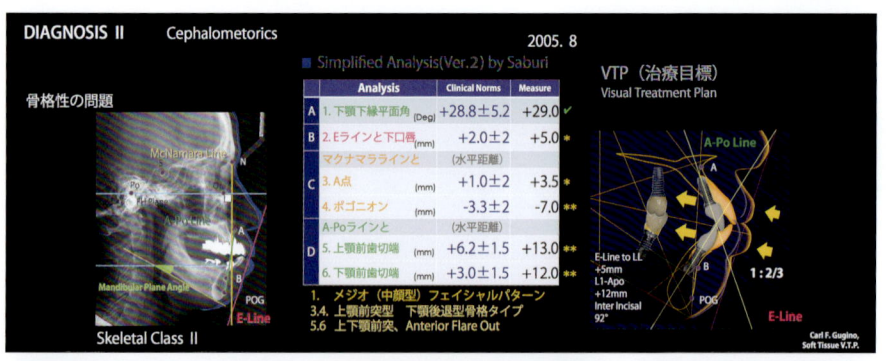

症例2-c　単純化したセファロ分析を行うと、前後的に上顎前方型、下顎後退型の骨格異常（骨格性II級）、上下前歯部は著名に上下顎前突であり、上下とも前歯部を大きくリトラクションする必要があり、その位置を治療目標としたインプラント埋入ポジションを考慮する必要性が示唆された。

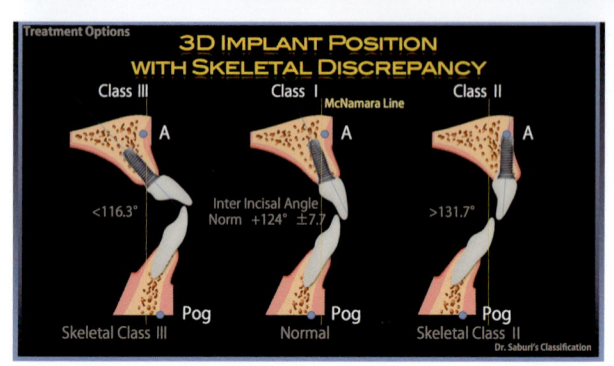

図4　前歯部のインプラント埋入ポジションは、骨格性II〜III級の場合、インプラント埋入方向はこのように意図的に変更を要することを考慮しなければならない。

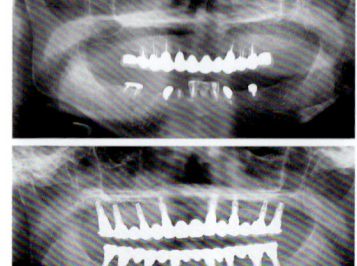

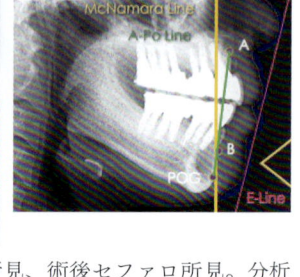

症例2-d　術前術後パノラマX線所見、術後セファロ所見。分析結果よりデントフェイシャルの問題は改善された。またマクナマラインとPog点により矢状面における水平的下顎位が術前より4.5mm前方への移動が確認された。これは、咬合学的に中心咬合位を考察するうえで、非常に興味深い所見と思われる。

症例2

49歳、女性の患者が「審美性改善、固定性補綴希望」を主訴に、2005年8月に当医院を初診で来院した。

前歯部インプラント埋入ポジションについては、これまでさまざまな考察が行われ、今日ではほぼコンセンサスが得られるようになってきた（図4）。しかし、上下歯列の対向関係の不正や、骨格異常をともなう場合のインプラント埋入ポジションについてはいまだ不明な点も多く、骨格性II・III級の場合、オープンバイト、ディープバイトの場合などのさらなる埋入方向、位置に関する検討が必要となってくるであろう[4,5]。

症例2-e 術後5年経過後、メインテナンス時の正面観。患者には治療結果に非常に満足していただいた。

症例2-f メインテナンス5年経過の咬合面観と咬合接触状態の所見。咬合機能の安定性も何とか長期間維持できることが確認された。

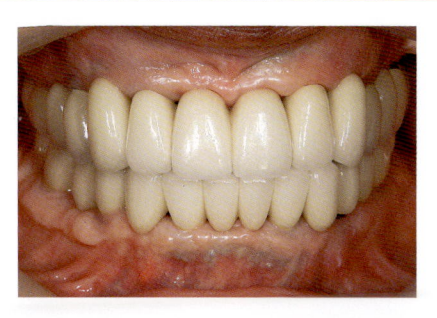

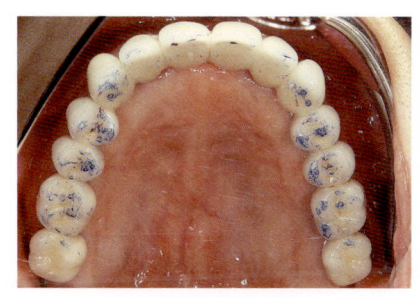

インプラント・矯正治療および全顎的補綴治療を行い、咬合再構成した症例（症例3-a〜x）

患者年齢および性別：54歳、女性　　　　　　　主訴：歯周病治療希望

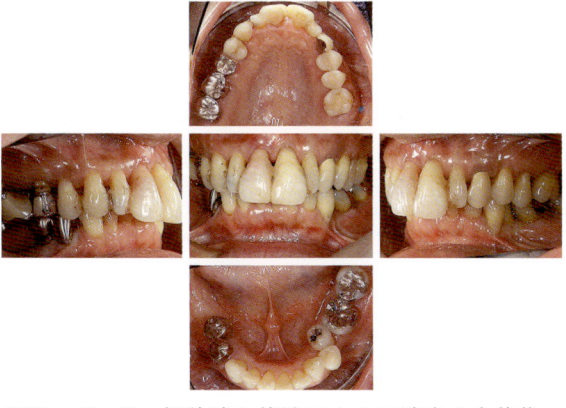

症例3-a①〜⑤ 初診時5枚法による口腔内の全体像。7 6|、|7 欠損、前歯部ディープオーバーバイト、シビアな骨格性Ⅱ級の不正咬合が併発し、非常に治療難易度が高いことが予測された。

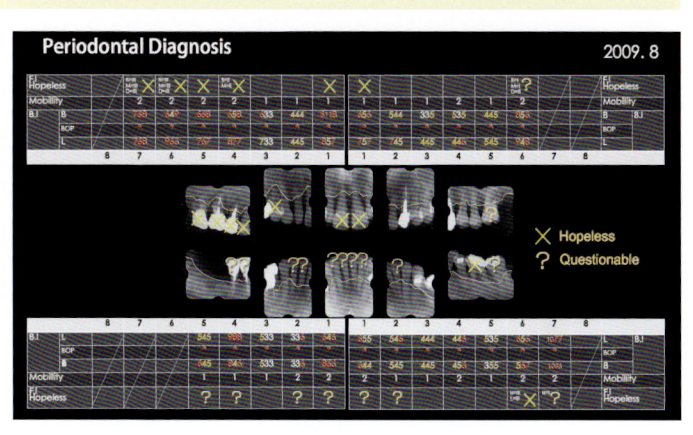

症例3-b 初診時デンタルX線10枚法所見とペリオチャート。全顎的に重度歯周炎で、すべての残存歯が深い歯周ポケットと高度な歯槽骨吸収を起こし、ほとんどの歯が保存困難な状態であった。

新しい咬合再構成治療

　インプラント治療は、外科的テクニックが注目される傾向もあるが、最終的には上部構造を製作し、補綴治療によって動的治療を完了する。特に多数歯欠損症例に対するインプラント治療では必然的に全顎的な補綴治療となり、多くの場合、咬合の再構成を扱うことになる。したがってインプラント治療を行うわれわれは、補綴治療、咬合治療に精通している必要があり、さらに咬合の再構成に対する高い知識と技術が要求される。最近では全顎補綴治療の診断にセファロ分析を応用する試みが報告されるようになってきた[6〜8]。咬合・咀嚼機能と形態およびデントフェイシャルの構造は密接な関係があり、セファロ分析の応用は上・下歯列と上・下顎骨の位置の相互関係、顎顔面に対するバランスを分析することで、咬合関係を理想に近づけるための有効な基準、治療方針決定の道標となると思われる。

症例3

　54歳、女性の患者が「歯周病治療希望」を主訴に、知人の歯科医の紹介で、2009年に当医院を初診で来院された。診査の結果、全顎的に重度歯周炎であり、多数のホープレスな歯を抜歯し、積極的にサイトディベロップメントを行ったうえでインプラント治療を行い、残存歯は歯周再生治療を含む徹底的な歯周治療を行い、また骨格性Ⅱ級咬合に対し、矯正治療も併用し不正咬合を改善した。最終的には全顎的補綴治療を行い、咬合再構成を行った症例を紹介する。

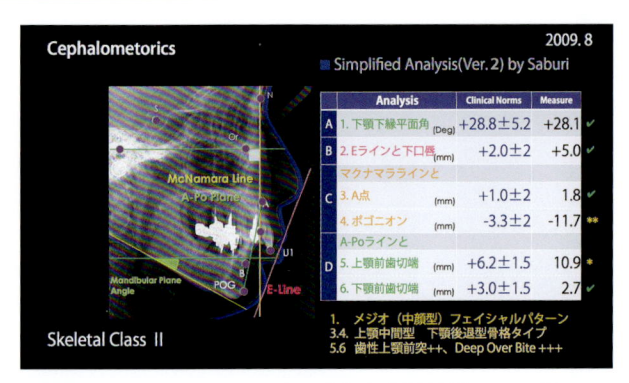

症例3-c　セファロレントゲン画像と分析結果。シンプリファイドアナリシスの結果、垂直性の骨格異常はないが、下顎後退型のシビアな骨格性Ⅱ級咬合、またA-Poラインから上顎前歯部は前突し、過蓋咬合の所見が認められた。

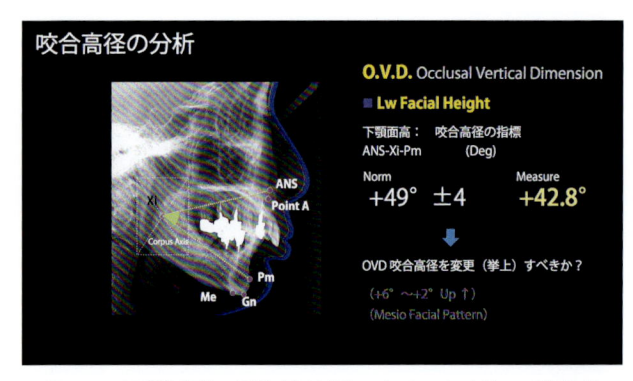

症例3-d　下顔面高の平均値が49°であるのに対し、当患者の初診時の計測値は42.8°であった。フェイシャルパターンはメジオタイプであるので、咬合高径の変更は可能であり、咬合高径の挙上の必要性が示唆された。

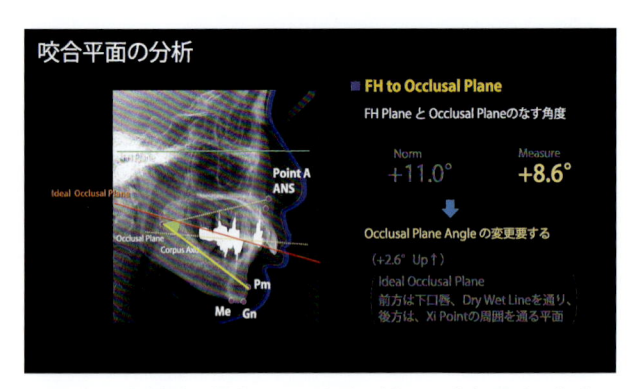

症例3-e　中顔型の場合、FH平面に対する咬合平面の角度の平均値が11.0°に対し8.6°であり、咬合平面を変更すべきことが示唆された。またリケッツ分析では咬合平面は、前方は下口唇のDry Wet Lineを通り、後方はXiポイント周辺を通る平面であり、この指標も参考に治療目標を設定することができる。

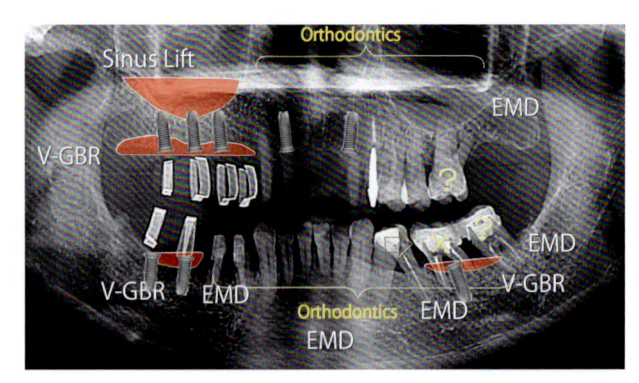

症例3-f　歯周初期治療終了後、この図のような歯周治療（エムドゲインを用いた歯周再生治療）、インプラント治療、矯正歯科治療、全顎補綴治療（咬合再構成）を含む包括治療の治療計画を立案した。

　咬合の3要素（咬合再構成の決定要素）とは、

1．終末下顎位 C.O. (Centric Occlusion)
2．咬合高径 O.V.D. (Occlusal Vertical Dimension)
3．咬合平面 O.P. (Occlusal Plane)

と言うことができる。

　咬合の再構成を行う際に、セファロ分析は、咬合の3要素である咬合高径および咬合平面の傾斜度の分析、治療目標の設定にも応用することができる。

　水平的終末下顎位については、セファロ分析だけで直接評価することはできないが、シンプリファイドアナリシスC、No4のマクナマラライン対するPogまでの水平的距離を計測し、下顎位として術前と術後の数値の差を評価することで下顎位の変化を診断することが可能となる。

　補綴学的な咬合高径の分析は、Lower Facial Heigtの計測値が参考になる。そのほかの分析項目も存在するが、平均値と比較してその他の条件も勘案し、咬合高径を変更すべきか否かを考察する参考値となる。咬合平面については、補綴と矯正学的咬合平面の設定法が異なるなどの問題はあるが（リッケッツ分析では下顎第一大臼歯および小臼歯、犬歯の咬合の中点を結ぶ直線を咬合平面とする）、セファロ分析ではFH平面に対する咬合平面の角度（ドリコ、ブラッキオタイプでは異なる）と、下顎骨体軸に対する角度の計測法が存在し、これらの分析値を参考に、術前の咬合平面を変更すべきか否か、またいかに変更するかを検討するための参考基準となる[3]。

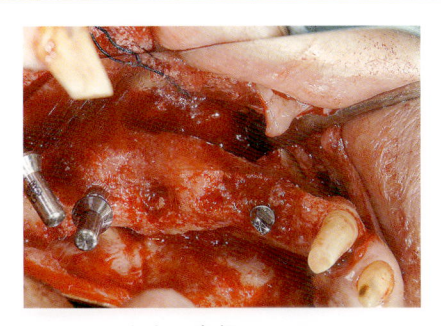

症例3-g 右上臼歯部はサイナスリフトと同時に7̲6̲4̲部にインプラントを埋入した。

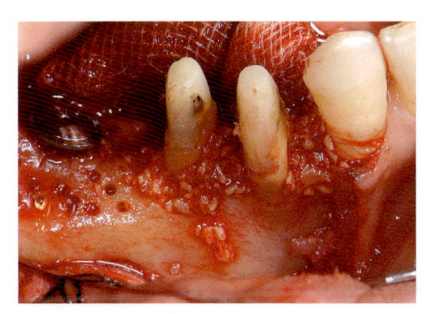

症例3-h 右下臼歯部は7̲6̲部にインプラント埋入、5̲4̲部はEMDと骨移植材料を用いて歯周再生治療を行った。

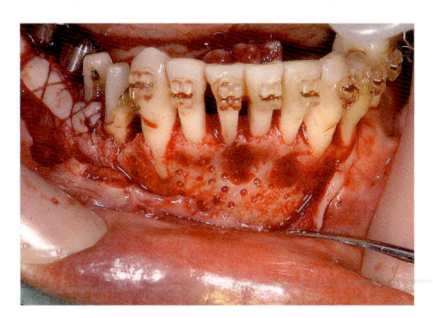

症例3-i 下顎前歯部は歯周再生治療が必要であり、また矯正治療も必要であった。そこでフラップ手術を行う際に、EMDを用いた歯周再生治療と、歯槽骨のデコルチケーションを併用し、同時にP.A.O.O.のメカニズムを応用する特殊なテクニックを採用した。

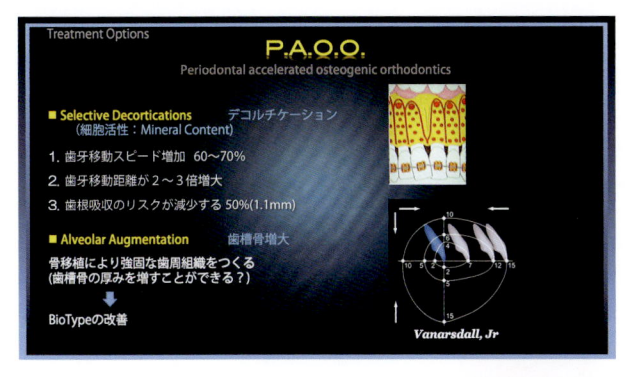

図5 P.A.O.O.は外科併用矯正の範疇であり、デコルチケーションにより急速矯正を行うことができるだけでなく、移動距離が大幅に増大する。さらに骨移植により術後の骨幅を増大させることができるなどの特徴がある[9]。

症例3-j｜症例3-k

症例3-j 矯正治療については矯正用ミニスクリューをアンカーに用い、上顎のプロビジョナルブリッジ全体の遠心移動にチャレンジした。

症例3-k 右上臼歯部のインプラント二次手術後は、そのインプラントをアンカーに用いて矯正治療を継続した。

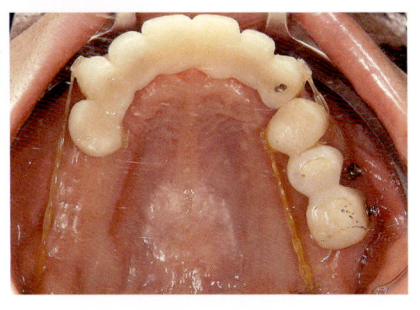

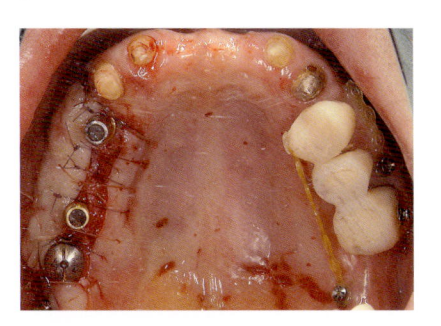

症例3-l①〜③ 上顎前歯部はⅡ級の骨格異常があり、ホープレスの2̲|2̲を抜歯、補綴的にプロビジョナルブリッジのポンティックとすることでオーバージェットの改善を行った。

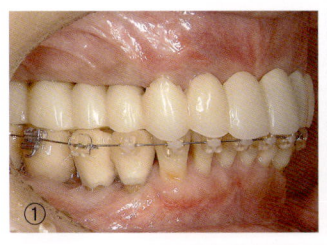

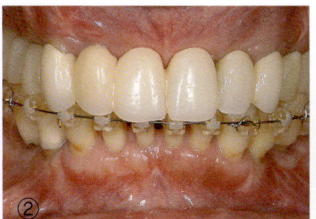

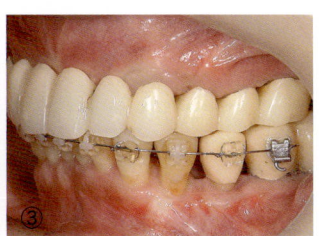

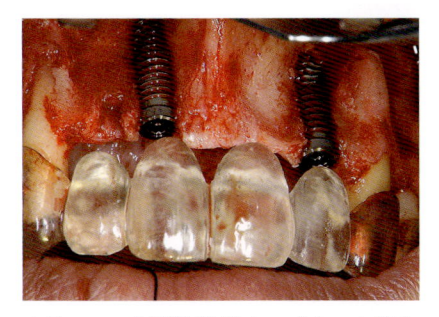

症例3-m 上顎前歯部インプラント埋入手術時の所見。唇舌的な歯槽骨幅が非常に薄く、1̲|2̲部に直径4mm長さ11.5mmのインプラントを慎重に埋入し、初期固定をぎりぎり得ることができた。

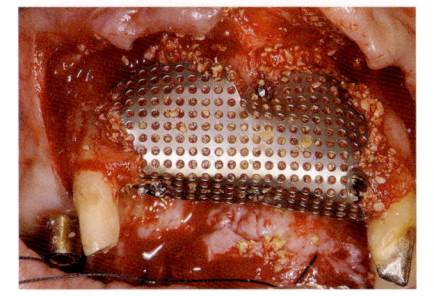

症例3-n 骨移植材料とチタンメッシュ、固定用チタンスクリューを用いて同時に大規模なGBR法を行った。

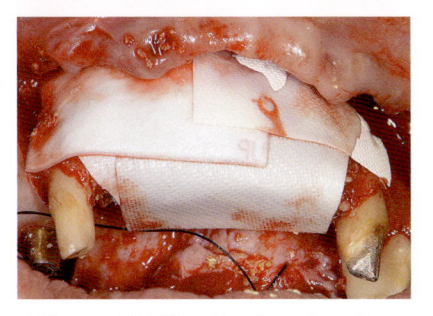

症例3-o 吸収性コラーゲンメンブレンを設置して減張切開を行い、フラップを閉鎖した。

シンポジウム「日本のインプラント教育におけるスタディグループの役割」

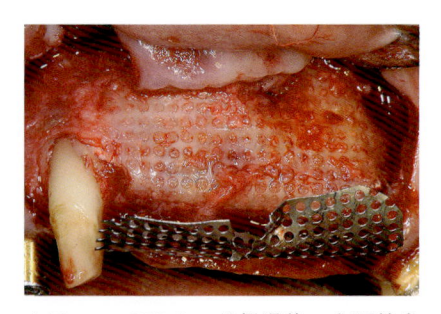

症例3-p　GBR 8ヵ月経過後、上顎前歯部のインプラント二次手術を行った。インプラント周囲には、チタンメッシュを除去すると骨様組織で満たされていた。

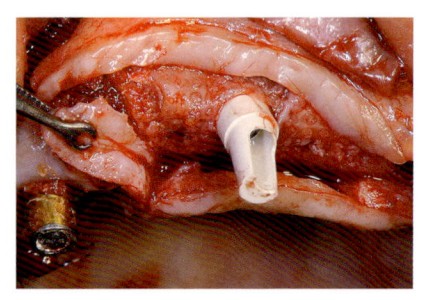

症例3-q　二次手術と同時に、唇側にはCTGと口蓋側より有茎回転フラップを形成し、軟組織によるインプラント周囲のサイトディベロップメントを行った。

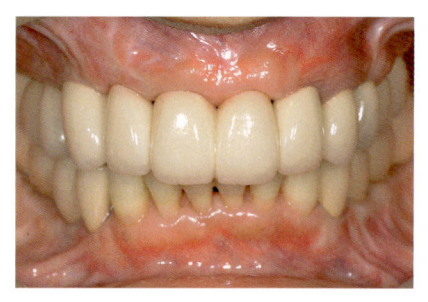

症例3-r　矯正治療を終了し、プロビジョナルレストレーションによる試行錯誤法により咬合の再構成を行い、最終修復物装着時の正面観。

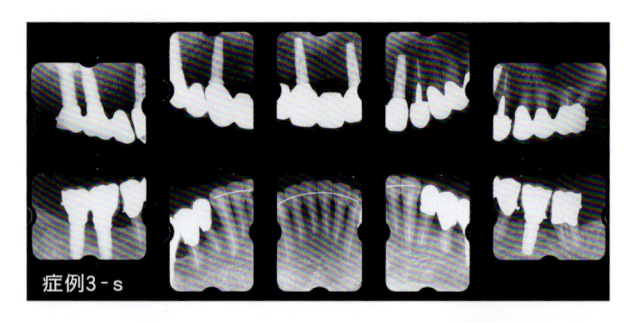

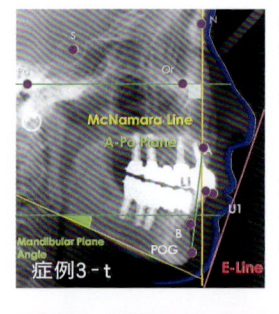

症例3-s　術直後のデンタルX線10枚法所見。

症例3-t　水平的下顎位は、マクナマラPogが術前−11.7mm→−8.2mmと前方へ変化した。咬合高径はLow Facial Heightが術前42.8°→41.2°に変化し、咬合平面傾斜角 Occlusal Plane to FH は術前8.6°→14.2°へ変化し、より理想的な数値に近づいた。

	Analysis	Clinical Norms	Before	After
A	1. 下顎下縁平面角 (Deg)	+28.8±5.2	+28.1	+26.7
B	2. Eラインと下口唇 (mm)	+2.0±2	+5.0	+2.1
	マクナマララインと	(水平距離)		
C	3. A点 (mm)	+1.0±2	1.8	0.8
	4. ポゴニオン (mm)	-3.3±2	-11.7	-8.2
	A-Poラインと	(水平距離)		
D	5. 上顎前歯切端 (mm)	+6.2±1.5	10.9	6
	6. 下顎前歯切端 (mm)	+3.0±1.5	2.7	2.7

症例3-u　術前術後のセファロ分析の結果。咬合の再構成により、Pogが術前より3.5mm前方に移動し、下顎位の変化が確認できた。

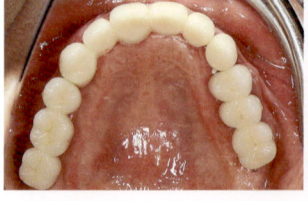

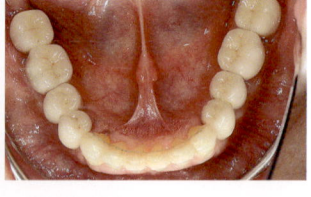

症例3-v　術後の最終修復物装着時の上下咬合面観。スピーの湾曲およびウィルソンの湾曲を咬合面に付与した。

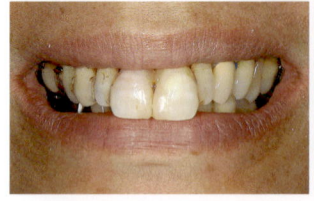

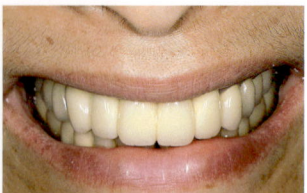

症例3-w　術前と術後のスマイル所見の比較。スマイルラインも口唇と調和した審美性を達成でき、患者には大変満足していただいた。

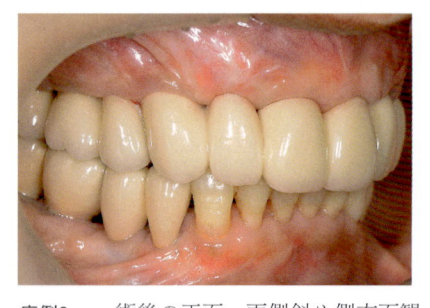

症例3-x　術後の正面、両側斜め側方面観。

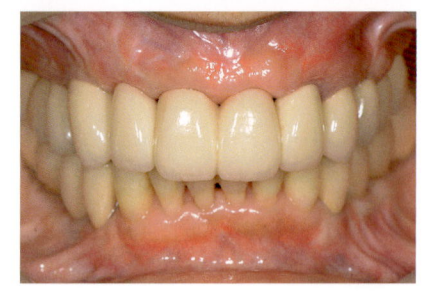

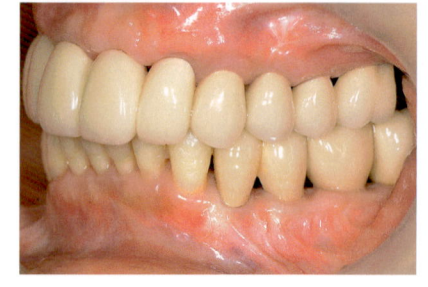

　本症例は、基本的に積極的な歯周治療を行うことにより残存歯の歯周組織の健康を目指しながら、インプラント治療に対しては硬・軟組織のマネージメント（サイトディベロップメント）を行い、矯正治療によりスペースマネージメントを行い、さらにデントフェイシャルの構造を可及的に改変し、最終的には補綴的なアプローチによって審美修復、咬合の再構成を試み、顔面軟組織の審美性までを改善することができた。

　治療目標は審美性、機能性の改善、治療結果の安定性・継続性の達成であり、長期的なメインテナンスの継続により、この患者の長期的維持・安定を目指すことが今後の重要課題となる。

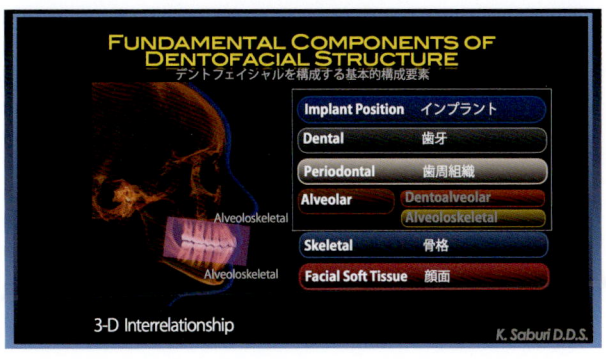

図6 われわれ歯科医師がチャレンジできるエリア。新しい包括歯科治療を最大限活用することによって可及的にデントフェイシャルの構造を改善する。

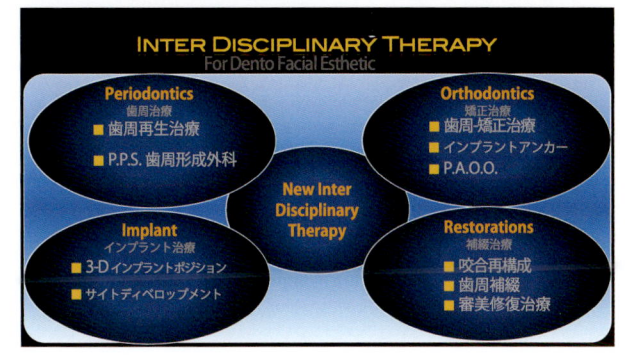

図7 JIADSの提唱する新たなインターディシプリナリーセラピー。

まとめ

骨格と歯槽骨の境界を含むエリア(Alveoloskeletal)をわれわれが扱う「治療可能な限界域」とみなし、包括歯科治療の専門的な治療オプション、特に矯正治療を有効活用し歯槽骨のリモデリングや、最大限の骨組織、軟組織のオグメンテーションのテクニックを用いることで、このエリアの三次元的な位置関係や構造を改善することが可能となり、デントフェイシャルの構造を可及的に改変し、トータルでダイナミックに審美と機能を改善できる可能性が高まってきた[10]（図6）。

われわれJIADSの提唱する新たなインターディシプリナリーセラピーとは、歯周治療、矯正治療、インプラント、補綴処置の特殊な治療オプションを効果的に組み合せてそれぞれの複雑な問題を抱える症例に適応することである。具体的には歯周治療として、歯周再生治療・歯周形成外科治療、矯正治療として、歯周‐矯正治療・インプラントアンカレッジ・P.A.O.O.などの外科併用矯正、インプラント治療としては補綴主導型の適切な3Dインプラントポジショニング・硬・軟組織のさまざまなサイトディベロップメントのテクニック、補綴学的には、咬合再構成の概念・歯周補綴・審美修復治療のテクニックなど、非常に広範囲で多岐にわたる治療のオプションを統合した包括歯科治療が要求される（図7）。このような複雑な治療システムは簡単ではないが、多彩な治療オプションを応用することでデントフェイシャルの改善、安定した咬合の確立までを目指せるようになってきた。

JIADSは新たなテーマとして、治療難易度の高い複雑な問題を抱える症例に対し、積極的な全顎治療を行う場合には究極の目標である「審美」「機能」「安定性と永続性」を追求するために、研鑽を重ね、さらに新しい取り組みにも挑戦し続けることを目指している。

参考文献

1. Robert Vanarsdall, Thomas Graber, Katherine Vig Orthodontics : Current Principles and Techniques. 4th edition, Chapter22～23 Mosby ; May 2, 2005
2. Roblee RD. Interdisciplinary dentofacial therapy (IDT) : a comprehensive approach. to Optimal Patient Care. Quintessence Pub, 1994.
3. 根津 浩，永田賢司，吉田恭彦，菊池 誠．歯科矯正学バイオプログレッシブ診断学．東京：ロッキーマウンテンモリタ，1984.
4. Grunder U, Gracis S, Capelli M. Influence of the 3-D bone-to-implant relationship on esthetics. Int J Periodontics Restorative Dent 2005 ; 25(2) : 113-119.
5. Salama H, Salama MA, Garber D, Adar P. The interproximal height of bone : a guidepost to predictable aesthetic strategies and soft tissue contours in anterior tooth replacement. Pract Periodontics Aesthet Dent 1998 ; 10(9) : 1131-1141.
6. Peter E. Dawson. Functional Occlusion : from TMJ to Smile Design. Chapter 44 咬合分析のための頭部Ｘ線規格写真分析 Using Chephalo, etrics for Occlusal Analysis. 東京：医歯薬出版，2010.
7. Kim YH. Overbite depth indicator with particular reference to anterior open-bite. Am J Orthod. 1974 ; 65(6) : 586-611.
8. Celar GA. Freudenthaler JW, Kubota M. Akimoto S, Sato S, Schneider B. Denture frame analysis : a comparison of Japanese and European values. Bulletin of Kanagawa Dental College. 1998 ; 26 : 8-14.
9. Wilcko MT, Wilcko WM, Omniewski KB, Bouguot J, Wilcko JM. The Periodontary "Accelerated Osteogenic Orthodontics" TM (PAOO) TM Technique : Efficient Space Closing With either Orthopedic or Orthodontic Forces The Journal of Implant & Advanced Clinical Dentistry. 2009 ; 1(1) : 45-63.
10. Roblee RD, Bolding SL, Landers JM. Surgically facilitated orthodontic therapy : a new tool for optimal interdisciplinary results. Compend Contin Educ Dent. 2009 ; 30(5) : 264-278.

おわりに

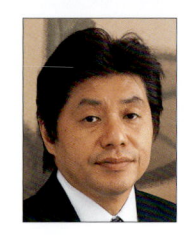

（五十音順）

副会長　鈴木真名

　今回のOJ総会は被災地である八戸にて開催されたが600名を超える会となった。これはOJだけの力ではなく岩手県歯科医師会、および八戸歯科医師会の協力によるものと理解し、この文面を借りて深く感謝の意を申し上げたい。

　今回のテーマは"未来への挑戦"であった。素晴らしい演者における講演を通し、各分野における限界治療を考察することができたと考えている。私見ではあるが、現在日本において吹き荒れているインプラント治療への逆風に対しこのような素晴らしい会の活動がまったく理解されていないことを残念に思う。同時にわれわれOJとしても、一般の方々へのご理解を得るための努力が必要なのかもしれないと素晴らしい講演を聞きながら感じた。

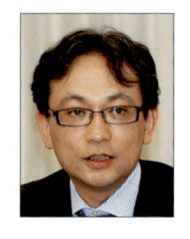

副会長　船登彰芳

　OJ発足11年目の昨年、東日本大震災復興支援を兼ねて、夏堀礼二会長のおひざ元の八戸で総会を執り行った。当初、危惧された参加人数も我々の予測を大きく上回り盛況な大会であったことは、これまでOJに携わってきた一人として誇らしく、そして感慨深いものがあった。今回のテーマは、これまで本会に貢献していただいたスタディグループの特徴的な症例を若手と指導者の先生方に供覧していただき、お互いの長所を共有する有意義なものであったと思う。本来スタディグループ間に垣根が存在すること自体、陳腐であり無意味なものであり、お互いが切磋琢磨するべきものであると思っている。これまで以上に多くのスタディグループの先生方がOJに参集していただくことを切に願う。

　最後にこの場を借りて、本大会の運営にご尽力いただいた夏堀会長と地元の有志の先生方に心からお礼申し上げたい。

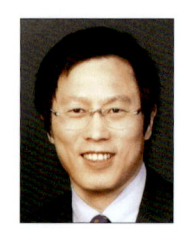

副会長　水上哲也

　青森の震災復興をかねた2012年の年次大会は盛会のうちに終了した。

　メインのテーマである"未来への挑戦"は従来の治療技術の水準を遥かに越えた歯の保存や適応症の飛躍的な拡大などが十分に示された。一方で若手の先生たちのレベルの高いプレゼンはインプラント治療の診療技術の向上と蓄積によるところが大きいが、それを支えているのはやはりスタディグループでの地道な研鑽であることを改めて認識できた。教育と学習、達成と検証、習熟と伝承、そして自立と自律などがキーワードだ。

　スタディグループの集合体とも言えるOJの次の目標は、インプラント治療に対するネガティブな潮流への逆襲になりそうだ。

THE NEW VALUE FRONTIER
KYOCERA

POIEX / HACEX

POI EX システム

HAコーティングと陽極酸化の2種類の表面処理

- **平均厚み20μmのHA皮膜**
  HAはインプラント母材表面の粗造面に対して、平均厚み20μmと非常に薄く溶射され、付着強度の向上が図られています。

- **安定したHAの組成**
  溶射されたアパタイトのCa／P比は1.66と理論値の1.67に極めて近い組成を実現しました。また、熱処理後の結晶は55％で、良質かつ安定しており、優れた生体親和性を有しています。

（POIファイナタイト　医療機器承認番号 20500BZZ00083000）
（POIファイナフィックス　医療機器承認番号 20300BZZ00313000）

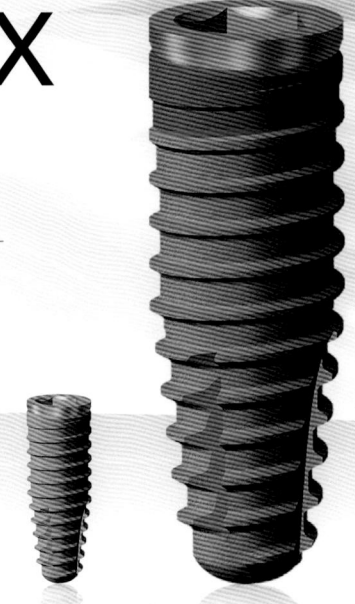

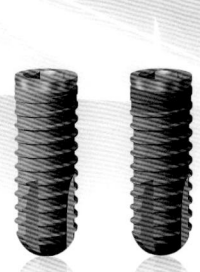

Taper Type　　　Straight Type

PreVista Uni-3D シリーズ
スリーディー

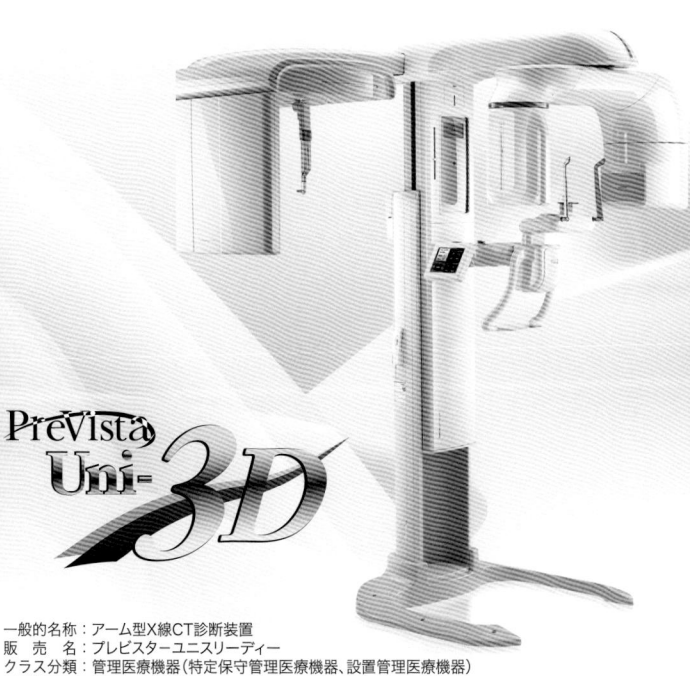

製品特徴

- CT撮影サイズ4種類
  (12cm×8.5cm)(8.5cm×8.5cm)(8cm×5cm)(5cm×5cm)
- 省スペース コンパクト設計
- ワンショットセファロ搭載
- パノラマCMOSエリアセンサー

製品ラインナップ

UNI-3D BASIC	パノラマ撮影モデル
UNI-3D BASIC OS	パノラマセファロ撮影モデル
UNI-3D 5X5	CT・パノラマ撮影モデル
UNI-3D 5X5OS	CT・パノラマ・セファロ撮影モデル
UNI-3D 8X5	CT・パノラマ撮影モデル
UNI-3D 8X5OS	CT・パノラマ・セファロ撮影モデル
*UNI-3D MULTI 8.5X8.5	CT・パノラマ撮影モデル
*UNI-3D MULTI 8.5X8.5OS	CT・パノラマ・セファロ撮影モデル
*UNI-3D MULTI 12X8.5	CT・パノラマ撮影モデル
*UNI-3D MULTI 12X8.5OS	CT・パノラマ・セファロ撮影モデル

＊マルチFOV機能……1台で複数のサイズのFOVが撮影可能です。
8.5×8.5 → (8.5cm×8.5cm、8cm×5cm、5cm×5cm)
12×8.5 → (12cm×8.5cm、8.5cm×8.5cm、8cm×5cm、5cm×5cm)

一般的名称：アーム型X線CT診断装置
販　売　名：プレビスタユニスリーディー
クラス分類：管理医療機器（特定保守管理医療機器、設置管理医療機器）
医療機器認証番号：221AABZX00124000

京セラメディカル株式会社　大阪市淀川区宮原3丁目3-31（上村ニッセイビル10F）〒532-0003

http://kyocera-md.jp/
京セラデンタルネット
www.kyocera-dental.com

東京事業所　東京都新宿区西新宿2丁目4-1（新宿NSビル10F）〒163-0810　Tel:03-5339-3627　Fax:03-3343-3096

札幌営業所　札幌市中央区北一条西3丁目3（札幌MNビル9F）〒060-0001
　　　　　　Tel:011-555-3288　Fax:011-281-6525

名古屋営業所　名古屋市東区葵3丁目15-31（住友生命千種ニュータワービル6F）〒461-0004
　　　　　　Tel:052-930-1480　Fax:052-938-1388

大阪営業所　大阪市淀川区宮原3丁目3-31（上村ニッセイビル8F）〒532-0003
　　　　　　Tel:06-6350-1007　Fax:06-6350-8157

岡山営業所　岡山市北区磨屋町10-16（あいおいニッセイ同和損保岡山ビル4F）〒700-0826
　　　　　　Tel:086-803-3625　Fax:086-225-2289

九州営業所　福岡市博多区博多駅東2丁目10-35（JT博多ビル7F）〒812-0013
　　　　　　Tel:092-452-8148　Fax:092-452-8177

「ワイド撮影モード」で、
大きな歯列にも対応できます。

パノラマ、CT、セファロと、オールインワンの機能がお求めやすい価格で新登場。
日常臨床から矯正領域まで、幅広い診査・診断が可能となりました。

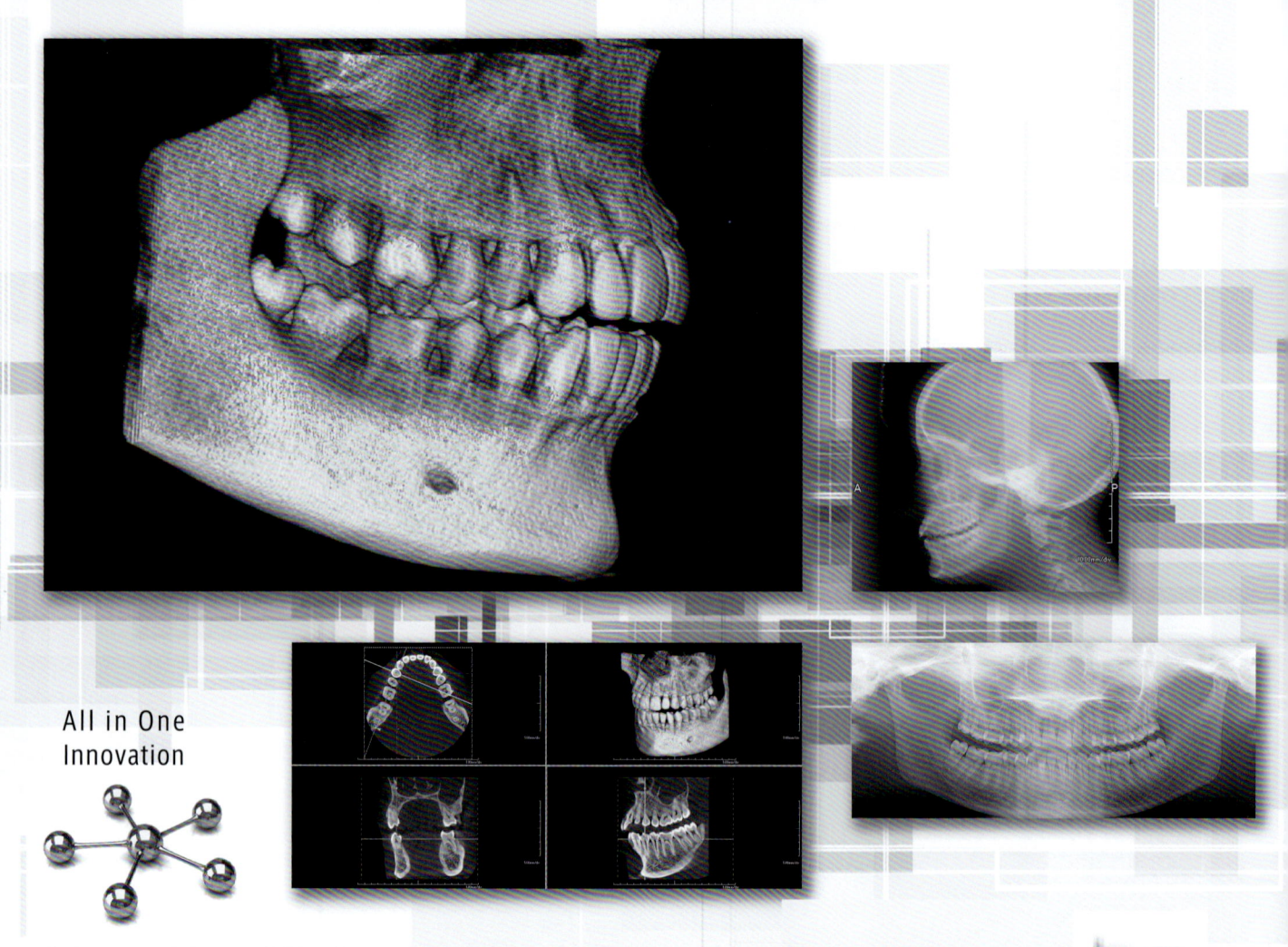

All in One
Innovation

1台でパノラマ・CT・セファロ※まで。
CTはライト・標準・高精細・ワイド、4種類の撮影モード。
症例や用途によって、多彩な画像が得られます。

※セファロはオプションです。

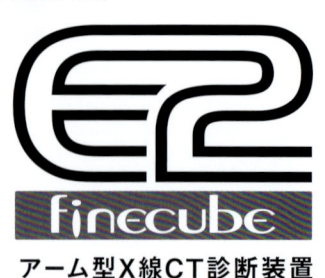

E2 finecube
アーム型X線CT診断装置

ファインキューブE2　2nd Evolution

ファインキューブのDNA、高画質・操作性の良さを引き継ぎ
第2の進化を遂げ、より身近になったファインキューブ。

●電気的定格 ◎電撃に対する保護の形式：クラスⅠ ◎電撃に対する保護の程度：B形装着部 ◎電圧：100VAC ◎相数：1Φ（単相）◎周波数：50Hz/60Hz ◎電源入力：1.5kVA ◎標準価格：22,500,000円（ファインキューブE2）25,000,000円（セファロ付）
●本体寸法・質量/ファインキューブE2 ◎寸法：H2,009mm×W1,235mm×D1,324mm ◎質量：260kg　ファインキューブE2（セファロ付）◎寸法：H2,009mm×W1,805mm×D1,324mm ◎質量：300kg
○一般的名称：アーム型X線CT診断装置、デジタル式歯科用パノラマ・断層撮影X線診断装置 ◎医療機器認証番号：224ACBZX00051000（管理医療機器）（特管 設置）◎製造販売元：(株)吉田製作所

発売元： 株式会社ヨシダ　〒110-8507 東京都台東区上野 7-6-9 TEL.03-3845-2931 （器材営業本部 インプラント部）

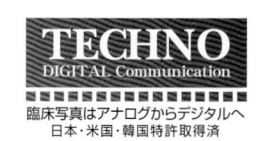

TECHNO
DIGITAL Communication
臨床写真はアナログからデジタルへ
日本・米国・韓国特許取得済

口腔内撮影のために開発されたソニックテクノのオリジナルシステム。
規格倍率目盛りを搭載したクリックレンズをはじめ、
歯科臨床に必要な機能を備えており、誰でも簡単に、
ハイクオリティーな規格写真の撮影が可能になります。

2013年1月 NEW!

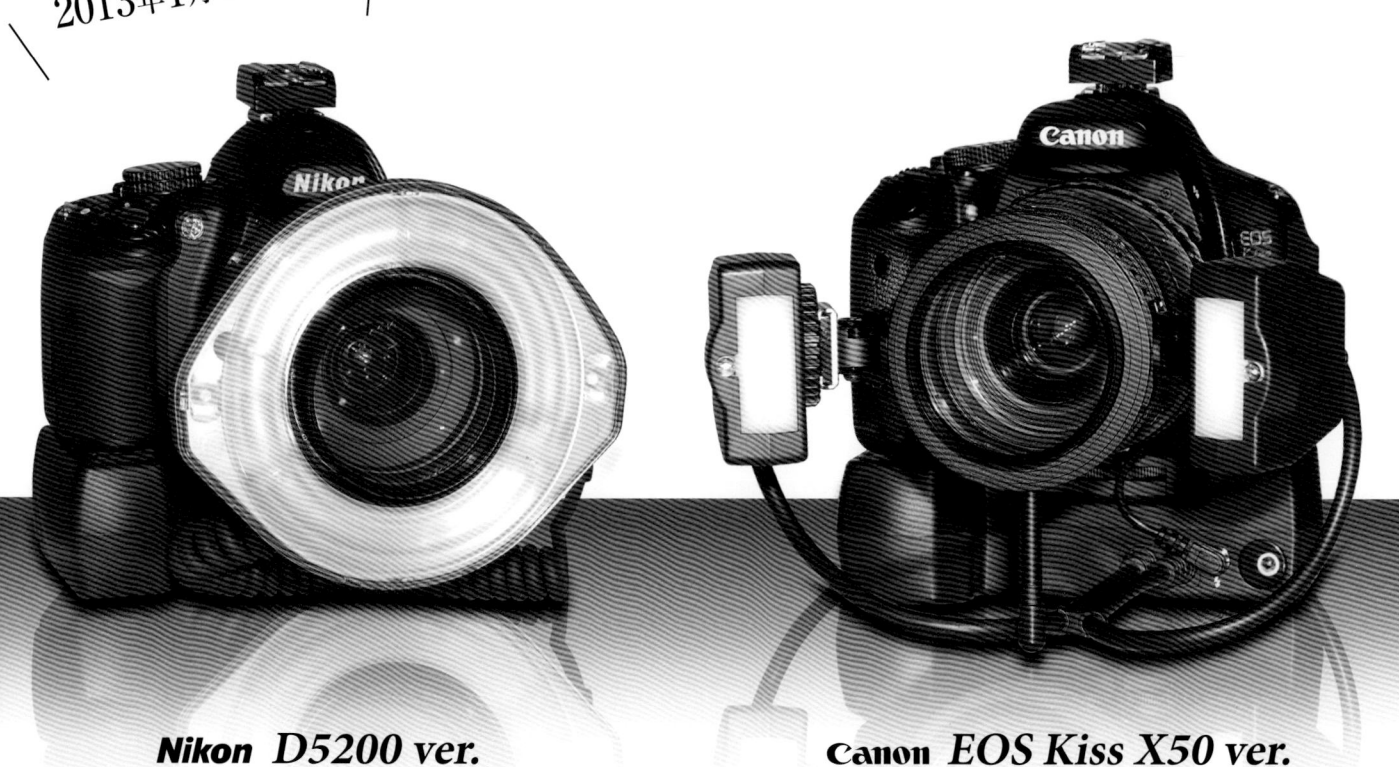

Nikon D5200 ver.　　　　**Canon EOS Kiss X50 ver.**

M&D DIGITAL Communication
株式会社ソニックテクノ　　www.sonictechno.co.jp
〒111-0054 東京都台東区鳥越2-7-4　TEL:03-3865-3240　FAX:03-3865-0143　E-mail:info@sonictechno.co.jp

0120-380-080
受付時間 10:00～12:00／13:00～18:30(土・日・祝日除く)

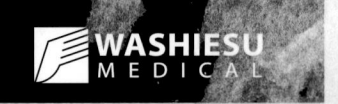

術野フルハイビジョンカメラシステム

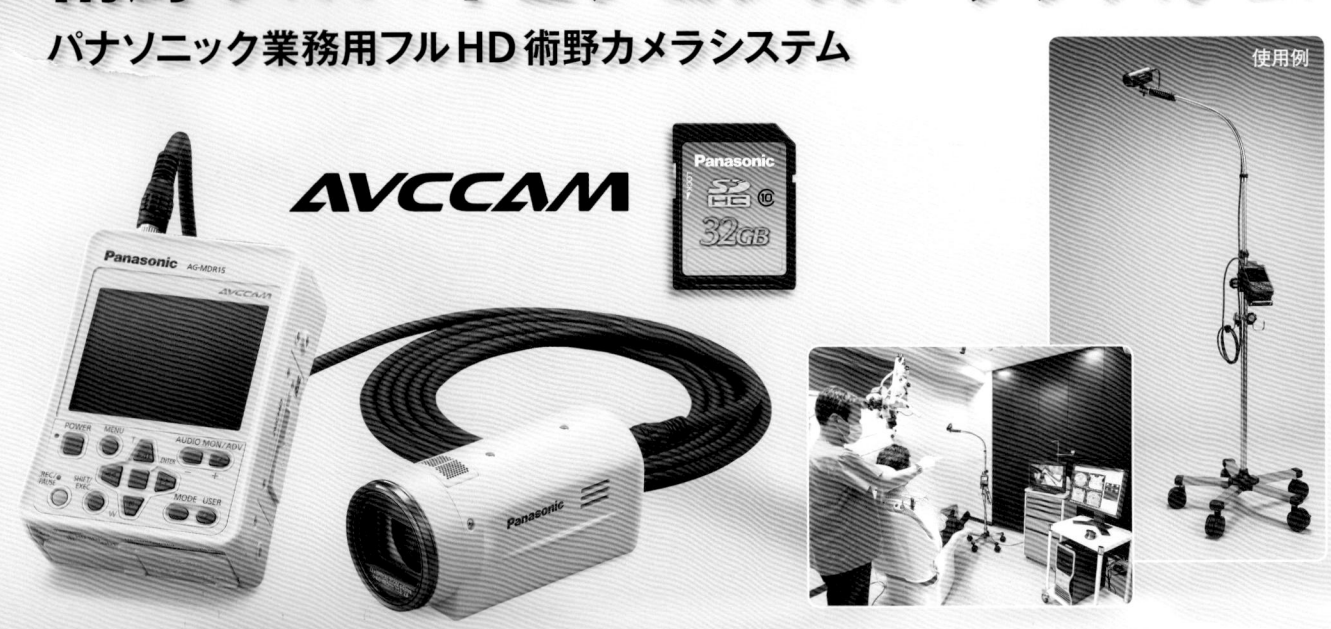

パナソニック業務用フルHD術野カメラシステム

医療向けモデル登場

AVCCAM

使用例

これからの術野映像記録はフルHDで簡単に！

手術・治療内容の透明化
積極的に患者様やご家族に情報開示することで、先生と患者様の信頼関係を更に強いものにします。優れたフルハイビジョン画質により患者様の理解も深まります。

技術・学術の向上
3MOSセンサーによるフルハイビジョン録画で、今までにはない高精細で色再現性に優れた映像録画が可能です。またSDカードに記録するので、PCでの編集も手軽におこなえ学術発表や教育目的に効率よく利用することができます。

証拠映像としての記録
手術及び治療が適切に行われた証拠として映像を残すことにより、ドクターのプロテクションツールとして活用することができます。カメラヘッドに搭載されたステレオマイクも医療現場の臨場感を再現します。

特長 1　高画質
最新の映像圧縮技術「AVCHD」方式にて記録し、高画質な映像記録を可能にします。プロの映像制作現場でも使用されている業務用カメラシステムです。

特長 2　使いやすいセパレートタイプ
カメラヘッドとレコーダー本体が分離した事により、今までにないカメラアングルでの撮影が可能です。またコンパクトな形状により医療分野での使用にはその特性を発揮します。またレンズプロテクターを標準装備し、消毒用エタノールでお手入れできるなど医療現場でさらに使いやすくなりました。

特長 3　魅力的なコストパフォーマンス
カメラヘッドやレコーダーの低価格化に加え、民生機器との組み合わせが可能になったことで、初期導入コスト、運用コストを大幅に抑えることができます。

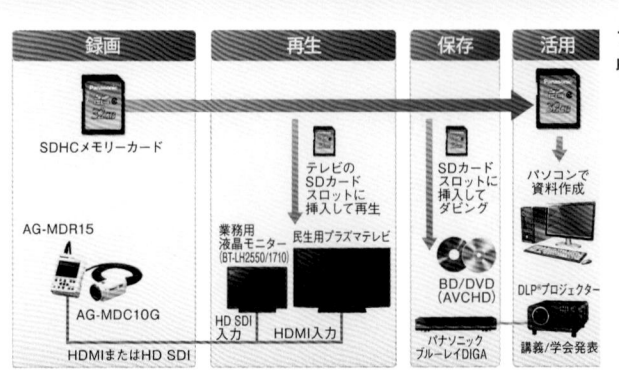

フルハイビジョン収録システム例

録画 → 再生 → 保存 → 活用

- SDHCメモリーカード
- AG-MDR15
- AG-MDC10G
- HDMIまたはHD SDI
- 業務用液晶モニター（BT-LH2550/1710）／民生用プラズマテレビ
- テレビのSDカードスロットに挿入して再生
- HD SDI入力 / HDMI入力
- SDカードスロットに挿入してダビング
- BD/DVD（AVCHD）
- パナソニックブルーレイDIGA
- パソコンで資料作成
- DLPプロジェクター
- 講義／学会発表

デンタル向けパッケージ
パナソニック ポータブルレコーダー＋コンパクトカメラヘッド＋モービルアームスタンド＋記録メディア＋周辺アクセサリー等、届いたその日から高画質フルハイビジョン撮影が可能です。対応モニターも各種取り揃えております。

※ パッケージ内容の詳細は、弊社セールススタッフまでお問い合わせください。また、天吊り型アームの取り付けや手術顕微鏡の撮影についてもお問い合わせください。

[お問合せ] **ワシエスメディカル株式会社** マーケティングセールス メディカルAVC推進サポートチーム
〒113-0033 東京都文京区本郷2-31-8　TEL:03-3815-7682（直通）　FAX:03-3815-7695（直通）　http://www.washiesu.com

JAID主催 福岡コース

福岡特別講演

JAID : JAPANESE ACADEMY OF INTERNATIONAL DENTISTRY

海外のCEコース修了した歯科医師を中心に100名余りで2012年3月設立された。海外のCEプログラム卒業生の窓口、そしてアメリカ補綴学会の日本でのアフィリエート学会としての機能を持ち、(1)卒後研修を通じて技能を高める(2)アメリカはじめ海外との歯科交流の窓口となる(3)歯科医の社会的・経済的成功をサポートすることを持って、我が国における学術の発展に寄与することを目的としている。

座長／森本啓三（福岡市 森本歯科医院、九州大学歯学部インプラント・義歯補綴科 臨床教授）

2013年 3/2（土） 14時～20時
会場／福岡国際会議場（FUKUOKA INTERNATIONAL CONGRESS CENTER）

◆講師

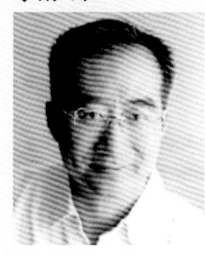

【14:00～16:00】
Joseph Kan, DDS, MS
（アメリカ ロマリンダ大学歯学部インプラント科教授）
講演タイトル
「インプラント周囲歯肉の審美性を考慮した抜歯即時埋入即時負荷」

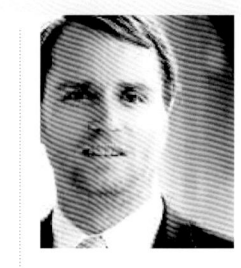

【16:00～18:00】
トッド・シェーンバウム（ウェブレクチャー）
(UCLA School of Dentistry Assistant Clinical Professor)
講演タイトル
「審美領域における補綴修復、最前線」

【18:00～20:00】

森本太一朗, DDS, MSD
講演タイトル
「バイオタイプの文献的考察」

清水 藤太
講演タイトル
「エンドにおける西海岸の新しい潮流『エステティック・エンド』」

庄野 太一郎
（徳島市開業、ICOI日本副会長、JAID副会長）
講演タイトル
「無歯顎ボーンアンカードブリッジ基底面のClassification」

開催場所
福岡国際会議場中会議場411-412（定員195名）
(FUKUOKA INTERNATIONAL CONGRESS CENTER)
〒812-0032 福岡市博多区石城町2-1 TEL.092-262-4111
ホームページURL：http://www.marinemesse.or.jp/congress/

参加費
早期申し込み（1月31日まで）：歯科医師／10,000円　学生（大学院生含む）スタッフ／5,000円
2月1日以降：歯科医師／12,000円　学生（大学院生含む）スタッフ／6,000円

JAID主催 東京コース

東京特別講演

◆講師

Joseph Kan, DDS, MS
（アメリカ ロマリンダ大学歯学部インプラント科教授）
講演タイトル
「インプラント周囲歯肉の審美性を考慮した抜歯即時埋入即時負荷」

経歴：ロマリンダ大学歯学部の補綴科及びインプラント科のレジデント教育過程を終了。現在は教授であり開業医としても活躍している。The International Journal of Periodontics and Restorative Dentistry と The European Journal of Esthetic Dentistry の編集委員でもある。1997年にthe Academy of Osseointegrationにおいて最優秀研究賞、2003年にthe Journal of Prosthetic DentistryにおいてJudson Hinckey賞、2005年にRobert James特別功労賞を受けた。アメリカ国内外で、今までにインプラントの審美に関する歯周組織のマネージメント法や治療計画に関する60編以上の論文と本を出版している。

2013年 3/3（日） 10時～12時 13時～16時半
会場／アキバホール大ホール

開催場所
富士ソフト アキバホール6階大ホール
〒101-0022 東京都千代田区神田練塀町3 富士ソフト秋葉原ビル
TEL：03-5209-6285　FAX：03-5209-5261

参加費
事前申し込み：一般／20,000円　JAID会員／10,000円　衛生士・学生・研修医／5,000円
当日：一般／22,000円　JAID会員／12,000円　衛生士・学生・研修医／6,000円

お申し込み　株式会社デンタルプロモーション(担当:中屋)　FAX：06-6645-1084　E-mail: nakaya@dental-promotion.com

クインテッセンス出版の書籍・雑誌は、歯学書専用
通販サイト『歯学書.COM』にてご購入いただけます。

PCからのアクセスは…
歯学書 検索

携帯電話からのアクセスは…
QRコードからモバイルサイトへ

別冊 Quintessence DENTAL Implantology
天然歯保存へのチャレンジ&スタディグループのインプラント教育
オッセオインテグレイション・スタディクラブ・オブ・ジャパン
11thミーティング抄録集

2013年2月10日　第1版第1刷発行

監　　修　夏堀　礼二

編　　集　船登　彰芳／水上　哲也／浦野　智／小川　勝久

発 行 人　佐々木　一高

発 行 所　クインテッセンス出版株式会社
　　　　　東京都文京区本郷3丁目2番6号　〒113-0033
　　　　　クイントハウスビル　電話 (03)5842-2270(代表)
　　　　　　　　　　　　　　　　(03)5842-2272(営業部)
　　　　　　　　　　　　　　　　(03)5842-2276(QDI編集部直通)
　　　　　web page address　http://www.quint-j.co.jp/

印刷・製本　サン美術印刷株式会社

©2013　クインテッセンス出版株式会社　　　　　禁無断転載・複写
Printed in Japan　　　　　　　　　　　　落丁本・乱丁本はお取り替えします
　　　　　　　　　　　　　　　　　　　　ISBN978-4-7812-0303-4　C3047

定価は表紙に表示してあります